调强放疗中计算机应用技术研究

兰义华 著

電子工業出版社
Publishing House of Electronics Industry
北京·BEIJING

内 容 简 介

本书从调强放疗的步骤入手，概括介绍常用的放疗设备、照射方式、放疗目的、放疗的生物学原理等；重点介绍调强放疗中的计算机应用技术，涉及剂量计算模型、放疗计划系统中的可行性问题，以及线性和非线性规划模型、放射生物学模型、带有剂量体积约束的规划模型、多目标规划模型、照射角度选择优化模型等。此外，本书对通量图的生成和调制、基于机器跳数的平滑方法和双向叶片运动通量图平滑模型等进行研究；讨论自动勾画的意义、需求和定义等，介绍阈值分割算法、区域分割算法、分水岭分割算法和马尔可夫随机场分割算法等常见的图像分割算法，重点介绍一种加入区域信息的测地线活动轮廓模型、一种改进的 V-Net 模型和一种基于等效生物剂量和硬件约束的一体化逆向计划模型，并介绍凸优化求解和剂量验证等。本书介绍的内容涉及面广，有助于读者了解调强放疗中的计算机应用技术，适合作为高等学校医学影像处理相关专业研究生和高年级本科生的教材，也适合相关科研人员和对调强放疗技术感兴趣的读者阅读。

图书在版编目（CIP）数据

调强放疗中计算机应用技术研究 / 兰义华著. —北京：电子工业出版社，2022.12
ISBN 978-7-121-47610-5

Ⅰ. ①调…　Ⅱ. ①兰…　Ⅲ. ①计算机应用—放射疗法—研究　Ⅳ. ①R815-39

中国国家版本馆 CIP 数据核字（2024）第 064680 号

责任编辑：冯　琦　　特约编辑：刘广钦
印　　刷：北京七彩京通数码快印有限公司
装　　订：北京七彩京通数码快印有限公司
出版发行：电子工业出版社
　　　　　北京市海淀区万寿路 173 信箱　邮编：100036
开　　本：720×1000　1/16　印张：13.25　字数：233 千字
版　　次：2022 年 12 月第 1 版
印　　次：2024 年 6 月第 2 次印刷
定　　价：88.00 元

凡所购买电子工业出版社图书有缺损问题，请向购买书店调换。若书店售缺，请与本社发行部联系，联系及邮购电话：(010) 88254888，88258888。

质量投诉请发邮件至 zlts@phei.com.cn，盗版侵权举报请发邮件至 dbqq@phei.com.cn。

本书咨询联系方式：(010) 88254434，fengq@phei.com.cn。

癌症是发病率高、难以进行早期诊断、死亡率高、难以治愈的在临床上十分常见的一种重大恶性疾病，严重威胁着人类生命健康、阻碍着社会经济的发展。2022 年 1 月，国际癌症研究机构（International Agency for Research on Cancer，IARC）发布的 *IARC Biennial Report 2020—2021* 显示，2020 年全球癌症新发和死亡病例总数分别为 1929 万例和 996 万例，我国癌症新发和死亡病例数分别为 457 万例和 300 万例，分别约占全球的 23.7% 和 30.2%。由 2000—2020 年癌症发病率和死亡率可知，我国癌症粗发病率和粗死亡率仍然呈上升趋势，形势非常严峻。我国每年用在癌症上的治疗费用超过 2500 亿元，给患者和社会带来巨大的经济负担和医疗负担。癌症成为重要的公共卫生问题。

人类被检测和诊断出来的癌症已经有 100 多种了。除了指甲和毛发，癌症几乎可以在人体的各个部位出现。各种癌症的性质不同、病情不同、涉及的组织器官不同，对各种治疗方法的反应不同，需要采用的治疗手段也不同。现代肿瘤治疗的三大支柱手段为手术治疗、放射治疗（以下简称放疗）、化学治疗（以下简称化疗）。这 3 种手段都有自己独特的优势，也有一些劣势，在治疗时可以互相配合、互为补充。随着相关科学技术的不断进步，治疗癌症的方法和技术不断演进，研究人员研发了基因治疗、靶向治疗、免疫治疗和硼中子俘获治疗等手段。在具体治疗中，医生往往需要结合患者的病情，配合使用几种治疗手段。

放疗是用放射线杀灭肿瘤细胞的一种局部治疗手段。其利用 γ 射线、X 射线等辐射产生的大量能量破坏细胞的染色体，使正在快速分裂和生长的肿瘤细胞停止生长。放疗可以治愈肿瘤，特别是局部实体瘤，且在防止复发或减缓癌症发展方面较为有效，可以杀灭或破坏癌细胞，抑制其增殖，还可以避免出现由手术治疗造成的组织器官缺损或身体部位畸形。国内外的医疗数据显示，70% 左右的肿瘤患者在治疗过程中接受了不同程度的放疗。目前，癌症患者 5 年的生存率达到

55%，其中，化疗的贡献率为 6%，手术治疗的贡献率为 27%，放疗的贡献率为 22%。可见，放疗对于提高癌症患者的生存率、延长癌症患者的生存时间具有非常重要的价值。

自 1895 年物理学家伦琴发现 X 射线以来，随着放射临床学、放射生物学、医学影像学、计算机科学等的持续发展，放疗技术得到了迅速发展：从常规放疗阶段到三维适形放疗（Three-Dimensional Conformal Radiation Therapy，3D-CRT）和调强放疗（Intensity-Modulated Radiation Therapy，IMRT）阶段，再到图像引导放疗（Image Guided Radiation Therapy，IGRT）、自适应放疗（Adaptive Radiation Therapy，ART）和图像引导的自适应放疗（Image Guided Adaptive Radiation Therapy，IGART）阶段，目前已经进入了"精确定位、精确计划、精确放疗"时代，正朝着定位更精准、能量更聚焦、杀灭肿瘤细胞的能力更强、系统更智能的方向发展。在放疗技术发展的过程中，相关的计算机应用技术在剂量建模、逆向计划设计、通量图平滑、靶区和非靶区勾画、靶区智能化跟踪、多模态图像配准、逆向计划优化求解、质量评估方面起到了重要作用。

为了帮助学生、相关从业人员和感兴趣的读者了解调强放疗中相关的计算机应用技术，本书从调强放疗技术的工作步骤入手，介绍常用的放疗设备、照射方式、临床治疗目的、放疗的生物学原理等，重点介绍相关的计算机应用技术在调强放疗中的应用，包括调强放疗中的各种规划模型、通量图的平滑方法、自动勾画技术、基于等效均匀剂量和硬件约束的一体化逆向计划模型、凸优化求解和剂量验证技术等。

本书是作者在长期从事科研和教学工作的基础上编写的。本书得到了南阳师范学院"卧龙学者"奖励计划项目、河南省高等学校青年骨干教师培养项目（2019GGJS184）及河南省图像大数据智能处理工程研究中心的资助。研究生李玉勤参与了 5.7 节的实验研究工作，研究生吕盈洁参与了部分图表的绘制工作，研究生胡天骄参与了资料整理工作。闵志方博士为 3.4 节、4.3 节和 4.5 节提供了部分基础内容和有益的建议，并参与了本书全部内容的审校工作。本书由南阳师范学院兰义华编写，并完成统稿工作。同时，本书在编写过程中得到了电子工业出版社，特别是责任编辑冯琦老师，还有魏建波老师的大力支持与帮助，在此向各位表示衷心感谢！

由于调强放疗中相关的计算机应用技术涉及的范围很广，还有很多有待进一步研究的领域，且研究成果的更新非常快，加之笔者水平有限，书中难免存在疏漏和不足之处，敬请读者批评指正。

兰义华

2022 年 12 月

目录

第1章 引　言

1.1　研究背景及意义

1.1.1　癌症的严重危害

癌症是一种严重威胁人类生命健康、阻碍社会发展的重大恶性疾病，是导致全球大部分国家人口死亡的第一或第二大原因。2022 年 1 月，世界卫生组织（World Health Organization，WHO）下属的国际癌症研究机构（International Agency for Research on Cancer，IARC）发布了 *IARC Biennial Report 2020—2021*。数据显示，2020 年全球癌症新发病例总数为 1929 万例，其中男性为 1006 万例，女性为 923 万例。令人震惊的是，在不同类型癌症的新发病例数排名中，女性乳腺癌新发病例数（226 万例，占比 11.7%）首次超过肺癌新发病例数（220 万例，占比 11.4%），成为全球最常被诊断出的癌症类型。2020 年全球癌症死亡病例总数为 996 万例，其中男性为 553 万例，女性为 443 万例。肺癌死亡病例数为 180 万例（占比 18.0%），是导致癌症患者死亡最主要的原因。2020 年，中国癌症新发病例数为 457 万例，癌症死亡病例数为 300 万例，分别约占全球的 23.7% 和 30.1%，均高于 2020 年中国人口占全球人口的比例（18.6%）；美国癌症新发病例数为 228 万例，癌症死亡病例数为 61 万例；印度癌症新发病例数为 132 万例，癌症死亡病例数为 85 万例。

2022 年 2 月，中国国家癌症中心公布了最新的中国癌症统计数据（2016 年数据，数据由全国肿瘤登记中心负责收集、汇总、分析等，一般滞后 3～4 年公布）。统计数据显示，2016 年我国癌症新发病例数为 406.4 万例，癌症死亡病例数为 241.4 万例。对于男性而言，肺癌的发病率最高，世标发病率为 49.78/10 万；对于女性而言，乳腺癌的发病率最高，世标发病率为 29.05/10 万。占男性患者和女性患者死亡率首位的均为肺癌，死亡率分别为 40.58/10 万和 16.24/10 万。城市地区的癌症发病率略高于农村地区（世标发病率分别为 189.7/10 万和

176.2/10 万），但是农村地区的癌症患者死亡率高于城市地区（世标死亡率分别为 106.1/10 万和 102.8/10 万）。原因在于农村地区居民的防癌意识较弱，且医疗资源相对匮乏。由我国 2000—2016 年的癌症发病率和死亡率数据可知，我国癌症粗发病率（Crude Incidence Rate，CIR）不断升高，尤其是乳腺癌、结直肠癌、甲状腺癌等在西方发达国家高发的癌症类型，防治形势非常严峻；我国传统高发的胃癌、食管癌、肝癌等癌症类型的发病率虽然出现下降趋势，但是防治负担依然很重。由于我国癌症患者多，癌症粗死亡率（Crude Mortality Rate，CMR）仍在升高，与癌症粗发病率类似，在西方发达国家高发的乳腺癌、结直肠癌、甲状腺癌等癌症类型，在我国的死亡率不断升高。我国传统高发的胃癌、食管癌、肝癌等癌症类型的死亡率则呈逐年下降趋势，但宫颈癌的死亡率仍然在升高。对 2016 年和 2020 年的数据进行对比分析，可以发现，我国癌症新发病例数由 2016 年的 406.4 万例增至 2020 年的 457 万例，癌症死亡病例数由 2016 年的 241.4 万例增至 2020 年的 300 万例，新发病例数、死亡病例数持续增加，我国每死亡的 5 人中，就有 1 人死于癌症，而在 0～64 岁人口中，每死亡的 4 人中，就有 1 人死于癌症。我国每年用在癌症上的治疗费用超过 2500 亿元，给患者和社会带来巨大的经济负担和医疗负担。

世界卫生组织预测，在全球范围内，由于疾病模式的变化和人口老龄化的发展，未来几十年癌症新发病例数将大幅增加，预计到 2040 年，全球癌症新发病例数将达到 3000 万例，可能每年有 1800 万人死于癌症，8500 万人患有癌症，与 2020 年相比，癌症负担将增长 50%。癌症可能超越心血管病，成为大部分国家人口死亡的主要原因。国际上通常将老年人口比重作为衡量人口老龄化的标准，老年人口比重越高则人口老龄化程度越高。一般把 60 岁及以上人口占总人口的比重达到 10%，或 65 岁及以上人口占总人口的比重达到 7%作为衡量一个国家或地区进入老龄化社会的标准。根据该标准，我国于 2000 年进入老龄化社会。2021 年 5 月，国家统计局发布《第七次全国人口普查公报》，数据显示，我国60 岁及以上人口约为 2.6 亿人，占全国总人口的比重为 18.7%。预计到 2040 年，我国 60 岁及以上人口占全国总人口的比重将达到 30%，而 65 岁及以上人口占全国总人口的比重将达到 22%。

相关数据表明，我国癌症新发病例数较多的年龄为 60～79 岁。随着经济社会的快速发展和人民生活水平的提高，我国居民的饮食结构发生了较大的变化，再加上人口老龄化程度的提高，我国的癌症负担不断加重，癌症将成为威胁我国居民生命健康的主要公共卫生问题。我国癌症患者的生存率从 2003—2005 年的

30.9%变为 2012—2015 年的 40.5%，虽然提升了约 10%，但是仍然需要进一步提升。即使对于一些预后较好的癌症（如甲状腺癌、乳腺癌，5 年生存率分别为84.3%和 82.0%），生存率也与发达国家存在一定的差距。存在这种差距的原因主要包括以下两点：一是早期诊断率较低，我国居民的防癌意识较弱，很多患者首次到医院就诊就被确诊为癌症中期或晚期；二是一些晚期病例的临床诊治不是很规范。目前，应对癌症最好的方法是"治未病"，即"三早"原则：早期发现、早期诊断和早期治疗，这是防治癌症、提高生存率和治愈率的关键。对于我国来说，应尽早将癌症预防和治疗干预等纳入国家相关卫生计划，建立符合我国国情的癌症分级防控体系，采取"预防+治疗"双管齐下的措施，着重强调癌症早期筛查的重要性，扩大主要癌症的早期筛查及早诊断和早治疗的覆盖面，使癌症的临床诊治规范化和同质化，同时积极推动抗癌新药物的研发，提高癌症的治疗质量，减轻癌症负担，守护人民的生命健康。

1.1.2 癌症的治疗方法

由于癌症有很多类型，所以治疗方法也有很多种，常见的有手术治疗、化学治疗（以下简称化疗）、放射治疗（以下简称放疗）等。手术治疗是最传统的治疗方法，一般在癌症扩散前将孤立的肿瘤切除，在大多数情况下易于施行，但是也有出现感染、出血等并发症的风险，不适用于治疗已经扩散到身体其他部位的癌症。化疗指使用化学药物进行治疗，利用化学药物的毒性杀灭癌细胞并对癌细胞的生长和复制进行阻断。化学药物可以通过血液循环渗透到患者全身的器官和组织，因此一般用于对有扩散倾向或已经扩散的中晚期癌症进行治疗，但是会引发器官损伤和脱发、呕吐等不良反应。放疗指利用各类 X 射线机或直线加速器产生的质子束、重粒子束等及利用放射性同位素（如钴-60 等）产生的 α 射线、β射线和 γ 射线等对肿瘤进行照射。虽然放疗可以治疗各种类型的癌症，在控制癌症发展、预防复发等方面有较好的效果，可以有效减轻患者的症状，提高患者的生活质量，延长患者的生存时间，但是由于放射线在照射癌细胞的同时也会照射正常组织中的健康细胞，并对其造成损伤，所以可能产生严重的副作用，如皮肤纤维化、恶心等。

手术治疗、化疗和放疗是治疗癌症最常用的 3 种手段，其中手术治疗和放疗属于局部治疗手段，通常只适用于治疗特定部位的癌症，化疗是一种全身治疗手段，适用于治疗潜在的转移病灶或已经发生临床转移的癌症。除了这 3 种治疗手段，研究人员还研发了靶向药物疗法、细胞过继疗法、消融疗法、肿瘤新抗原免疫疗法、电场疗法和硼中子俘获疗法等，它们都在不同类型的癌症治疗中取得了一定的效果。

医疗团队在决定所采用的治疗手段之前，应仔细分析患者的肿瘤病理类型、病理分期、身体状况等。早发现早治疗是提高生存率的关键。早期筛查可以在癌症发展的早期甚至超早期发现问题。一般来说，90%的早期癌症治疗效果都很好，能够在降低死亡率的同时大大节约治疗费用（约 70%）。因此，从临床价值、社会意义和经济价值的角度来看，癌症早期筛查是破解癌症这一公共卫生难题的"最佳方案"。

1.1.3　放疗对于癌症治疗的贡献

随着放射临床学、放射生物学、医学影像学、计算机科学等的不断发展，放疗技术也在不断革新，在肿瘤根治等方面显示出独特的优势。目前，放疗技术在乳腺癌、肺癌、前列腺癌、胰腺癌、宫颈癌和鼻咽癌等的治疗中被广泛使用，疗效较好。肿瘤患者相关统计数据如图 1-1 所示，全球 70%左右的肿瘤患者在治疗过程中接受了不同程度的放疗。1998 年，Tubiana 在发布的研究结果中指出：恶性肿瘤患者的治愈率为 45%，其中的 5%通过化疗治愈、22%通过手术治愈、18%通过放疗治愈。经过各方面的不断努力，2005 年，恶性肿瘤患者的治愈率达到 55%，其中的 6%通过化疗治愈、27%通过手术治愈、22%通过放疗治愈。相关数据表明：第一，化疗对治愈恶性肿瘤患者的贡献虽然从 1998 年的 5%变为 2005 年的 6%，但是与手术治疗和放疗手段相比，提升程度较低；第二，作为局部治疗手段，放疗从总体上提高了恶性肿瘤患者的治愈率，对延长患者的生存时间具有一定的作用。

在放疗中，放射线从不同角度照射肿瘤组织，肿瘤细胞的快速增殖被抑制，但与此同时，被照射的正常组织或危险器官也会出现损伤。因此，应该尽可能把高剂量投射到肿瘤区域，增大肿瘤控制概率（Tumor Control Probability，TCP），而对于正常组织（Normal Tissue，NT）和危险器官（Organ at Risk，OAR），应尽可能降低其接收的剂量，从而最大限度地减小正常组织并发症发生概率（Normal Tissue Complication Probability，NTCP），提高放疗的治疗比（Therapeutic Gain Factor，TGF）。

与其他癌症治疗技术相比，放疗技术起步较晚，但是发展非常迅速。放疗要达到的理想效果是只杀灭肿瘤细胞而不损伤正常的器官和组织，特别是危险器官。因此，自放疗技术出现以来，人们一直努力尝试提高放疗的治疗比。调强放疗技术被认为是肿瘤放疗史上的一个重大技术突破。调强放疗技术可以优化设置射野内各射束的权重，使得其在高剂量区域的剂量分布形状与靶区（Target Volume，

TV）形状一致，达到强度分布和几何形状的双重适形，使靶区接收的剂量最高，并使靶区外的剂量陡峭下降，不仅能保证较好的治疗效果、增大肿瘤控制概率，还能减小副作用，提高患者的生活质量。调强放疗技术是许多先进的放疗技术的基础，已经成为各大医疗机构采用的标准技术。

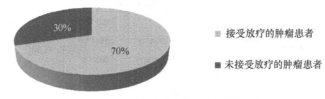

（a）全球患者的放疗接受情况

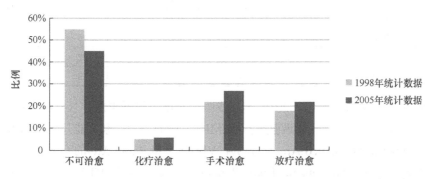

（b）不可治愈的恶性肿瘤患者及化疗治愈、手术治愈、放疗治愈的恶性肿瘤患者比例

图 1-1　肿瘤患者相关统计数据

1.1.4　放疗技术发展的巨大潜力

在我国，调强放疗的普及率不高，发展呈现不均衡的状况。中华医学会放射肿瘤治疗学分会于 2019 年开展了全国第九次肿瘤放疗行业调查，调查了全国各医疗机构拥有的放疗设备种类和数量、能进行放疗的病种，以及从事放疗的人员情况，并在《中国肿瘤》期刊上发表了调查结果。统计数据显示，我国能从事放疗的医疗机构有 1463 家，这些医疗机构有 2021 台直线加速器、66 台远距钴-60 治疗机、339 台近距离治疗机、5 台质子重离子机、1453 台常规模拟机、355 台 CT 模拟机。我国放疗设备数量持续增加，其中直线加速器从 2001 年的 542 台增至 2021 台；常规模拟机从 2001 年的 376 台增至 1453 台；近距离治疗机略有减少，从 2001 年的 379 台减为 339 台；远距钴-60 治疗机大量减少，从 2001 年的 454 台减为 66 台；质子重离子机从无到有，增加至 5 台。从事放疗的医师有 14575 人、物理师有 4172 人、技师有 8940 人、维修师有 1409 人，共 29096 人，

与 2001 年的 10129 人相比，增加了近 19000 人。全国第九次肿瘤放疗行业调查中各医疗机构的放疗开展情况如表 1-1 所示。

表 1-1　全国第九次肿瘤放疗行业调查中各医疗机构的放疗开展情况

年份	医疗机构数量（家）							
	3D-CRT	IMRT	VMAT/ Rapid Arc	SBRT	Brachy Therapy	Total Skin Electron Beam Therapy	TOMO	Photon/Heavy Ion Therapy
2001 年	195	44	—	—	—	—	—	—
2006 年	579	115	—	—	—	—	—	—
2011 年	862	385	—	—	—	—	—	—
2015 年	999	708	112	233	—	—	15	—
2017 年	1220	954	211	264	374	73	32	5
2019 年	1272	1121	424	297	273	78	38	5

从表 1-1 中可以看出，2019 年，我国能开展三维适形放疗（3D-CRT）的医疗机构有 1272 家，能开展调强放疗（IMRT）的有 1121 家，能开展容积调强放疗（Volumetric Modulated Arc Therapy，VMAT）和 Rapid Arc 的有 424 家，能开展立体定向放疗（Stereotactic Body Radiation Therapy，SBRT）的有 297 家，能开展近距离治疗（Brachy Therapy）的有 273 家，能开展全身皮肤电子束治疗（Total Skin Electron Beam Therapy）的有 78 家，能开展螺旋断层放疗（TOMO）的有 38 家，能开展光子/重离子治疗（Photon/Heavy Ion Therapy）的有 5 家。从总体上看，3D-CRT 和 IMRT 等已经在我国得到了普及；VMAT、SBRT 和 TOMO 等较为先进的手段也得到了较大的发展，应用范围不断扩大。VMAT 的应用占比从 2015 年的 7.93%增至 2019 年的 28.98%，SBRT 的应用占比从 2015 年的 16.49%增至 2019 年的 20.30%。

按 2020 年我国癌症新发病例数为 457 万例计算，平均每天新增癌症患者超过 12000 人。根据世界卫生组织统计的 70%左右的肿瘤患者在治疗过程中接受了不同程度的放疗来计算，仅对于新发病例，我国每年需要进行放疗的患者就有约 320 万人，但是中华医学会放射肿瘤治疗学分会的数据显示，2019 年我国医疗机构进行放疗的患者为 1259602 人次。由此可见，我国患者在放疗中应治未治的情况非常严重，原因可能有以下几点。

一是放疗设备非常昂贵，在我国存在较大的缺口。放疗设备属于高端医疗设备，很多是从国外进口的。根据《"十四五"大型医用设备规划编制基础研究放射治疗组地区调查研究》，2020 年，我国医疗机构有 2139 台加速器，其中进口设备为 1803 台，占比超过 84%，而国产设备为 336 台。放疗设备每台的价格高达数百万元，甚至数千万元，虽然很多医疗机构对放疗设备有较大需求，但是其数量严重不足。根据世界卫生组织的建议，每百万人需要配置 2～4 台直线加速器，而按照最新统计数据，我国每百万人的直线加速器配置数量约为 1.5 台。由于设备成本高、治疗费用高，对于癌症患者及其家庭来说，接受放疗确实存在较大的负担。此外，放疗还需要有配套的机房，进行相应的人才培养，这些方面也需要投入大量资金，放疗的发展与国家的经济社会发展水平密切相关。

二是发展不平衡。我国放疗设备主要集中在山东省、河南省等人口大省或北京市、上海市和广东省等经济发达地区，西南和西北等偏远地区的放疗设备较少。从每百万人保有量来看，北京市、上海市和山东省分别为 3.73 台、2.54 台和 2.35 台，贵州省、云南省和宁夏回族自治区分别为 0.81 台、0.61 台和 0.57 台。值得注意的是，虽然一些地区的经济发展水平较高，但是人口基数大，浙江省和广东省的每百万人保有量分别为 1.07 台和 1.04 台。此外，不同等级的医疗机构中的放疗设备也不均衡。如果以每台加速器每日治疗 30 人为标准，在二级医院中，每台加速器日均治疗癌症患者超过 30 人的有 95 家，占 27%；而在三级医院中，每台加速器日均治疗癌症患者超过 30 人的有 709 家，占 66.2%。因此，应该加强基层医疗机构建设，适当优化资源供给。

三是高素质放疗从业人员不足，包括医师、物理师和维修师等。近年来，我国从事放疗的人员数量快速增长，队伍不断壮大。2019 年，我国放疗医师、物理师和技师的数量与放疗设备数量之比分别约为 7∶1、2∶1 和 4∶1，达到了世界卫生组织建议的人员设备配置比。但是我国放疗从业人员存在配置不均衡的问题，在很多基层医疗机构中，可能只有 1 名技师和 1 名物理师。随着我国调强放疗技术的不断发展和快速普及，对物理师和技师的需求会快速增长。

四是放疗计划系统的性能需要进一步提升。癌症患者能否接受调强放疗，取决于剂量分布是否精确，而剂量分布是否精确取决于放疗计划系统的性能优劣。放疗计划系统是调强放疗系统的核心，其性能甚至直接决定放疗的技术水平和疗效。国内医疗机构使用的放疗计划系统软件大多是进口的，这必然导致费用高昂。因此，研发具有自主知识产权的放疗计划系统软件，可以显著降低放疗成本、减轻癌症患者的经济负担，让更多的癌症患者能够接受调强放疗，推动我国放疗事业不断发展，为建设健康中国提供有力支持。

1.2 放疗技术的发展历史

放疗是利用放射线杀灭肿瘤细胞的一种局部治疗手段。常用的放射线包括利用放射性同位素产生的 α 射线、β 射线、γ 射线和 X 射线机或直线加速器产生的质子束、重粒子束等。放疗的原理是利用所产生的大量能量破坏肿瘤细胞的染色体，使其停止生长。放疗不仅可以有效破坏癌细胞，抑制其增殖，还可以避免出现由手术治疗造成的组织和器官缺损或身体部位畸形。当癌细胞已向周围组织蔓延或转移，通过手术治疗无法根治时，可以考虑使用放疗。

自 1895 年物理学家伦琴发现 X 射线以来，人们在物理学、生物学、医学影像学、临床肿瘤学和计算机科学等方面的不断努力，推动了放疗设备及放疗技术的发展。从最早期采用镭管、镭膜或镭针进行近距离治疗，到 20 世纪 20 年代设计出 200kV X 射线治疗机，再到 50 年代研制出钴-60 治疗机。放疗技术则从二维发展到三维，甚至出现了带有呼吸引导门控的四维放疗技术。放疗技术经过一个多世纪的发展，已进入了"精确定位、精确计划、精确放疗"时代。临床试验表明，高剂量（78～80Gy）能极大地改善对肿瘤生化指标的控制效果。不同放疗设备能够投放的剂量如表 1-2 所示，从 1922 年 200kV X 射线治疗机的 40Gy 到 2010 年碳离子放疗设备的 100Gy，放疗设备的能量聚焦度不断提高，杀灭肿瘤细胞的能力越来越强。

表 1-2 不同放疗设备能够投放的剂量

序　号	时　间	设　备	剂　量
1	1922 年	200kV X 射线治疗机	40Gy
2	1950 年	钴-60 治疗机	60Gy
3	1960 年	加速器二维放疗设备	70Gy
4	1996 年	加速器三维放疗设备	76Gy
5	2000 年	加速器调强放疗设备	80Gy
6	2005 年	质子放疗设备	84Gy
7	2010 年	碳离子放疗设备	100Gy

1.2.1 初级放疗时代

伦琴因发现 X 射线而获得了 1901 年的诺贝尔物理学奖。这一重大发现推动了一系列突破的出现。贝克勒尔发现了天然放射性，居里夫妇则分离出了放射性元素镭，并获得了 1903 年的诺贝尔物理学奖。这些发现不仅推动了医学影像技术的发展，也为放疗技术的出现奠定了基础。早期的放疗包括远源皮棘治疗、外照射治疗、近距离治疗和内照射治疗等。放疗的历史可以追溯到 19 世纪末期，也就是伦琴发现 X 射线几个月后，首批癌症患者接受了放疗。然而，当时的研究人员还没有意识到电离辐射的危害，因此患者在接受照射时没有采取任何防护措施，导致出现了很多问题。20 世纪初期，镭针被设计出来并被用于治疗癌症。1913 年，一种 X 射线装置被研制出来，该装置可以使放射线完全照射肿瘤组织，并能避免周围组织受损。然而，由于当时的放射线功率较低，难以对深层肿瘤组织进行有效照射，所以该装置仅用于照射一些浅层肿瘤或对放射线敏感度高的肿瘤。20 世纪初期，研究人员发现对于早期喉部肿瘤患者，可以用放疗代替侵入性手术治疗，这意味着放疗在恶性肿瘤治疗方面占据了一席之地。

1.2.2 常规放疗时代

1922 年，美国制造了第一台 200kV X 射线治疗机。1928 年，国际 X 射线和镭保护委员会（International X-ray and Radium Protection Committee）成立，于 1950 年更名为国际放射防护委员会（International Commission on Radiological Protection，ICRP），该组织从专家的角度研究核辐射对人体的伤害并提出建议和给出相关预防措施。根据 ICRP 的建议，许多国家制定了与核辐射有关的法律法规。1928 年，德国科学家 E. 维德罗提出了加速原理。利用射频微波技术加速带电粒子的应用的发展受到军用雷达相关研究进步的推动，并促进了微波能量管的出现。1934 年，日本教授 Takahashi 提出分次放疗方法。二维放射线投影技术使照射更精确，放射线对肿瘤进行包裹的形状更接近肿瘤形状。接下来，放疗计划系统开始被用于制订治疗计划，新的测量技术大大提高了剂量测量的准确性。

1953 年，首台医用行波直线加速器在英国伦敦的汉默史密斯医院投入使用。该直线加速器能够输出 6～20MV 的高能 X 射线。1954 年，第一台双模直线加速器诞生，它能够产生高能光子和电子，既适用于治疗深层肿瘤，又适用于治疗浅层肿瘤。1957 年，美国安装了第一台医用直线加速器，并将其用于临床治疗。由于直线加速器不需要外部放射源，其放射线完全由电磁器件产生，在使用过程中易于控制，所以其后续发展十分迅速。

1.2.3 精准放疗时代

20 世纪 60 年代，Takahashi 提出了三维适形放疗的概念，三维适形治疗能够实现对肿瘤组织的准确照射。1967 年，第一台伽玛刀被成功研制出来，其采用多个钴-60 辐射源和非共面小孔，并配备立体定向框架，由于单射束的剂量较低且焦点处的剂量很高，所以其能准确地将高剂量放射线投射到小体积的肿瘤区域，从而实现了类似外科手术的单次治疗。1976 年，计算机断层扫描（CT）技术出现，使数字化三维适形放疗逐渐进入临床试验阶段，放疗正式进入三维时代。1977 年，Bjarngard 等提出了调强放疗（IMRT）的概念，并开始临床应用 IMRT。1975 年，中国引入了第一台医用直线加速器，并在两年后投入临床应用。1986 年，首台计算机控制的多功能高剂量率后装治疗机问世。1990 年，首台整合了多叶准直器的医用数字直线加速器问世，标志着进入调强放疗时代。1992 年，出现了三维放疗计划系统的雏形。1993 年，应用医学图像引导的调强放疗计划系统问世。2003 年，医科达推出了 Synergy，放疗进入了 IGRT 时代。同年，首台螺旋 CT 断层放疗系统投入临床应用，螺旋 CT 断层放疗系统采用相同的加速器进行图像采集和治疗，实现了 360°全方位照射，同时配有二元气动准直器，单次照射可覆盖数万个子区域，被称为调强放疗领域的巅峰之作。2008 年，RapidArc 和 VMAT 得到了应用。

1.2.4　小结

理想的放疗是把剂量全部投向肿瘤组织，而肿瘤组织周围的正常组织完全不受影响，癌细胞被全部杀灭，患者被彻底治愈。虽然目前还不存在这种放疗，但是人们一直都在朝这个方向努力。一个多世纪以来，人们一直在想办法按照肿瘤的形状"雕琢"包绕肿瘤的最佳等剂量线，以提高放疗的治疗比，在杀灭肿瘤细胞的同时能够尽量保护危险器官和正常组织。肿瘤治疗应用了最新科技成果，物理、生物和计算机等相关学科一旦有新的突破，就会被快速应用到肿瘤治疗中，如 MRI、PET-CT、IGRT 等。目前，放疗和化疗成为治疗癌症的主要手段。对乳腺癌、直肠癌、肺癌和前列腺癌等多种癌症的临床试验也验证了放疗的有效性和安全性。放疗在对抗肿瘤的"战役"中也确立了 3 个方面的优势：首先，放疗是一种根治性治疗手段，适用于治疗大多数肿瘤患者。目前，放疗对恶性肿瘤患者治愈率的贡献是 22%。如果配合手术治疗和化疗等，能够治愈 55%的恶性肿瘤患者。其次，放疗是一种保守的治疗手段。放疗的优点是在杀灭肿瘤细胞的同时能够保留患者器官的生理功能，这对于保障患者的生活质量非常重要。最后，放疗的性价比非常高，法国癌症患者的治疗费用数据显示，患者的放疗费用不到癌症治疗总费用的 10%。可见，放疗能够有效减轻癌症治疗负担。

1.3　计算机应用技术对调强放疗技术的支撑作用

虽然调强放疗技术的发展取得了巨大进步，但是目前还面临一些挑战，主要表现在以下方面。

（1）剂量控制的准确性不高：放疗需要实现对肿瘤的精确照射，同时最小化对周围正常组织的影响。然而，在剂量计算、剂量分布、剂量传递中存在误差，这可能导致剂量控制的准确性不高。

（2）图像引导和定位的准确性不高：目前，图像引导技术存在一定的局限性，呼吸动态、组织变形等因素会影响图像引导和定位的准确性。

（3）复杂肿瘤形态：一些肿瘤的形态较为复杂，如非球形、非均匀分布等，这增大了放疗难度。当前的放疗技术可能无法提供高度精确的剂量分布。

（4）实时监测和适应性调整：实时监测肿瘤位置和形态变化情况，并进行相应的适应性调整，可以增强放疗效果。然而，目前的实时监测和适应性调整技术还不完善，需要进一步发展。

（5）对正常组织的辐射副作用：虽然放疗技术在肿瘤控制方面取得了很大进展，但仍存在对正常组织的辐射副作用。需要进一步提高保护正常组织的技术水平。

（6）放疗设备和资源限制：高级放疗技术需要复杂的设备和专业的技术支持。然而，放疗设备和资源限制使得这些技术无法得到广泛应用，特别是在一些经济欠发达地区。

为了克服上述挑战，需要不断创新，提高剂量控制的准确性、图像引导的准确性和实时监测能力，发展更智能的个性化适应性调整技术，并提高设备和资源的可及性，以使放疗更精确、高效、安全。

可以预见，计算机应用技术将在以下方面更好地支撑放疗技术的发展。

（1）图像处理和分析：计算机视觉和图像处理技术可以帮助医生准确区分肿瘤组织和正常组织，提供高质量的放疗计划。计算机算法和模式识别技术也可以辅助医生对肿瘤进行自动分割、定位和量化，减小人工操作的误差。

（2）模拟和优化：计算机仿真技术可以模拟放疗过程，包括剂量分布、放射线传输和组织反应等，帮助医生优化放疗计划。通过在计算机上进行快速的优化和验证，可以简化试错过程，提高治疗效果。

（3）机器学习算法和人工智能：机器学习算法和人工智能的应用可以帮助医生更准确地预测肿瘤发展情况和放疗效果，辅助治疗决策。通过分析大量患者的数据，机器学习算法可以发现潜在的预测标志物和治疗模式，提供个性化放疗方案。

（4）实时监测和自适应放疗：利用计算机和传感技术，可以实时监测患者的生理指标和肿瘤发展情况，并能根据监测结果实时调整放疗计划。例如，通过追踪肿瘤形态和位置的变化，可以实现自适应放疗。

（5）数据管理和远程协作：数据管理系统可以帮助医院和研究机构更好地管理放疗数据并实现数据共享，加快治疗效果评估过程。同时，远程协作平台可以使专家团队跨越地理上的限制，共同制订放疗计划和提供诊断建议。

第 2 章　放疗中的硬件及放疗计划系统

2.1　放疗的分类

可以按照放疗设备、照射方式、放疗目的、放疗手段和技术、剂量分割方式等对放疗进行分类。在介绍各种放疗技术之前，先介绍一些基本概念。

2.1.1　基本概念

放射：能使物质电离的电磁波或粒子流的辐射过程。

放射线：能使物质电离的电磁波或粒子流。

放射源：能发出"放射线"的物质（元素）或设备。

放射性：某些物质（元素）或设备能够产生"电离辐射"的性质。

电离：由于外界或自身的作用，原子失去或得到一个或几个电子，达到最外层没有电子（四中子）或者电子数为 8 个或 2 个（氢原子）的稳定结构的过程。例如，具有足够动能的带电粒子（电子、质子或 α 粒子）碰撞原子中的电子，使其获得足够能量而摆脱原子核的束缚，就会造成原子的电离。经过粒子照射，物质的原子或分子会因电离而变成"离子"，从而导致物质的特性发生变化。电离过程吸收或放出的能量称为电离能。

离子：离子指带有电荷的原子或分子，或组合在一起的原子或分子团。带正电的离子称为"正离子"，带负电的离子称为"负离子"。

放射性核素内部发出的放射线用希腊字母表示，如某些放射性核素衰变时发出的 α 射线、β 射线和 γ 射线等。如果放射线不是从放射性核素内部发出的，则用实际名称或大写英文字母表示，如电子束、X 射线、质子束等。实际上，电子束和 β 射线都是放射源向外发射的电子流，因此，它们的物理特性基本相同，其区别是来源和能量不同。X 射线和 γ 射线本质上都属于电磁辐射（光子），因此，它们的放疗作用和效果也基本相同，其区别也是来源和能量不同。

电离辐射：由直接电离粒子、间接电离粒子或两者混合引起物质电离的辐射。

放射线引起的直接电离辐射和间接电离辐射如图 2-1 所示。直接电离辐射指带电粒子通过碰撞直接引起物质的原子或分子电离。间接电离辐射指一些不带电粒子，如光子（X 射线和 γ 射线）或中子等，本身无法使物质电离，但是它们可以借助原子的原子核或壳层电子作用产生的次级粒子（如电子或反冲核等）与原子的作用产生电离。

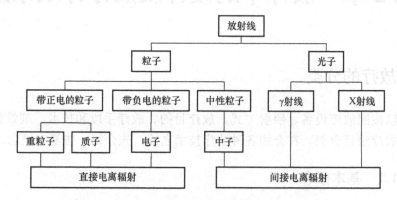

图 2-1　放射线引起的直接电离辐射和间接电离辐射

光子（X 射线和 γ 射线）的波长很短，会产生频率非常高的辐射，主要以"粒子"特性表现，几乎表现不出"波"的特性，在一定程度上可以把它们看成粒子。但是，这种"粒子"具有一些特殊性质，为了和其他粒子相区别，人们把它们称为"光子"。各类放射性核素，如钴-60 和铱-192 等可以产生 γ 射线。很多直线加速器和千伏级 X 射线治疗机可以产生能量不同的 X 射线。粒子辐射包括带电粒子辐射（电子、质子等）和中性粒子辐射，其中，电子是带负电的粒子，质子是带正电的粒子，中子是中性粒子。按质量区别，粒子可以分为轻粒子和重粒子。

各种辐射如图 2-2 所示。由于一些辐射的能量较低，无法引起物质原子的电离，这样的辐射为非电离辐射。电磁波辐射具有波粒二象性。波长越长，波的特性越强；反之，则粒子性越强。当无线电波向外辐射时，粒子性非常弱。按照波长从短到长（或频率从高到低）的规律对电磁波进行排列，则为宇宙射线、γ 射线、X 射线、紫外线、可见光、红外线、远红外线、微波、超短波、短波、中波和长波等。对于紫外线、可见光和红外线来说，波的特性依次增强，而粒子性依次减弱。可见光具有典型的波粒二象性。频率高于可见光的电磁波主要对人体产生化学效应，如 γ 射线和 X 射线等；而频率低于可见光的电磁波对人体产生的主要是热效应，如红外线和微波等。

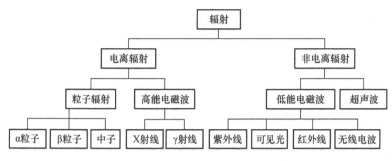

图 2-2　各种辐射

不同放射线的电离辐射的物理特性比较如图 2-3 所示。百分深度剂量（Percentage Depth Dose，PDD）的含义如下：体膜内射线中心轴上某一深度 d 处的吸收剂量 D_d 与参考深度 d_0 处吸收剂量 D_0 之比的百分数。这个物理量可以用于描述沿射线中心轴不同深度处相对剂量的分布。不同的粒子具有不同的射程和线性能量传递（Linear Energy Transfer，LET）值。对图 2-3 中的千伏级 X 射线、γ 射线、高能 X 射线和中子束的物理特性进行分析，可以发现这 4 条曲线几乎没有终点，这是间接电离辐射的共同特点。此外，随着放射线能量的增大，最大剂量点的深度会加深。为了表示这个特点，通常将皮肤表面到最大剂量点的区域称为"建成区"。通过选择合适的能量，可以根据病灶的深度来选择合适的"建成区"，并采用合适的照射技术，这类放射线可以在多数病灶的放疗中应用。

对图 2-3 中的高能 X 射线和中子束的物理特性进行比较，可以发现两者的区别很小，但是从放射生物学的角度分析，它们还是存在较大差别的。此外，由于中子设备较为复杂和昂贵，所以其目前很少在临床上应用。γ 射线和高能 X 射线的一个重要特点是，放射线能量越高，辐射深度就越深，"电离"性就越强。根据这个特点，人们设计生产了各种医用直线加速器、钴-60 治疗机和近距离后装治疗机等现代放疗设备，这些设备在临床应用中发展得越来越完善。

带电粒子进入物质后会不断损失动能，直至停止运动。一般把粒子沿入射方向从入射到完全停止所经过的距离称为射程。由图 2-3 可知，电子束、质子束和重粒子束等都有终点，具有比较明显的射程，这是带电粒子（质子和重粒子均是带正电的粒子）辐射的共同特性。在这三者中，电子束的射程最短，因此，其一般只适用于对皮肤或较浅部位病变的治疗。质子束和重粒子束的射程相对较长，在终点前形成一个尖锐的剂量峰，称为布拉格峰（Bragg Peak），质子束和重粒子束达到射程后剂量会迅速降到零，这种特点可以更好地保护正常组织，适用于对位于重要器官周围的肿瘤治疗。

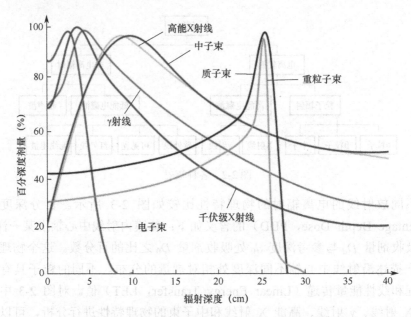

图 2-3　不同放射线的电离辐射的物理特性比较

当把带有一定能量的带电粒子射入物质时，带电粒子会与物质的原子发生以下 4 种作用：一是与核外电子发生非弹性碰撞；二是与原子核发生非弹性碰撞；三是与原子核发生弹性碰撞；四是与原子核发生核反应。X 射线和 γ 射线不带电，具有波粒二象性。当 X 射线和 γ 射线通过物质的时候，其在与物质相互作用的过程中主要表现为粒子性，将大部分或全部能量传给物质。如果物质是生物组织，则可以在其细胞内沉积大量能量，从而破坏其再生能力。但是大部分能量被转换为热量，产生了非生物效应。X 射线和 γ 射线、带电粒子与物质的作用特点比较如表 2-1 所示。

表 2-1　X 射线和 γ 射线、带电粒子与物质的作用特点比较

	X 射线和 γ 射线	带 电 粒 子
电离或激发	不能直接引起物质原子的电离或激发，而是通过所产生的次级电子引起物质原子的电离和激发	能直接引起物质原子的电离或激发
损失能量	一次相互作用可以损失其能量的大部分或全部	通过连续碰撞逐渐损失能量
射程	没有射程这一概念，强度随穿透厚度的增大而近似按指数规律衰减	有确定的射程，在射程外观察不到带电粒子

截面（Cross Section）描述一个入射粒子与单位面积上的一个靶粒子发生作用的概率，用符号 σ 表示。靶粒子可以是原子、原子核或核外电子，相应的截面

依次被称为原子截面、原子核截面和电子截面。这是一个描述粒子与物质相互作用概率的物理量，其国际标准单位是 m²，专用单位是靶恩（b），$1b = 10^{-28}m^2$。如果一个入射粒子与物质有多种相互独立的作用方式，则总截面等于各截面之和。

X 射线和 γ 射线在通过物质，并与其原子发生作用时会产生光电效应、康普顿效应和电子对效应，则总截面可以表示为

$$\sigma = \sigma_\tau + \sigma_c + \sigma_p \tag{2-1}$$

式中，σ_τ 为光电效应截面；σ_c 为康普顿效应截面；σ_p 为电子对效应截面。

X 射线在进入人体后，一部分在通过人体后沿原方向传播，按特定形式分布就形成了 X 射线影像；另一部分主要通过康普顿效应和光电效应被吸收和散射。

2.1.2　放疗设备

放疗中经常使用的放射源有放射性核素和人工射线装置，可以分为以下 3 种。

（1）具有放射性的核素产生的 α 射线、β 射线和 γ 射线等；

（2）各种医用电子加速器产生的具有不同能量的电子束和 X 射线等；

（3）医用加速器产生的质子束、π-介子束、中子束、重粒子束等。

常用的放射性核素有天然的和人工合成的两种，天然的如镭-226，人工合成的如钴-60、铱-192 等。人工射线装置，如 X 射线治疗机、各种医用加速器等，可以产生并输出各种具有不同能量的放射线。一般来说，放射设备的机械和电子结构越复杂，输出放射线的能量越高，综合性能越好，价格就会越昂贵。常用的人工射线装置有千伏级 X 射线治疗机、钴-60 治疗机、医用电子直线加速器、内照射近距离后装治疗机和质子加速器等。目前，人工射线装置正朝多功能、高性能、高精度方向发展。此外，同一种放射源可以发出多种放射线，例如，有的放射性核素既可以发出 α 射线，又可以发出 β 射线或 γ 射线。不过其发出的不同种类的放射线往往具有不同的能量，因而也具备了不同的放射特性。可以利用这个特点，为放射诊疗提供多种选择，以满足不同的临床需求。

1. 放射性核素

1）放射性核素的定义

法国物理学家贝克勒尔于 1896 年发现了核素的放射性。他在研究物质的荧光现象时偶然发现铀盐可以发出穿透性很强但人眼看不见的放射线，这些放射线能够穿透黑纸、玻璃和金属箔等，让胶片感光，这就是放射性核素衰变产

生的放射线。

具有放射性的核素称为放射性核素（Radioactive Nuclide），又称不稳定核素。其不稳定的原子核可以自发地发出放射线（如 α 射线、β 射线、γ 射线等），形成放射性同位素或稳定同位素，这一过程称为放射性衰变（Radioactive Decay），又称核衰变（Nuclear Decay）。衰变能量是它衰变时放出的能量。放射性核素的原子核有半数发生衰变所需要的时间称为半衰期，其范围很广，取值为 10 秒至 1015 年。可见，核素有稳定的和不稳定的两类，不稳定的核素即放射性核素，其会通过衰变来释放多余的内能，以向稳定的核素（Stable Nuclide）转化。

放射性核素有天然放射性核素和人工放射性核素两大类。天然放射性核素指在自然界中本来就存在的放射性核素，包括原生放射性核素和宇生放射性核素。原生放射性核素是从地球形成开始就一直存在于地壳中的核素，如铀-238 和钍-232 等。宇生放射性核素指宇宙射线和地球上的物质相互作用产生的核素，如氚、铍-7 和碳-14 等。人工放射性核素指人工合成的核素，可以通过核反应让稳定的核素经过各种入射粒子的辐照（如中子辐照、带电粒子辐照等）而产生。在迄今为止已经发现的超过 2200 种放射性核素中，天然放射性核素超过 340 种（其中，约 280 种是稳定的，约 60 种是不稳定的），剩余的大部分是通过核反应堆或加速器人工合成的。

2）放射性核素衰变的种类

自然界中的物质都是由分子构成的，分子是由原子构成的，原子是由原子核和核外带负电的电子构成的。其中，原子核是由带正电的质子和中子构成的。原子的电子数相同而中子数不同的元素称为同位素。

根据衰变过程中释放的粒子，衰变模式可分为 α 衰变、β 衰变、γ 衰变、电子俘获衰变、内部转换和极重同位素的自发裂变衰变等。其中，α 衰变、β 衰变、γ 衰变是最常见的。

在上述 3 种衰变中，α 衰变是指原子核放出 α 粒子，即带正电的氦原子核 $_2^4$He，其穿透能力弱，用一张纸就可以挡住，在空气中，由于其具有相对慢的运动速度和相对大的质量，很容易与其他原子核或粒子发生反应，从而失去能量，在几厘米的距离内就会被吸收。与 β 衰变不同的是，α 衰变是一种核裂变，是由强核力场产生和控制的。在 α 衰变发生后，原子核的质量数会减少 4 个单位，其原子序数也会减少 2 个单位。1908 年，物理学家欧内斯特·卢瑟福和他的学生证明了 α 粒子就是氦原子核。在 α 衰变中放出的能量较重的核素（如 Rn-222、Ac-225、Ra-226）容易发生 α 衰变。α 衰变过程可以表示为

$$_Z^A X \rightarrow {}_{Z-2}^{A-4}Y + {}_2^4\text{He} + Q \tag{2-2}$$

式中，$_Z^A X$ 表示某个核素的基本组成，称为母核，X 表示元素的化学符号，A 是质量数或核子数，Z 为质子数；衰变后的原子核用 $_{Z-2}^{A-4}Y$ 表示，称为子核；Q 是衰变过程中释放出来的能量，称为衰变能。

β 衰变是由物理学家沃尔夫冈·泡利于 1930 年提出的，指放射性核素原子核自发地放出 β 粒子或俘获一个轨道电子。其中，β−衰变指放出负电子的衰变过程；β+衰变指放出正电子的衰变过程；电子俘获衰变指原子核从核外电子壳层中俘获一个轨道电子的衰变过程。由上述几类 β 衰变的定义可知，在 β 衰变中，电荷数改变了一个单位，而原子核的质量数是不变的。实际上 β 粒子流就是高速运动的电子流，质量轻，其穿透能力比 α 粒子强，但是射程短，很容易被铝箔或有机玻璃等材料吸收。

具体来说，如果放射性核素放出电子（e^-）和反电子中微子（$\bar{v}_e$）进行衰变，就是 β−衰变。一般中子过剩的核素（如 Cu-67 和 Lu-177）容易发生这种衰变。β−衰变过程可以表示为

$$_Z^A X \rightarrow {}_{Z+1}^{A}Y + e^- + \bar{v}_e + Q \tag{2-3}$$

如果放射性核素放出正电子（e^+）和电子中微子（v_e）进行衰变，就是 β+衰变。一般质子过剩的核素（如 F-18 和 Lu-82）容易发生这种衰变。β+衰变过程可以表示为

$$_Z^A X \rightarrow {}_{Z-1}^{A}Y + e^+ + v_e + Q \tag{2-4}$$

如果放射性核素原子内部轨道中的电子被质子俘获，即将质子转化为中子并同时放出电子中微子，就是电子俘获衰变。电子俘获衰变过程可以表示为

$$_Z^A X + e^- \rightarrow {}_{Z-1}^{A}Y + v_e + Q \tag{2-5}$$

γ 射线实际上是一种波长很短的电磁波，在 α 衰变和 β 衰变过程中经常伴有 γ 射线的辐射。如果放射性核素发生 α 衰变或 β 衰变，能量没有被全部带走，产生的子核素仍然处于激发态，这时就会发生 γ 衰变或内部转换。此时不稳定的子核素可以通过两种方式达到基态：一是进行 γ 衰变，通过发射一个或多个光子来发射激发能；二是进行内部转换，将多余的能量直接转移到它们自己的轨道电子中并发射电子。γ 射线是光子，不带电，其没有静止质量，它的电离作用较弱，但是穿透能力非常强，必须使用比较厚的材料阻挡，如一层非常厚的铅。γ 射线实际上就是光子流。γ 衰变过程可以表示为

$$_Z^A X^* \rightarrow {}_Z^A X + \gamma + Q \tag{2-6}$$

式中，$_Z^A X^*$ 为原子核 $_Z^A X$ 的激发态。

内部转换过程可以表示为

$$_Z^A X^* \rightarrow {}_Z^A X^+ + e^- + Q \rightarrow {}_Z^A X \qquad (2\text{-}7)$$

式中，$_Z^A X^+$ 是原子核的单电离态。

3）放射性核素在放疗中的应用

目前，有 200 多种放射性核素被广泛应用于工业、农业、医学和国防等领域，可以用于无损探伤、辐射加工、示踪原子、中子测井、辐射育种、活化分析、食品保存、医学成像、放疗和作为飞行器的能源等。

放疗利用高能辐射破坏细胞的 DNA，并阻止它们进一步分裂和增殖，主要有体外放疗和体内放疗两种方式，体外放疗又称外照射治疗（External Radiation Therapy），体内放疗又称放射性核素治疗（Radionuclide Therapy）。外照射治疗的优点是无创，对局部肿瘤的治疗效果较好，但是也会对正常组织造成伤害。放射性核素治疗是一种靶向治疗，它利用化学性质或生物学性质将放射性核素引导至靶向肿瘤细胞，然后通过放射性核素的各种衰变所产生的电离辐射来破坏肿瘤细胞。

2．X 射线治疗机

1895 年 11 月，德国物理学家伦琴发现了 X 射线，其很快就在医学领域得到了广泛应用，在医学诊断和治疗中发挥了巨大作用，给人类社会的发展带来了非常深远的影响。

高速运动的电子与物质碰撞时会产生 X 射线。放疗中使用的 X 射线是由动能为 10keV～50MeV 的高能电子束击打特殊金属靶（如钨靶）产生的。电子在击打钨靶时，约 99%的能量不用于产生 X 射线而产生热量（因此 X 射线管内需要有高效的冷却散热系统），只有 1%或更少的能量用于产生 X 射线。发出的 X 射线分为单能谱的特征 X 射线和连续谱的韧致 X 射线两部分。

放射线生产设备根据能量的高低可以分为表面接触（10～60keV）、浅层（60～160keV）、深部（160～400keV）、高压（400keV～1MeV）X 射线治疗机，它们能产生能量处于中低范围的 X 射线（10keV～1MeV）。另外，由各种加速器产生的高能 X 射线的能量范围为 2～50MeV。

千伏级 X 射线治疗机主要由 X 射线管、高低压发生器、准直器、控制设备和机械装置等组成。X 射线治疗机的基本结构如图 2-4 所示。

千伏级 X 射线治疗机操作简单、价格低，但是它输出的放射线能量较低，只能治疗表皮下浅层的病变组织。如果其被用于治疗较深部位的肿瘤，皮肤反应会很严重。此外，其百分深度剂量低、剂量分布差，容易散射，目前在临床上基本被淘汰了。

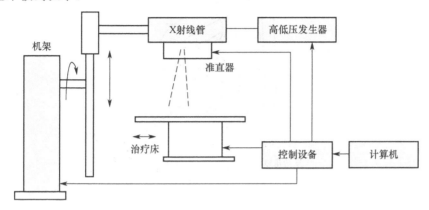

图 2-4　X 射线治疗机的基本结构

3. 钴-60 治疗机

钴-60 是一种人工合成的不稳定放射性核素，它比钴-59 多一个中子。为了达到稳定状态，它会发生 β 衰变，把多余的中子变为质子，并放出高能 β 射线（能量为 0.31MeV），最终衰变为镍-60 的稳定同位素。核中过剩的能量会以两种 γ 射线的形式释放出来。这两种 γ 射线的能量分别为 1.17MeV 和 1.33MeV，平均能量为 1.25MeV。

γ 射线具有非常强的穿透能力。当人体被 γ 射线照射时，γ 射线会深入内部，使细胞发生电离。电离产生的离子会侵蚀人体内的酶、蛋白质和核酸等有机分子。这些复杂的分子是活细胞的主要成分，如果它们被破坏，就会影响人体内的各种正常的化学过程。如果这种影响达到某种程度，就会直接导致细胞死亡。

相比千伏级 X 射线治疗机，钴-60 治疗机放出的 γ 射线的能量达到了兆伏级。此外，γ 射线的波长比 X 射线短，其穿透能力比 X 射线强。因此，γ 射线能达到 2～4MV 加速器产生的 X 射线的高性能，不仅能治疗人体浅层组织的病变，还能治疗较深部位的病灶。其最大剂量点在皮下 0.5cm 处，在剂量建成区，皮肤的吸收剂量低、反应轻。1951 年，加拿大制成了世界上首台远距钴-60 治疗机，其结构简单、维修方便、成本低、经济可靠，得到了广泛应用，并迅速发展。目前，新型钴-60 治疗机可以进行等中心照射、弧度照射，并能进行适形放疗。

钴-60 治疗机的主要组成部分包括：装有钴-60 辐射源的治疗机头，机头内装有遮线器；治疗机架；治疗床；准直器、运动控制系统和辐射安全装置等。远距钴-60 治疗机的结构如图 2-5 所示。

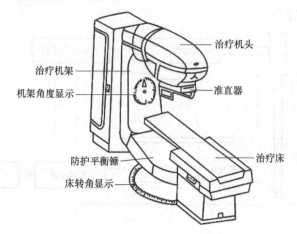

图 2-5　远距钴-60 治疗机的结构

　　射野边缘剂量随与中心轴距离的增大而急剧变化的范围称为半影（Penumbra），通常定义为 80%等剂量线与 20%等剂量线之间的范围。半影是衡量放疗设备性能的重要指标。半影越小，表示放疗时放射线对靶区外的不必要照射范围越小。此外，减小半影也可以满足辐射防护的需要。在临床上，有以下 3 种原因会导致钴-60 治疗机出现半影现象：几何半影、穿射半影和散射半影。

4. 近距离后装治疗机

　　后装技术指先将空载的放射源容器，如施源器（Applicator）或输源导管置于接近肿瘤的人体天然腔、管道中，或者将空心针管植入瘤体，再导入放射源的技术，一般在计算机遥控的近距离治疗设备中应用。由放疗计划系统计算得到剂量分布，在计算机的控制下将放射源送入施源器开始治疗，治疗结束后再将放射源送回储源罐。

　　在体外放疗设备出现后，近距离治疗技术由于存在对医护人员辐射大、对大体积肿瘤的剂量分布不佳等缺点，在临床上的使用逐渐减少。后来，随着计算机应用技术的迅速发展，在计算机控制下的近距离后装治疗机研制成功，使剂量计算较为精确，且能避免对医护人员的辐射，此时形成了近距离照射和体外远距离照射共存的局面。

　　后装治疗机主要由施源器、储源罐和送丝组件、分度头、升降组件及控制系统等组成。储源罐的主要作用是在停止治疗时存放微型放射源，屏蔽放射线，减小对医护人员的辐射。放射源被焊接在一条细钢丝的一端，另一端连接由放射源步进电机驱动的送丝轮。相应地，模拟源连接由模拟源步进电机驱动的送丝轮。送丝组件带动放射源的源缆将放射源从储源罐送到治疗靶区，并可以在步进电机的驱动下移动放射源，形成变化的剂量分布曲线。送丝组件在控制系统的控制下运行。在治疗过程中，先送出模拟源进行调试，然后取回模拟源并送出放射源实施治疗，这就是"模拟源探路，放射源治疗"。分度头用于选择治疗通道。分度头可以连接多个输源导管、施源器。储源罐内只装一个放射源，在分度头的引导下，放射源按治疗计划通过相应管道到达治疗区实施治疗。

使用后装治疗机对患者进行治疗的流程如下：医生先将施源器和患者的治疗床及治疗部位固定；再使用 CT 或核磁设备对患者和施源器进行图像扫描，确定施源器和治疗部位的相对位置；物理师根据图像扫描的结果进行放射剂量规划，确定放射源的驻留位置及放射时间。接着医生将后装治疗机推到治疗床附近，调整升降支柱，使分度头等位于合适的高度，再用导管连接治疗机上的治疗通道和施源器。一般后装治疗机的治疗端口有 6 个或 18 个治疗通道孔，可以根据临床治疗需求使用。接下来选择一个治疗通道，操作模拟源步进电机进行模拟源缆走位调试，如果没有出现卡源，顺利出丝，则操作放射源步进电机驱动放射源到治疗靶区，按照治疗计划进行放疗。在近距离治疗中，需要对多个部位进行治疗，就需要选择不同通道，一般一次治疗选择 4~6 个通道，治疗时间为十几分钟，一个疗程为一周。

后装治疗机有以下几类。

根据放射源在治疗时的剂量率不同，后装治疗机可分为：高剂量率（12Gy/h 以上）后装治疗机、中剂量率（2~12Gy/h）后装治疗机和低剂量率（0.4~2Gy/h）后装治疗机。

根据放射源在治疗时的传送方式不同，后装治疗机可分为：手动式后装治疗机和遥控式后装治疗机。

根据放射源在治疗时的运动状态不同，后装治疗机可分为：固定式后装治疗机、摆动式后装治疗机和步进式后装治疗机等。

根据施源器的类型不同，后装治疗机可分为：曼彻斯特式后装治疗机、巴黎式后装治疗机和斯德哥尔摩式后装治疗机等。

目前，近距离治疗方式对鼻咽癌、宫颈癌、直肠癌和舌癌等的疗效很好。后装治疗机有自身独特的优势，能够利用高剂量缩短治疗时间，局部疗效好，但是缺点也很明显，即容易产生急性副作用。近距离治疗方式一般很少单独使用，在很多情况下会作为外照射的辅助治疗手段，给予特定部位（如外照射后残存的瘤体）较高的剂量，以增大肿瘤的局部控制概率。

5. 医用电子加速器

医用电子加速器是借助不同形态的电场，对各种类型的带电粒子加速，使其具备较高能量的电磁装置。根据加速原理，医用电子加速器可以分为直线加速器和回旋加速器等，其加速的电子除了直接用于放疗，还可以产生几兆伏至几十兆伏的高能 X 射线。目前，医用加速器产生的各种放射线的物理、生物特性可以很好地满足临床需求，已经取代了 X 射线治疗机。

医用电子直线加速器是利用微波电场将电子沿直线加速，高能电子打靶产生 X 射线或直接引出电子束治疗肿瘤的装置，其 X 射线能量范围是 4～18MeV，电子束能量范围是 4～25MeV。医用加速器按粒子种类可以分为电子加速器、重粒子加速器、质子加速器和中子加速器；按加速路径可以分为回旋加速器和直线加速器；按加速能量可以分为低能加速器、中能加速器和高能加速器。

1）医用电子直线加速器的工作原理

医用电子直线加速器是目前国内外在临床上最常应用的医用加速器。它是一种专门用于放疗的医疗设备，可以提供符合临床需求的 X 射线或电子束。该设备利用高频微波电磁场对带电粒子进行直线轨道加速。以常用的医用电子直线加速器为例，其工作原理如下：通过电源施加高压，经整流滤波后会产生一个直流高压，将其输入脉冲调制器。脉冲调制器将直流高压转换为高功率脉冲信号。接下来，磁控管开始发生电磁振荡，进而生成高功率的微波。这些微波被引导到加速管中，从而在加速管中建立微波加速电场。在电子枪的阴极处，电子被发射出来。在加速电场的作用下，这些电子被不断加速，最终撞击金属靶，产生韧致辐射，即 X 射线。医用电子直线加速器能够提供高能 X 射线或电子束，以精确照射肿瘤组织，达到放疗的效果。放射线产生和输出的过程分别如图 2-6 和图 2-7 所示。

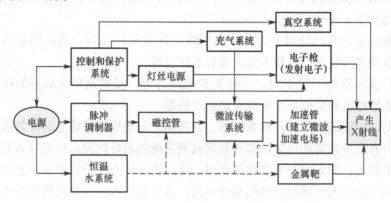

图 2-6　放射线产生的过程

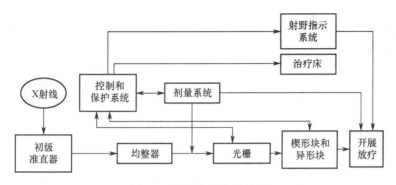

图 2-7　放射线输出的过程

医用电子直线加速器涉及许多领域，如核物理、机电工程、自动控制、微波技术、精密机械、计算机科学、数学优化、医学图像和医学物理等。该设备是系统科学的典型应用，目前只有少数国家具备生产能力。无论是高端产品还是低端产品，无论加速器采用行波还是驻波，其主要功能都是利用微波电场将电子加速，打靶并产生 X 射线。

2）直线加速器的结构

医用电子直线加速器主要由脉冲调制器、电子枪、微波系统、真空系统、稳频器、温控系统、出束系统和机械系统构成。其中，电子枪是产生高能量密度电子束的器件；微波系统（磁控管等）主要提供加速管所需的射频功率；真空系统确保电子在高速运动时处于真空状态，以避免出现击穿现象；出束系统完成 X 射线转换和均整，包括初级准直器、束流均整器、电离室和次级准直器等；机械系统由基座、治疗头、旋转机架、治疗床等外部精密运动部件组成，用于完成治疗过程中的精确定位和调整。

直线加速器的结构如图 2-8 所示。

对于高能电子加速器，由于电子的动能很强，其大部分能量用于产生 X 射线，只有小部分会生成热量，所以一般不需要配置冷却装置。

与医用电子直线加速器相比，医用电子回旋加速器的能量稳定性和精度高，且能将电子能量加速到直线加速器的 2 倍以上，但是医用电子回旋加速器的磁场与电子轨道调整较为困难，且会因磁铁多导致设备重和所占空间大。

6．质子加速器

医用粒子回旋加速器的加速方法与医用电子回旋加速器一样，都采用动态交变、多次重复的加速方法对各种带正电的粒子进行加速。质子或带正电的粒子比电子重很多（如质子的质量约为电子的 1836.5 倍），因此，虽然这两种加速器的加速原理基本一致，但是它们在加速时间、输出能量及回旋加速周期等技术指标上有很大差别。

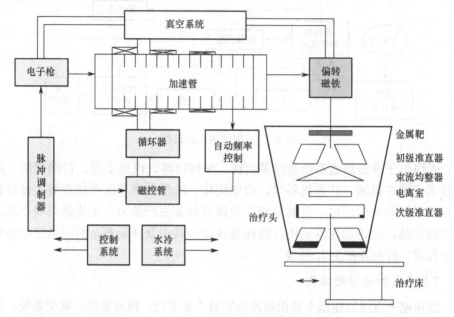

图 2-8　直线加速器的结构

　　质子是带正电的粒子，其质量比电子大得多。质子在进入人体后，主要通过与核外电子的碰撞损失能量。质子转移给人体组织的能量与其运动速度的平方成反比，越接近射程末端，其速度越小，损失的能量越大。质子在其射程末端会释放大量能量，在释放后能量迅速降为零。这个特点使得质子加速器具有很强的优越性，其临床意义如下：质子加速器可以在精准杀灭肿瘤细胞的同时，最大限度地保护周围正常组织和重要器官。

　　各种放射线的进入深度与剂量的关系曲线如图 2-9 所示。从图 2-9 中可以看出，与 X 射线等相比，质子束具有优良的剂量分布特性，其峰值前的剂量约为峰值剂量的 20%，在经过峰值后能量沉积迅速降为 0。利用这种优良特性调节质子束布拉格峰的位置，可以使峰值精确定位于肿瘤区域，使高剂量区对肿瘤有更好的适形效果，达到既能带给肿瘤区域高剂量，又能保护周围正常组织的目的。

　　与质子束相比，重粒子的布拉格峰更尖锐，因此，重粒子束在治疗某些特定的病变时有独特优势。但是其产生设备更复杂、更笨重，而且造价昂贵，目前还难以在临床上广泛应用。

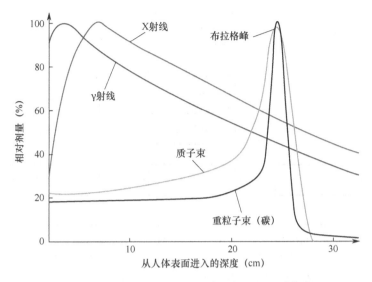

图 2-9　各种放射线的进入深度与剂量的关系曲线

由于质子束的布拉格峰较窄，所以需要用调能器将其展宽，如图 2-10 所示。通过布拉格峰展宽得到展开布拉格峰（Spread Out Bragg Peak，SOBP），使病灶位于展开布拉格峰区，从而在靶区内获得高剂量。

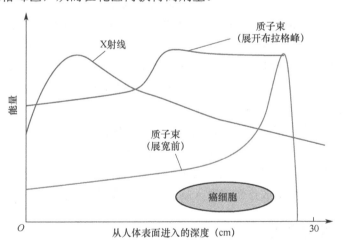

图 2-10　展宽质子束的布拉格峰

一般来说，质子治疗系统由质子加速器、质子能量选择系统、治疗头、定位准直系统、治疗计划系统、治疗控制系统、安全系统及旋转机架等组成。比利时 IBA 公司的 PROTEUS 235 质子治疗系统的基本结构如图 2-11 所示。

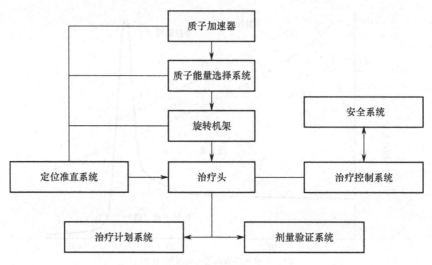

图 2-11　比利时 IBA 公司的 PROTEUS 235 质子治疗系统的基本结构

在图 2-11 的质子治疗系统中，有一台可以产生 230MeV 恒定能量质子流的等时性回旋加速器，其主体是一块磁铁。一个"D"形真空盒被安装在这个磁铁的上下极面之间。真空盒中有高频间隙，质子在通过真空盒中的间隙时，被 60～300kV 的高频电压加速，然后按螺旋圆形轨道回旋。在回旋加速成千上万次后，质子束就有了很高的能量，当达到所要求的值时，可以使用电偏转将其导出，用于治疗。由于不同肿瘤的深度和体积不同，所以需要使用具有不同能量的质子束。在 IBA 公司的 PROTEUS 235 质子治疗系统中有一个能量调节器，可以对 230MeV 的固定能量进行调节，得到 70～230MeV 连续可调的能量，能够满足不同的临床需求。

由于质子束能够方便而准确地调节其纵向、横向的剂量分布，所以对于一些特殊病种来说，质子束更适用于适形放疗或调强放疗。近年来，CT 和磁共振成像（MRI）等技术逐渐普及，先进的质子束流配送技术（如束流扫描和可变调制等）迅速发展，使质子放疗快速进入临床研究与应用阶段。

2.1.3　照射方式

一般采用体外远距离照射（External Irradiation）、近距离照射（Brachy Therapy）和内照射（Internal Irradiation）3 种照射方式进行治疗。

1. 体外远距离照射

体外远距离照射（简称外照射）是将放射源置于患者体外，集中照射患者身体的某个部位，从而进行治疗的方式。根据照射距离，外照射可以分为近距离（15～40cm）外照射和远距离（60～150cm）外照射两种。外照射所采用的放射线通常能量较高、穿透能力较强，肿瘤受照剂量分布比较均匀。但是外照射的大部分能量被准直器和限束器等设备屏蔽，只有小部分能量能到达组织。因为外照射的放射线要经过皮肤、正常组织才能到达肿瘤，所以肿瘤剂量受皮肤和正常组织耐受剂量的限制。为了得到高且均匀的肿瘤剂量，经常需要选择具有不同能量的放射线且采用多射野照射技术。

常用于外照射的放疗设备有 X 射线治疗机、钴-60 治疗机和直线加速器、伽玛刀、射波刀等。钴-60 治疗机和直线加速器一般在距人体 80～100cm 处进行照射。远距离外照射通常采用铅模遮挡等方式取得二维方向上不规则形状的射野。其优点是对设备、技术的要求较低，操作相对简单。其缺点是射野形状与肿瘤在三维方向上的形状无法做到完全相符，并且射野内包含的正常组织较多，因此，这种方式对于病灶周围有敏感器官的患者不太适用。

2. 近距离照射

近距离治疗通过施源器或施源导管把高强度的放射源密封后送入人体的天然腔内或配合手术插入肿瘤组织，如舌、鼻、咽、食管、宫颈等部位，通过近距离照射（放射源与病灶的距离为 5mm～5cm），有效杀灭肿瘤细胞。

1）近距离治疗分类

（1）按照照射技术，近距离治疗可以分为组织间插植式和接触式。

具体有以下 5 种实施方式，后 4 种属于接触式近距离治疗。

- 组织间植入治疗。
- 模具或敷贴器治疗。
- 腔内治疗。
- 管内治疗。
- 术中置管术后治疗。

组织间插植式是将放射源直接放入靶组织内，如用于前列腺癌或乳腺癌治疗。接触式是将放射源放在与靶组织邻近的空间中。如果这个空间是人体内的空腔，如宫颈或子宫等，则形成腔内治疗；如果这个空间是人体内的管腔，如气管或食管等，则形成管内治疗；也可以采用外部贴敷的方式，如针对皮肤形成模具或敷贴器治疗。术中置管术后治疗是一种将外科手术和放疗联合的治疗手段，术中在瘤床范围埋置数根软管施源器，术后进行近距离治疗。在术后采用局部放疗方式，目的是避免复发，以及增大肿瘤的局部控制概率。

（2）近距离治疗的剂量率指放射源对周围介质照射剂量的水平或强度，单位为戈瑞每小时（Gy/h）。放射源强度不同，则剂量率不同，生物效应也不同。按照剂量率，近距离治疗可以分为以下 4 类。

- 低剂量率（Low Dose Rate，LDR）近距离治疗：0.4～2Gy/h，适合治疗口腔癌、咽癌和前列腺癌等。
- 中剂量率（Medium Dose Rate，MDR）近距离治疗：2～12Gy/h。
- 高剂量率（High Dose Rate，HDR）近距离治疗：12Gy/h 以上，适合治疗宫颈癌、食管癌、肺癌、乳腺癌和前列腺癌等。
- 脉冲式剂量率（Pulse Dose Rate，PDR）近距离治疗：每次治疗 1 小时，每次治疗只持续照射很短时间，如几分钟，其余大部分时间处于无照射状态，适合治疗头颈部肿瘤。

（3）根据放射源在靶区放置的时间，近距离治疗可以分为短期和永久两种方式。短期式近距离治疗指放射源在撤回前停留一段固定的时间，这个时间根据剂量率高低、肿瘤类型和大小等因素确定，如低剂量率或脉冲式剂量率的停留时间可达 24 小时，高剂量率的停留时间通常只有几分钟。永久式近距离治疗是将约米粒大小的低剂量率放射粒子植入治疗位置，永久停留在人体内。几周或几个月后，其放射性会逐渐衰减，并趋于零，对人体没有伤害，一般用于治疗前列腺癌。

2）近距离治疗常用核素

在近距离治疗使用的放射性同位素中，镭-226 的使用较早，是主要的放射源，配合外照射，对舌癌和宫颈癌等的疗效较好，但是由于存在氡污染及高防护要求，现在其已经被淘汰，不再用于临床治疗。目前使用较广泛的是钴-60（外照射）和铱-192（内照射），内照射使用的放射性同位素是铯-137、碘-125、金-198、钯-103、镅-241、钐-145、铥-169 等，配合计算机系统遥控后装治疗机进行治疗。它们发出具有不同能量的 γ 射线，以满足临床需要。例如，锶-90 发出的电子束适用于治疗浅层病变，锎-252 是目前腔内放疗常用的中子辐射源。近距离治疗常用核素如表 2-2 所示。

3）近距离治疗技术的特点

随着计算机支持下的放疗计划系统、三维成像技术和远程后装技术的发展，近距离治疗技术发展很快，它可以使大量无法进行手术治疗、复发或通过外照射难以控制的患者再次得到治疗的机会。新型的后装系统具备完善的剂量验证系统和安全系统，使过去仅能用于妇科肿瘤治疗的近距离治疗技术在临床上的应用扩展到脑、鼻咽、食管、支气管、乳腺、胰腺、直肠和膀胱等部位的肿瘤治疗。这种技术还可以与其他技术（如体外放疗或化疗等）配合，逐步形成很有前景的综合治疗手段。

表 2-2　近距离治疗常用核素

放射性核素	符　号	类　　型	放射线平均能量 $\bar{E}_r$（MeV）	半衰期	临 床 应 用
镭（Radium）	^{226}Ra	α 射线、β 射线、γ 射线	0.83	1626y	LDR，腔内或组织间植入
氡（Radon）	^{222}Rn	α 射线、β 射线、γ 射线	0.83	3.83d	永久式组织间植入
钴（Cobalt）	^{60}Co	β 射线、γ 射线	1.25	5.26y	HDR，腔内
铯（Cesium）	^{137}Cs	γ 射线	0.662	30y	LDR，腔内或组织间植入
铱（Iridium）	^{192}Ir	γ 射线	0.397	73.8d	LDR 或 HDR，腔内或组织间植入
碘（Iodine）	^{125}I	γ 射线	0.028	59.6d	LDR，永久式组织间植入
钯（Palladium）	^{103}Pd	X 射线	0.020	17d	LDR，永久式组织间植入
铯（Cesium）	^{131}Cs	β 射线	0.030	9.69d	LDR，永久式
镱（Ytterbium）	^{169}Yb	γ 射线	0.093	115d	LDR，短期式组织间植入

近距离治疗技术具有以下特点：一是采用后装技术；二是放射源微型化，由计算机控制的步进电机驱动；三是剂量分布由计算机进行优化；四是与体外放疗相比，正常组织不会被过量照射，可以避免产生严重的并发症，患者的耐受性更好。近距离照射只影响放射源周围区域，对距离较远的正常组织的照射剂量较低。此外，在治疗过程中，如果肿瘤随呼吸发生移动，如肺癌，放射源还能相对肿瘤保持比较稳定的位置，而体外放疗需要引入复杂的呼吸门控技术才能解决。其疗程短，有助于减小治疗间隙存活的癌细胞繁殖概率。

需要注意的是，受平方反比定律的影响，近距离照射情况下的靶区剂量分布的均匀性强于外照射。在近距离照射中，靠近放射源的组织剂量高，远离放射源的组织剂量低，因此，在临床上要防止出现靶区中组织剂量分布不均匀的情况。

3．内照射

内照射又称内用核素治疗，液态放射性核素通过口服或静脉注射等方式进入患者体内。这些核素被病变组织选择性吸收。例如，用碘-131 治疗甲状腺癌，用磷-32 治疗恶性胸腹腔积液等。

2.1.4 放疗目的

根据放疗目的，放疗可以分为根治放疗、辅助放疗和姑息性放疗。

1. 根治放疗

根治放疗（Definitive Radiation Therapy）旨在完全消除或控制肿瘤。作为肿瘤治疗的主要方法之一，根治放疗可单独用于治疗早期肿瘤，也可与其他治疗方式（如手术治疗和化疗）联合使用，以增强治疗效果，尤其适用于对放疗有较高敏感度且不能通过手术根治的肿瘤。根治放疗的目标是将放射线剂量准确投放至肿瘤组织，以杀灭肿瘤细胞或限制其生长。恶性肿瘤对放射线最敏感，放射线对恶性肿瘤的抑制作用和造成的损伤也是最强的。根治放疗通常会利用设备从外部照射肿瘤组织。在根治放疗中，伽玛刀是一种常见的工具，它可以实现高剂量、大分割和快速切除的治疗效果。根治放疗主要应用于早期鼻咽癌、淋巴瘤、精原细胞瘤、皮肤癌、声带癌、舌癌、食管癌、宫颈癌和前列腺癌等的治疗，通过调强放疗或高剂量照射来清除一些原发性病灶、手术残余病灶和晚期转移病灶。有些肿瘤经过根治放疗可以治愈，如鼻咽癌、食管癌。

2. 辅助放疗

辅助放疗（Adjuvant Radiation Therapy）指在经过手术治疗或其他形式的肿瘤治疗后进行的放疗，可用于对实体瘤患者进行术前和术后治疗。辅助放疗的目的是清除可能残留或转移的肿瘤细胞，并减小复发或转移的风险。辅助放疗通常根据肿瘤特征和患者的情况进行个性化设计，以确保能尽可能彻底地清除肿瘤。辅助放疗可以分为术前放疗、术中放疗和术后放疗。术前放疗是在手术前进行放疗，目的是缩小肿瘤体积并避免出现脏器粘连等问题。术中放疗是在手术进行中，通过直视条件下的放疗来提高肿瘤靶区沉积能量，降低肿瘤复发率，并避免损伤正常组织。术后放疗是针对肿瘤术后复发或转移的情况，以及在手术时未完全切除肿瘤组织或经过术后组织切片分析后做出更准确的临床病理判断而进行的治疗，以期达到根治的目的。辅助放疗适用于治疗肺癌、食管癌、直肠癌、乳腺癌和脑瘤等。

3. 姑息性放疗

姑息性放疗（Palliative Radio Therapy）的目的是减轻晚期癌症患者的症状，提高其生活质量。它通常用于不能完全根治的晚期癌症、转移性癌症，以及不适合采用其他治疗方式的情况。姑息性放疗可以减小肿瘤的体积，缓解压迫症状（如疼痛、呼吸困难等）。姑息性放疗通常采用低剂量、长周期的方式。

2.1.5　放疗手段和技术

根据放疗手段和技术，放疗可以分为常规放疗和现代放疗。

1．常规放疗

常规放疗指在 X 射线模拟定位机下确定照射范围，通过钴-60 治疗机或直线加速器实施照射。常规放疗已经经历了大半个世纪的临床应用，是一种较为常用的方式。常规放疗通常采用单一放射源照射肿瘤，可选择集中照射某个特定部位，也可进行较大区域的覆盖性照射。它的定位精度不高，不能准确实现多射野聚焦照射，这样会导致在射野内的正常组织过多，无法提高肿瘤区域的剂量，因此会导致肿瘤的局部控制概率较小。一般来说，常规放疗在临床应用中的普及率较高，主要适用于肿瘤大、范围广或肿瘤对放射线敏感度高及对骨转移进行姑息性治疗的场合。在医疗条件相对较差的地区，它也是一种有效的治疗方式，可以用于处理一般性癌症病例。

2．现代放疗

现代放疗是肿瘤放射学的一大突破性进展，它是医学影像技术、立体定位技术、计算机应用技术和调强放疗技术等一系列新技术的结合，主要包括立体定向放疗、三维适形放疗、调强放疗、四维适形放疗、螺旋断层放疗等技术，适用于治疗早期肿瘤、小肿瘤和结构复杂的肿瘤，可达到类似手术治疗的根治效果。现代放疗技术的发展趋势如表 2-3 所示。其中，EPID（Electronic Portal Imaging Device）是电子射野影像装置，由影像探测板和计算机处理系统组成，可以用平板探测器测量放疗时的剂量分布，以监视适形放疗的效果。

表 2-3　现代放疗技术的发展趋势

技　　术	二维常规放疗	三　　维		四维图像引导放疗	生物调强放疗
		3D-CRT	IMRT		
治疗机	X 射线治疗机/钴-60 加速器	加速器（MLC、EPID）	加速器（MLC、EPID）	加速器（MLC、EPID）	加速器（MLC、EPID）
模拟定位	X 射线治疗机	CT 模拟定位机	CT 模拟定位机	锥束 CT	锥束 CT
影像	无	CT、MR、PET	CT、MR、PET	CT、MR、PET	CT、MR、PET
放疗计划系统	无	正向计划系统	逆向计划系统	逆向计划系统	逆向计划系统
生物靶区	无	无	无	无	有

1）立体定向放疗（SBRT）

立体定向放疗利用高分辨率医学三维成像、三维立体定位和三维立体照射等技术，将多源、多线束或多野三维空间聚集的高能放射线聚焦于人体内某一靶区，使肿瘤组织受到高剂量照射，降低周围正常组织的照射剂量，从而获得临床疗效高、副作用小的放疗效果。SBRT 的优势是采用高分次剂量、短疗程分割模式，具有明显的放射生物学优势。

采用 X 射线完成的 SBRT 称为 X 刀，采用 γ 射线完成的 SBRT 称为 γ 刀。第一代头部 γ 刀采用立体定向原理，在影像指引下标记患者颅内靶点的坐标，将 179 个钴-60 辐射源以不同角度排列成半球形，利用准直器使窄条线束从不同方向对靶点进行集中照射，在靶区形成直径为 3～5mm 的焦点。第二代头部 γ 刀将钴-60 辐射源的数量改为 201 个，利用不同准直器可获得射野处 4mm、8mm、14mm 和 18mm 等不同直径的焦点。第三代头部 γ 刀设计得更为合理、先进，使用 CT 定位并用计算机进行图像分析，使治疗更加精确、安全可靠。旋转式 γ 刀采用旋转聚焦的方式，装载 24 个或 30 个可旋转照射的钴-60 辐射源，围绕靶区中心做锥面旋转聚焦运动，以非共面方式从不同角度将放射焦点聚集到肿瘤区域。该方法使正常组织的单位面积受照剂量降低，同时减小了辐射半影，提高了靶区边缘的剂量梯度。在此基础上将之推广到全身，研发出立体定向 γ 射线全身治疗系统，即体部 γ 刀，融合了立体定向技术和外科技术，对早期肿瘤有根治效果；对中等大小的肿瘤有准根治效果；对巨块型肿瘤的减症治疗有姑息性效果，且治疗全身肿瘤可以做到无创、不出血、不需要麻醉，患者对其耐受性强。

射波刀（Cyber Knife）是一种新型全身立体定位放射外科治疗设备。它把直线加速器治疗头安装在一台拥有 6 个自由度的极其精密、灵活的机械臂上，为治疗提供了很强的空间拓展性及机动性。使用射波刀能有多达 1200 条不同方位的光束，将剂量投放到全身各处的病灶上，真正实现从任意角度进行照射，既避免了肿瘤周围正常组织及重要器官的损伤，又有效减小了并发症发生概率。射波刀可以将多个肿瘤的"手术"安排在同一治疗计划中，同时对不同部位的不相邻肿瘤进行治疗，并具有很高的精度。射波刀也是世界上第一台具有呼吸追踪和随动功能的放疗设备，它利用 CCD 摄像头追踪标记点，同时追踪系统，预测并追踪肿瘤的运动轨迹，然后令机械臂与其同步运动，确保治疗头随靶区的运动而运动，最大限度地减少了对正常组织的损伤。通过这项技术，患者可以在治疗期间正常呼吸。此外，射波刀无须使用一些比较极端的甚至有创的手法来固定患者，而是采用精确的追踪软件，实现舒适的无创治疗。

2）三维适形放疗（3D-CRT）

三维适形放疗旨在将放射线投射形状与肿瘤靶区的三维形态匹配。通过采用先进的计算机技术和成像技术，适形放疗可以根据肿瘤的位置、形状和大小，调整并优化放射线的入射角度、强度和方向，以确保放射线在照射过程中能更好地适应肿瘤形状，最大限度地提高治疗的精确性，并尽可能减少对正常组织的损伤。

3）调强放疗（IMRT）

调强放疗是一种比较先进的放疗技术。它利用计算机控制的调强器件，实现了对放射线强度和方向的精确调控。IMRT 能够较好地适应肿瘤靶区（Gross Target Volume，GTV）的形状和分布特点，使得临床靶区（Clinical Target Volume，CTV）和周围的危险器官有更好的适形效果，从而实现更加个性化和精准的治疗。调强放疗源于三维适形放疗，3 野适形和 3 野调强对危险器官的保护情况对比如图 2-12 所示，其中，OAR 为危险器官（Organ at Risk），PTV 为计划靶区（Planning Target Volume）指包括 CTV 及在器官运动和日常摆位、治疗中靶位置或靶体积变化等因素的影响下需要进行扩大照射的组织范围。不同角度、剂量分布不均匀的三维适形照射如图 2-13 所示。由图 2-12 和图 2-13 可知，调强放疗不仅可以做到使射野形状与肿瘤形状一致，还可以对射野内的各子野的剂量进行调制，能更好地满足剂量需求。

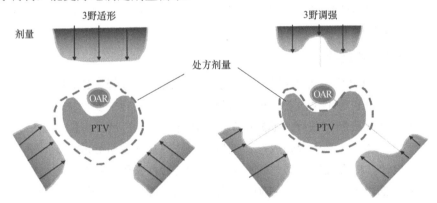

图 2-12　3 野适形和 3 野调强对危险器官的保护情况对比

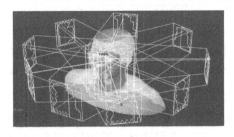

图 2-13　不同角度、剂量分布不均匀的三维适形照射

4）四维适形放疗

四维适形放疗在适形放疗的基础上，引入剂量适形技术。调强放疗的不断发展和创新提供了多种方式，可以实现个性化治疗。其中一种方式是图像引导放疗（IGRT），它通过实时图像引导来定位肿瘤区域，以确保能精准照射肿瘤，并最大限度地减少对周围正常组织的损伤。IGRT 结合了成像设备和放疗设备，可以在治疗过程中实时监测肿瘤的位置和变形情况，以及时调整治疗计划。静态调强放疗（SSIMRT）是一种常见的调强放疗技术，它通过优化剂量分布和射束形状，将剂量精确投放到肿瘤区域，尽可能减少对正常组织的辐射损伤。这种技术通常根据患者的 CT 图像制订计划，以确定最佳的射束形状和方向，提高治疗效果。动态调强放疗（DIMRT）是一种更精确的调强放疗技术，它实现了叶片运动和剂量率的同步控制。通过动态调整放射线的形状、位置和强度，来更好地适应肿瘤的大小、形状和位置变化，从而实现个性化治疗。这种技术可以在治疗过程中实时调整剂量分布，确保能准确投放剂量并最大限度地保护周围正常组织。容积调强放疗（VMAT）是调强放疗技术的又一重要进展。它要求机架运动、叶片运动及剂量率控制高度同步，可以通过旋转放射线实现对目标区域的全方位照射。与传统的调强放疗相比，VMAT 能够快速完成治疗，缩短治疗时间，并在保证治疗效果的同时减小对正常组织的影响。

5）螺旋断层放疗

调强放疗为癌症患者提供了更精确的个性化治疗选择。IGRT、SSIMRT、DIMRT 和 VMAT 等不仅改善了放疗效果，还提高了治疗的安全性和可行性。衍生的技术包括螺旋断层放疗（TOMO），又称托姆刀，它是目前世界上最先进的适形放疗技术之一，其集调强放疗、剂量适形技术与图像引导放疗于一体，其采用独创性设计，将直线加速器与螺旋 CT 完美结合，突破了传统加速器的诸多限制，在 CT 的引导下可以实现 360°聚焦断层照射肿瘤，对恶性肿瘤患者进行高效、精确的治疗。在传统调强放疗中，患者是静止不动的，给出的调强束流也比较宽。而托姆刀不一样，其通过旋转机架给出较窄的调强束流，治疗床上的患者可以随之移动。托姆刀是目前世界上唯一结合 CT 的放疗设备，且放疗系统的成像和治疗采用同一放射源——发出兆伏级放射线，可以在放疗的同时采集 CT 数据，数以千计的放射子野以螺旋方式围绕患者实施照射，理论上可以满足任何剂量分布要求，从而达到放疗的理想目标：高度适形的处方剂量被精确送到靶区，大大降低敏感器官的受照剂量。其有效治疗范围可达 40cm×160cm，可以治疗位于身体任何部位的肿瘤，对于多发病灶，其可以在同一个定位区间内同时治疗。

其成像精度高达±0.1mm，远高于常规加速器。TOMO 系统集治疗计划、剂量计算、兆伏级 CT、定位、验证和螺旋放射功能于一体，治疗摆位和验证自动化程度高。国内外多家医院的临床实践表明，与以往的放疗手段相比，托姆刀放疗在增大肿瘤的局部控制概率、提高患者的生存率方面有明显优势，放射反应和并发症等显著减少。

随着科技的不断发展，期待未来有更多高级的调强放疗技术出现，为癌症治疗带来更大的突破。

2.1.6　剂量分割方式

按照剂量分割方式，可以将放疗分为常规分割放疗（Conventional Fraction Radiation Therapy，CFRT）、大分割放疗（Hypofractionated Radiation Therapy，HFRT）、超分割放疗（Hyperfractionated Radiation Therapy，HRT）及加速超分割放疗（Accelerated Hyperfractionated Radiation Therapy，AHRT）等。为了尽可能地杀灭肿瘤细胞并保护正常器官，放疗一般采用分次治疗的方式。

1. 常规分割放疗

常规分割放疗一般以单次 2Gy 的剂量照射 30 次，每周照射 5 天，共照射 6 周。吸收剂量指单位质量物质接收的电离辐射平均能量，是描述电离辐射能量的量。当电离辐射与物质作用时，其部分或全部能量可沉积于受照物质中。当 1 千克受照物质吸收 1 焦耳核辐射能时，其核辐射剂量称为 1Gy。

2. 大分割放疗

大分割放疗是相对常规分割放疗而言的，可以提高单次剂量，减少照射次数。例如，单次照射剂量为 8Gy，隔日照射，共照射 6 次。大分割放疗的单次照射剂量较高，一般适用于直径为 3cm 及以下且活动度相对较低的肿瘤，如乳腺癌或肝癌。以乳腺癌为例，如果处于早期，无腋窝淋巴结转移，这种情况下可以选择进行大分割放疗。与常规分割放疗相比，大分割放疗的优势是可以减少放疗次数和缩短放疗时间，可以较快地杀灭肿瘤细胞，尽早结束放疗。但是，单次放疗剂量高会导致副作用较大，因此身体素质差的患者不适合进行大分割放疗。

3. 超分割放疗

超分割放疗可以对放疗分割次数和分割剂量进行调整。如果常规分割放疗的单次照射剂量为 2Gy，每日 1 次，则低于单次 2Gy 的为超分割，高于单次 2Gy 的为低分割。超分割放疗的分次剂量为 1.1～1.2Gy，每日两次，两次照射的时间间隔为 4～6h。正常组织对于单次照射剂量的变化较为敏感，降低单次照射剂量可以更好地保护正常组织，可以为正常组织的亚致死性损伤提供充足的修复时间。

超分割放疗考虑了肿瘤组织和正常组织面对照射的客观规律，以及其在修复放射损伤能力上的差别，用低剂量照射扩大两者的损伤程度差异，可以提高对肿瘤细胞的杀灭率，进而增大对肿瘤的控制概率，并有望提高患者的生存率；同时，能较好地保护正常组织。这种治疗方法主要对生长较慢的肿瘤（如膀胱癌、头颈部肿瘤等）有较好的效果，但不适用于对放疗敏感的肿瘤（如精原细胞瘤、淋巴瘤）。总的来说，超分割放疗是人们为提高放疗效果而进行的一项有益改进。

4．加速超分割放疗

加速超分割放疗的单次照射剂量、放疗次数与超分割放疗相同，但是总疗程较短、总剂量较低。加速超分割放疗包括全程加速超分割放疗（Whole Course Accelerated Hyperfractionation Radiation Therapy，WAHRT）、同时加量照射放疗（Concomitant Boost Radiation Therapy，CBRT）、后程加速超分割放疗（Late Course Accelerated Hyperfractionation Radiation Therapy，LAHRT）、连续加速超分割放疗（Continuously Hyperfractionated Accelerated Radiation Therapy，CHART）等。

2.2 放疗的生物学原理

放疗是一种使用放射线对肿瘤组织进行定点照射的治疗方法，目的是破坏肿瘤细胞的生理活性、控制其生长或杀灭肿瘤细胞。放射线可以由放射性同位素或由各种加速器产生。无论是光子束还是粒子束，都会释放不同的能量，并在特定深度形成一个剂量峰值（布拉格峰），然后迅速衰减。因此，人们可以利用这个剂量峰值来有针对性地向肿瘤组织释放能量，同时最大限度地减少对周围正常组织的损伤。

具体而言，放疗通过两种方式对肿瘤细胞造成损伤。一是直接损伤，放射线的能量可以直接作用于 DNA 等有机分子，产生自由基，导致分子链断裂，进而直接干扰细胞的遗传物质在生长和分化中的正常功能；二是间接损伤，高能放射线与组织中的水分子相互作用会产生电离辐射，产生的自由基会与细胞内的分子和蛋白质发生反应，并破坏分子链结构，最终导致细胞出现放射损伤。然而，放疗需要注意控制剂量，并选择合适的照射方案，以最大限度地保护周围正常组织。放疗在恶性肿瘤治疗中发挥着重要作用，并常与其他治疗方法（如手术治疗和化疗）结合，以提高治疗效果。

细胞分裂生长是一个复杂的过程，它包括 5 个时期。第 1 个时期为细胞分裂停止时期，又称细胞休眠期。在这个时期，大多数细胞处于稳态，可以持续数小时甚至数年。第 2 个时期为 DNA 分子合成准备时期，即合成核糖核酸和蛋白质等物质的生成期。在这个时期，细胞准备合成 RNA、核酸和蛋白质等物质，这些物质是细胞完成分裂的前提。第 3 个时期为 DNA 分子合成时期，完成遗传物质合成。在这个时期，细胞进行 DNA 的复制，确保所有新产生的细胞都会得到完整的遗传物质。第 4 个时期为细胞分裂准备时期。在这个时期，细胞准备有丝分裂相关物质，以便顺利进行有丝分裂。第 5 个时期为细胞分裂期，完成整个有丝分裂过程。在这个时期，细胞发生分裂，每个分裂后的细胞都包含完整的遗传物质和细胞器。

前 4 个时期合称分裂间期，反映了细胞在不同阶段的特定状态和功能。需要注意的是，细胞分裂生长周期的时间和速度会受多种因素的影响，包括细胞类型、环境条件和生理调控等。不同类型的细胞的分裂生长周期可能存在差异。对细胞分裂进行研究有助于我们深入了解细胞生物学，以及生物的正常发育和组织修复过程。

处于不同时期的细胞对放射线的敏感度有很大差异。在第 1 个时期，由于细胞处于非分裂状态，放射线难以直接杀灭这些细胞，一般通过间接杀伤方式起作用。在第 2 至第 4 个时期，放射线的直接杀伤效果明显。

对于恶性肿瘤细胞，由于其分裂生长较快，放射线具有较高的靶向性。然而，并非所有恶性肿瘤细胞都表现出相同的敏感度。放射线对恶性肿瘤细胞的杀伤效果受多种因素的影响，包括细胞所属的组织器官、细胞的分裂速率、肿瘤的形状和大小、肿瘤发展阶段、肿瘤细胞的含氧量及患者的整体状况等。因此，放疗在杀灭肿瘤细胞的同时需要避免对正常细胞造成损伤，这是一个复杂的生物学问题。在这种情况下，我们不仅需要考虑单细胞的增殖和分裂，还需要综合考虑组织器官的功能状态、放射性炎症反应的速度及肿瘤细胞的有氧增殖情况等。

一般来说，肿瘤细胞对放射线的敏感度与其增殖周期和病理分级有关。增殖周期短、细胞分化程度高、含氧量高、体积小、血液循环好的肿瘤细胞对放射线的敏感度偏高，在较低剂量（20～45Gy）下就能将其杀灭。淋巴瘤、精原细胞瘤、肾母细胞瘤等对放射线的敏感度高，给予相对较低的剂量（20～45Gy）就可以有效杀灭肿瘤细胞。鳞状细胞癌、脑瘤、乳腺癌等对放射线的敏感度居中，相对较高的剂量（50～65Gy）可以杀灭肿瘤细胞。大多数腺癌对放射线的敏感度较低，很高的剂量（70～80Gy）才能有效杀灭肿瘤细胞。纤维肉瘤、骨肉瘤、黑色素瘤等被认为是对放射线不敏感的肿瘤，在临床上一般不建议进行放疗。了解肿瘤细胞对放射线的敏感度有助于确定个性化放疗方案，以提高疗效和减小副作用。

除了细胞的增殖周期和病理分级，肿瘤对放射线的敏感度还受以下因素影响。

（1）细胞分化程度：细胞分化程度越高，意味着细胞越接近正常组织，放疗对它的破坏作用越明显。

（2）血液供给情况：良好的血液循环可以提供氧气和养分，使肿瘤细胞更容易被放射线杀伤，因此，血液供给充足的肿瘤通常对放射线有较高的敏感度。

（3）氧气浓度：在放疗中，氧气参与生成自由基，而自由基是产生 DNA 损伤的主要介质。因此，含氧量高的肿瘤组织更容易被放射线杀伤。

（4）肿瘤体积：小体积肿瘤（如微小灶和微小转移灶）的细胞代谢活性较高，增殖周期较短，对放射线更敏感。

需要注意的是，虽然某些肿瘤组织可能对放射线有较高的敏感度，但个体之间存在差异。每个人的病情和生理状态都是独特的，因此，在确定放疗方案时，需要考虑患者的整体情况，如年龄、身体状况和既往病史等。值得一提的是，放疗并非适用于所有肿瘤类型。医生会根据患者的具体情况，结合实验室检查和影像学评估结果确定治疗方案。

2.3 调强放疗的步骤

调强放疗的工作流程如图 2-14 所示。从总体上看，可以将调强放疗分为准备阶段、计划阶段、QA 验证及治疗阶段、治疗后的随访阶段。

调强放疗主要包括以下步骤。

1. 临床诊断

在临床诊断中，医生对肿瘤进行诊断，并初步确定治疗方案。临床诊断通常依赖医学影像技术，包括普通 X 射线投射成像检查、超声检查、放射性核素显像检查、CT 检查、MRI 检查、PET 检查等。这些技术能够提供详细的肿瘤信息，帮助医生做出准确的诊断。

2. 体位确定及固定与成像定位

目前，CT 是常用的定位手段，能够提供高精度的患者解剖结构信息。在进行扫描时，患者需要按照治疗时的特定体位进行准确定位，并利用固定架、固定板、固定网或真空垫等装置固定患者的姿态。为确保准确性，有时还需要进行重复性体位固定监测。当完成体位固定后，需要绘制体位标记线。体位标记线是在放疗中提高摆位精度的重要参考依据。扫描的精度会根据具体的治疗范围确定，以确保获得高质量图像。在扫描完成后，切片图像会立即上传至治疗计划中心工作站，供医务人员进一步处理和确定治疗方案。该步骤能够确保在放疗过程中准确定位患者的病灶，并提供高质量图像，为确定后续治疗方案提供可靠的依据。

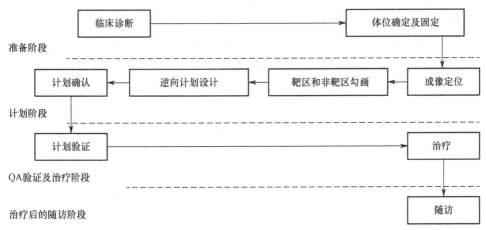

图 2-14　调强放疗的工作流程

在调强放疗过程中，精确定位十分重要。通过使用先进的成像技术，如 CT 和 MRI，医生可以确定肿瘤的位置和大小。这些成像定位结果是制订治疗计划的基础。

3. 靶区和非靶区勾画

根据成像定位结果，医生需要对靶区（肿瘤组织）和非靶区（正常组织）进行勾画，目的是确定放疗要覆盖的肿瘤区域，同时最大限度地减少对正常组织的损伤。

医生在完成 CT 图像载入后，会立即开始靶区和非靶区的勾画工作，这项工作通常是逐层进行的。首先，医生需要依次勾画大体肿瘤区域、临床肿瘤区域及治疗肿瘤区域。这样可以清晰地确定肿瘤的范围，确保勾画的准确性。同时，医生也需要勾画非靶区，明确肿瘤周围结构。为了提高效率，医生会借助第三方自动勾画软件，一些医院甚至可以将勾画结果上传至云平台，通过远程协同办公方式对勾画结果进行确认。这种方法不仅可以提高勾画的准确性，还便于医生进行交流和协作。在勾画过程中，医生常常会参考相关图像资料，以辅助判断临床和亚临床区域。通过综合参考和分析，医生可以尽可能地获得准确的勾画结果。靶区和非靶区勾画可以为确定个性化治疗方案提供重要依据，从而更好地进行肿瘤治疗。

4．逆向计划设计

在逆向计划设计中，医生利用计算机辅助技术，根据靶区和非靶区的分布来制订放疗计划，旨在最大限度地提高治疗效果并降低副作用发生的风险。医生会根据患者的具体情况和治疗目标调整放疗方案。

在完成勾画后，即可开始确定处方剂量，通常是通过经验确定的。同时，需要设定计划参数，包括射野角度、射野数量、权重系数、机器跳数、子野数量等，在设定完成后，进行逆向计划计算，通常以三维剂量分布和剂量统计曲线等形式呈现结果。医生在对结果进行初步判断后，会调整相应的输入参数，并提交逆向计划系统，重新进行计算。这个过程可能需要重复多次，以确保达到预期效果。最终，医生确认计算结果并提交，其将成为后续治疗的依据。

5．计划确认及计划验证

在开始治疗前，医生会对放疗计划进行确认，并进行计划验证，旨在确保计划的准确性和可行性，以确保治疗的安全性和有效性。

在完成逆向计划计算后，物理师会对结果进行调制评估，以确保能控制剂量调制过程中的各类误差，通常使用逆向计划系统自带的评估软件进行评估，有时还会采用第三方评估软件进行核算。物理师和临床医生会反复讨论和确认，以形成可行的治疗方案。他们共同努力，以确保该方案的可行性和准确性。在放疗开始前，通常会进行计划验证，这个验证过程在不同医院可能存在差异，一般包括设备标定验证、患者摆位验证和剂量验证等。计划验证的目的是消除放疗过程中的系统误差和随机误差，以确保放疗过程可控。设备标定验证主要用于消除治疗设备（如机架旋转、治疗头和治疗床等）的物理误差，通常需要进行周期性修正。患者摆位验证主要用于消除患者体位坐标系与治疗系统坐标系之间的偏差。可以使用锥束 CT 或 EPID 进行高精度配准验证和修正，主要通过治疗床的六自由度运动来进行补偿。由于患者摆位验证对放疗精度和效果有重要影响，所以在治疗过程中不可或缺。剂量验证的主要目的是消除实际调制剂量与目标调制剂量之间的偏差。这个过程可以通过一维剂量验证、二维剂量验证和三维剂量验证来进行。为了提高验证效率，目前主要采用二维剂量验证或基于二维剂量获取手段的拟三维剂量验证方法。剂量验证通常采用定期验证方式，可以通过软件标定来进行剂量验证。

6. 治疗

通常采用分次治疗方案。在治疗期间，医疗团队会监测患者的反应，并根据需要进行调整，以提高治疗效果。

7. 随访

在治疗结束后，会定期对患者进行随访。通过随访观察病情变化情况和治疗效果，医生可以评估患者的康复情况，并采取必要的措施。

随访周期一般是半年到一年。通过随访可以建立准确的病例档案，并为接下来的临床治疗提供必要的支持。随访的目的是密切关注病情的变化和发展趋势，以及时进行调整和干预，进一步优化治疗效果。同时，随访还能提供宝贵的数据和信息，用于对疗效进行评估并改进治疗方案。通过建立准确的病例档案和持续进行随访，可以提高治疗的可靠性和可持续性，从而更好地支持后续的临床治疗工作。

2.4　调强放疗中的射线调制设备

在调强放疗中，自动控制的多叶准直器（Multi-Leaf Collimator，MLC）和放疗计划系统（Treatment Planning System，TPS）非常重要。MLC 是重要的调强放疗设备，它是用于产生适形射野的机械运动部件，可以通过控制和调整射束的形状和方向，来形成各种不规则的射野，将剂量精准地传递到患者的病灶处，同时最大限度地减少对周围正常组织的损伤，以确保放疗的精确性和有效性。TPS 根据肿瘤控制概率（Tumor Control Probability，TCP）、正常组织并发症发生概率（Normal Tissue Complication Probabilities，NTCP）和 MLC 等参数，通过复杂的计算进行逆向优化设计。

理想情况下的射野通量图可以给出连续的二维信号。目前，业界还没有出现可以任意连续控制各射野内射束强度的物理设备。现有的方法都通过各种物理补偿方式来调整射束强度。

物理补偿器利用不同厚度的铅块调整射束强度，这种技术非常简单可靠，目前仍被广泛使用。其缺点之一在实施放疗前需要设计并制作物理补偿器。物理补偿器的制作费时费力，而且在铅熔化和对物理补偿器进行加工时会产生有害气体，影响工作人员的健康。此外，在照射过程中，由于铅块较重，所以摆位很困难，医护人员操作不方便，效率较低。另外，在更换物理补偿器时，医护人员需要进入放疗室，放射线会影响医护人员的健康。

多叶准直器是放疗设备中的一种机械运动部件，用于产生适形射野，又称多叶光栅或多叶光阑。其最初的设计目的是取代铅块，形成不规则射野，以进行适形调强，提高治疗摆位的效率。后来由于其具有机械结构方面的优良性能及在计算机自动控制下精确运动的灵活性，所以具备了多种潜在的用途。应用计算机进行控制，在旋转照射过程中，可以使用多叶准直器调整射野形状，以适应靶区的投影形状。利用计算机控制多叶准直器的叶片运动，可以实现静态调强和动态调强。

自多叶准直器问世，其结构设计就一直在改进。为了适应不同的功能和用途，各放疗设备生产商先后推出多种多叶准直器。总的来说，多叶准直器主要围绕提高适形度、减小透射半影、降低漏射等进行改进。多叶准直器的基本构成单元是叶片，一般由钨或钨合金制成，左右两排挡板叶片由独立的电机驱动。为了防止剂量泄漏，叶片采用凸凹槽咬合设计。一般来说，挡板叶片可以将辐射强度削弱到 5%以下。多叶准直器的叶片宽度决定了通量图的离散化程度，也决定了多叶准直器形成的不规则射野与 PTV 的适形度；叶片越薄，适形度越高，但加工越困难，机械结构越复杂，成本越高。目前，一般的多叶准直器有 30～50 对叶片，最高可达 100 对。例如，Varian MLC 由 26 对、40 对或 60 对 5cm 厚的钨合金叶片组成，每个叶片的等中心投影宽 1cm（60 对中的 20 对为 0.5cm），长为 16cm，最大移动速度为 3cm/s。

基于多叶准直器的静态调强过程如下：首先，将照射头旋转至指定的角度，由电机驱动叶片，形成需要的子野形状，打开加速器开关，在照射一定的时间后关闭开关；接着，电机再次驱动叶片，形成新的子野形状，再打开加速器开关进行照射。循环上述过程，直到对所有子野形状的调制结束。这样在指定的角度，由于多个子野的强度叠加，所以可以产生所要求的强度分布。旋转照射头，在新的角度继续进行治疗。由此可见，静态调强的剂量验证比较容易，但是治疗时间较长。

与静态调强相比，动态调强有以下特点。一是在指定的角度，叶片朝一个方向进行变速运动，射束窗的开口和叶片运动速度都在连续变化，加速器不停地以变化的剂量率出束，从而形成调强剂量分布。二是虽然动态调强需要的时间短于静态调强，但其对设备的要求较高，且其剂量验证比静态调强困难得多。

2.5　逆向计划系统

　　调强放疗硬件结构非常复杂和精密，加工和制造困难。在软件方面，逆向计划系统被认为是整个放疗系统的核心和灵魂。目前，主流的放疗设备生产商都会搭配自己独有的逆向计划系统进行销售，并在销售后定期对系统进行优化升级。

　　从系统流程来看，逆向计划系统主要包括数据获取和生成模块、逆向计划设计和计算模块、评估模块及输出模块。逆向计划系统框图如图 2-15 所示。

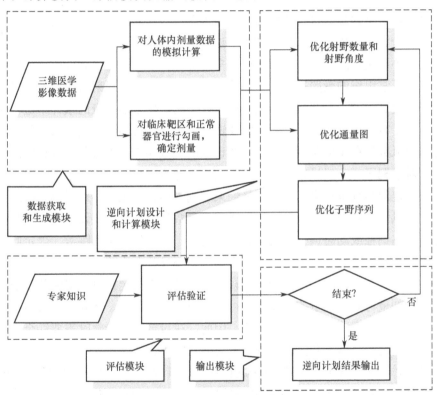

图 2-15　逆向计划系统框图

1. 数据获取和生成模块

　　可以通过计算机断层扫描来获取数据，数据获取和生成模块包括对临床靶区和正常器官进行勾画的过程。计算机在完成多模多源医学影像采集后，可能还需要进行图像配准、信息融合等。需要注意的是，为了避免在重要区域出现剂量热点或剂量冷点，医生通常会勾画虚拟器官，以获取期望的治疗计划。

2. 逆向计划设计和计算模块

逆向计划设计和计算模块指按照逆向思维进行治疗计划的设计，并进行相应的计算。逆向计划设计需要对多个参数进行设定。

首先，选择合适的计算模型，以描述不同射束在照射人体不同部位时的剂量沉积效应。一般来说，模型越复杂，对剂量沉积效应的描述准确度就越高，但时间成本也较高。目前，业界常采用计算效率较高的有限笔射束模型进行逼近表达。

其次，对重要参数进行初始化，如确定射野数量和射野角度。射野数量一般为 5～13 个，根据肿瘤分布情况和大小进行相应调整。例如，在头颈部肿瘤治疗中，为了不影响危险器官，通常采用较多的射野；而在胸腔或肺部肿瘤治疗中，为了降低正常组织的受照剂量，一般采用 5～7 个射野。对射野角度的选择通常是根据经验进行的，一些逆向计划系统可以在初始化合适射野的条件下进行角度寻优。对于容积调强放疗而言，不需要选择射野数量，但需要确定共面与否，并确定照射弧数量和相应角度范围。需要设置的参数还包括处方剂量及相应的剂量约束。对于靶区，一般设定期望的处方剂量，并给出相应的剂量下限；对于非靶区，则设定最高剂量约束、平均剂量约束和剂量体积约束等。针对单靶区或组织器官，可以设定多个约束条件。在完成剂量参数设定后，需要设定调制参数，包括选择静态调强或动态调强、设定总机器跳数、设定最小机器跳数、限定叶片运动速度、限定子野数量、限定叶片行程等。调制参数会影响照射。例如，当设定的最小机器跳数较小时，可能会产生较多的子野；当设定的总机器跳数较小时，可能导致剂量与处方剂量的偏差较大；当采用动态调强时，在叶片最大运动速度的限制下，可能无法得到剂量率峰值。因此，在设定调制参数时需要综合考虑各因素，以满足治疗需求并保证剂量分布的准确性和合理性。

最后，利用逆向优化计算模块进行计算。计算时间取决于治疗的复杂度和限定条件，一般为 1～2h。计算模块的性能与逆向计划系统生产商采用的数学模型及计算方法密切相关。目前，大多数生产商采用线性规划模型或线性约束二次规划模型进行数学建模，并采用凸优化快速求解方法进行求解。当然，随着计算机算力的不断增大，为了满足用户的需求，生产商逐渐开始采用启发式或智能化求解方法，从而更高效地处理复杂情况、提高计算速度并提供更可靠的计算结果。

3. 评估模块

需要对计算结果进行评估，评估内容包括靶区的剂量热点、剂量冷点及与处方剂量的偏差，非靶区正常组织的整体受照剂量，非靶区危险器官的剂量最大值，以及其他重要器官的剂量体积曲线。如果发现剂量分布明显不符合要求，则需要修改输入参数，并重新进行计算和评估；或者可以比较多个不同输入参数的计算结果，选择最优结果进行剂量验证。逆向计划系统通常通过第三方验证软件完成评估验证或采用交叉验证方法。

4. 输出模块

可以通过输出模块将逆向计划结果下载到目标硬件系统中，以进行必要的调制。输出模块会根据硬件系统的特定要求和可执行代码的规范，采用合适的输出方式。重点是确保逆向计划在实施过程中能够始终保持稳定且能被安全执行，以最大限度地发挥其功能。输出模块可以对逆向计划进行优化和适配，以提高其执行效率和稳定性。通过输出模块，逆向计划得以顺利实施，从而实现预期的功能和效果。无论是开发新的硬件系统还是对现有系统进行改进，逆向计划的输出和执行都会起到重要作用。

第 3 章 调强放疗中的规划问题

3.1 正向调强规划和逆向调强规划

在调强放疗中，治疗方案优化的基本过程如图 3-1 所示。

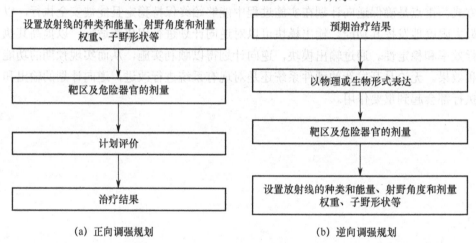

(a) 正向调强规划　　　　　　　　　　(b) 逆向调强规划

图 3-1 治疗方案优化的基本过程

3.1.1 正向调强规划

在正向调强规划中，治疗计划设计师根据治疗方案的要求，结合自己的经验对放射线的种类和能量、射野角度和剂量权重、子野形状等进行设置，并计算靶区及危险器官的剂量，然后进行计划评价，最后得出治疗结果。如果剂量分布不符合要求，则需要重复该过程，直到获得满意的结果。通过正向调强规划确定的治疗方案往往是可接受的，但无法确定该方案是最优的，其受医生和治疗计划设计师的经验影响。当射野数量较多时，通过这种"人工优化"的方式难以得到较好的结果。

3.1.2　逆向调强规划

逆向调强规划于 20 世纪 80 年代被提出。它根据预期治疗结果确定治疗方案，理论上可以找到最佳的射野形状、方向和强度分布等，使肿瘤区域能够得到高剂量并尽量减少对正常组织的辐射损伤。逆向调强规划将放疗视为可变参数下的规划优化问题，根据处方剂量优化模型，寻找满足约束条件的最优解，避免了耗时的搜索过程。逆向调强规划符合医疗实践，能够为放疗提供更优的治疗方案。

3.2　调强放疗中的数学优化问题

在调强放疗计划中，参数的确定是关键，如射束数量、射束方向、射束强度等，只有确定了参数，才能通过射线调制设备向患者提供确定的辐射剂量。这需要通过具有优化引擎的逆向计划系统完成，一些参数由规划人员依据经验选择，一些参数由逆向计划系统自动生成。

一般而言，参数的确定可通过依次解决 3 个相互关联的优化问题来完成。第一个问题是射束方向优化，需要开发一些功能，以评估具有良好质量的射束方向组合。第二个问题是通量图优化，即根据处方剂量和射束数量、射束方向，寻找合适的射束强度，以达到最佳剂量分布。第三个问题是照射过程优化，即将最佳通量图转化为多叶准直器在实际照射过程中的叶片运动序列，以近似实现所需的剂量分布，完成子野分割过程。

静态多叶准直器利用多静态场技术，其叶片形状在剂量传递间隙变化。而动态多叶准直器允许叶片形状与辐射剂量同步变化，能够生成所需的剂量分布。优化目标是找到多叶准直器的最佳配置，以使处理时间尽可能短，处理时间包括射束打开时间和多叶准直器设置时间。

研究人员对调强放疗的射束强度优化问题进行了广泛研究。在逆向计划设计中，可以通过指定目标函数来确定临床目标，目标函数的选择对于优化治疗方案至关重要。目标函数的形式和优化策略对优化结果有重要影响。因此，在射束强度优化问题中，通常基于射束强度选择目标函数。

3.3 剂量计算模型和相关描述

患者的待放疗区域在欧氏空间中被离散化为三维体素，将整个组织划分为小的立方体体素。以体素点的形式计算各体素的受照剂量，并假设所有细胞的受照剂量相同，各体素被分配给特定的结构，用于界定离散化后的组织。

将患者的待放疗区域离散化为三维体素，用 T 表示肿瘤组织的体素，设肿瘤组织的分区数量为 P，用 $T_1,T_2,\cdots,T_P$ 表示相应的肿瘤组织分区，用 C 表示危险器官体素，设危险器官的数量为 K，用 $C_1,C_2,\cdots,C_K$ 表示相应的危险器官，用 N 表示所有正常组织的体素。所有体素被分为 3 个部分，一些体素被标记为肿瘤组织，数量为 m_T，各分区体素数量用 $m_{T1},m_{T2},\cdots,m_{TP}$ 表示；一些体素被标记为危险器官，数量为 m_C，各分区体素数量用 $m_{C1},m_{C2},\cdots,m_{CK}$ 表示；一些体素被标记为正常组织，各分区体素数量为 m_N。总数 $m = m_T + m_C + m_N$。在机架角确定后，各射野的射束被分为一定的像素，其分辨率由多叶准直器叶片的宽度和各叶片的到位精度确定。设 n 为剂量调制通量图的像素数，剂量计算公式为：$d = Ax$，其中，d 为体素剂量向量，向量中的每个元素代表该体素的剂量沉积值；x 为射束强度向量，向量中的每个元素代表通量图中该像素的射束强度调节值；$A \in \mathbf{R}^{m \times n}$ 为剂量沉积矩阵，矩阵中的每个元素代表单位射束强度的体素剂量生成值。考虑到患者的特征、射束方向，根据数学模型计算得到剂量沉积矩阵。可以将剂量沉积矩阵 A 分为 3 个子矩阵，即肿瘤组织生成矩阵 $A_T \in \mathbf{R}^{m_T \times n}$，危险器官生成矩阵 $A_C \in \mathbf{R}^{m_C \times n}$，正常组织生成矩阵 $A_N \in \mathbf{R}^{m_N \times n}$。设 a_i 为生成矩阵 $A \in \mathbf{R}^{m \times n}$ 中的第 i 行，则有 $d_i = a_i x$。

对于任意可行的逆向计划，放射肿瘤学家需要为肿瘤组织、危险器官和正常组织指定"处方"。"处方"通常包括肿瘤组织所需的剂量 G_T、危险器官的剂量上限 G_C、正常组织的剂量上限 G_N。肿瘤组织体素的"处方"还包括目标剂量 TG，肿瘤组织体素剂量下限 TLB、肿瘤组织体素剂量上限 TUB，正常组织体素剂量上限 NUB，危险器官体素剂量上限 CUB。

大部分商用逆向计划系统允许给出剂量体积限制。通常，这些限制规定某个结构的一部分只能接收高于某个上限或低于某个下限的剂量。例如，为了提高肿瘤剂量且避免出现严重的肺部感染，可以规定"不超过肺部体积的 50% 的部分的剂量可以超过 15Gy"，而不是严格限制肺部的剂量不超过 15Gy。剂量体积直方图可以表示组织的整体剂量分布，尽管它损失了空间信息。可以通过仔细选择剂量体积曲线上的几个关键控制点，来控制或描述剂量分布。

3.4　放疗计划系统中的可行性问题

在放疗计划系统中，可行域求解问题没有目标函数，每个可行解都被视为是可接受的，且所有可行解的质量是相同的。为了控制肿瘤的发展并避免出现并发症，需要对肿瘤组织体素的剂量及危险器官体素的剂量进行线性约束，可以表示为：$TLB \leqslant A_T x \leqslant TUB$，$A_C x \leqslant CUB$，$0 \leqslant x$。可行性搜索算法用于寻找满足剂量约束的射束强度。投影算法是一种常见的用于解决凸可行性问题的方法。行作用松弛法是 Agmon、Motzkin 和 Schoenberg 于 1954 年提出的序贯投影法。1988年，Censor 等将其用于解决可行性问题，Censor 还提出了 CIMMINO 同步投影算法，当凸集之间没有交集时，该算法可以提供近似解。可以采用行作用松弛法和 CIMMINO 同步投影算法求解线性可行性问题（凸可行性问题的一个特例，通过线性不等式将凸集描述为半空间）。凸可行性问题的求解需要在凸集的非空交集上找到一个点（任意点）。

Lee 等使用交替投影技术在凸集间合并剂量体积约束，并使用两个凸集实现剂量体积约束控制。循环次梯度投影算法是一种迭代算法，也可用于解决凸可行性问题。它按顺序检查每个约束，通过修改每个元素来满足约束。Starkschall 等于2001 年修改了循环次梯度投影算法，纳入了剂量体积约束。Michalski 等于 2004年使用同步次梯度投影算法求解了剂量体积约束的满足问题，并指出该算法易于实现，且具有较小的内存需求。

3.5　调强放疗中的规划模型

3.5.1　线性和非线性规划模型

1. 线性规划模型

一般而言，线性规划模型的目标函数覆盖了放疗的多个方面。例如，最小化危险器官所有体素的平均剂量、最小化正常组织所有体素的平均剂量、最大化危险器官体素剂量上限与临界处方剂量之差、最大化正常组织体素剂量上限与临界处方剂量之差、最大化肿瘤组织所有体素的平均剂量、最大化肿瘤组织体素剂量下限与临界处方剂量之差、最小化肿瘤组织的接受剂量与处方剂量之差等。

约束通常包括射束强度的非负性约束、危险器官体素的剂量上限约束、正常组织体素的剂量上限约束、危险器官的平均剂量上限约束、射束强度上限约束、平均照射强度上限约束等。

通过合理地组合目标函数和约束条件，可以建立不同的模型。如果给定肿瘤组织的剂量需求，则主要关注危险器官和正常组织的剂量约束。如果给定危险器官和正常组织的剂量需求，则主要关注肿瘤组织的剂量约束。当然，肿瘤组织、危险器官及正常组织可以同时出现在目标函数或约束条件中。一般射束强度的非负性约束会作为强制物理约束并在所有模型中存在。

下面介绍一个简单的线性规划建模的例子，在射束强度的非负性约束下，将最小化肿瘤组织体素的接受剂量与处方剂量之差，以及不超过危险器官、正常组织的最高剂量作为目标函数。不同的目标函数和约束条件组合可以根据具体情况确定。线性规划模型为

$$\min\left\{ \omega_{\mathrm{T}}\|A_{\mathrm{T}}x-\mathrm{TG}\|_{\infty} + \omega_{\mathrm{C}}\|(A_{\mathrm{C}}x-\mathrm{CUB})_{+}\|_{\infty} + \omega_{\mathrm{N}}\|(A_{\mathrm{N}}x-\mathrm{NUB})_{+}\|_{\infty} \right\} \quad (3\text{-}1)$$
$$\text{s.t.} \quad x \geqslant 0$$

式中，$(\Delta)_{+} = \max\{0,\Delta\}$，无穷范数代表向量中最大元素的绝对值；$\omega_{\mathrm{T}}$、$\omega_{\mathrm{C}}$、$\omega_{\mathrm{N}}$ 为权重系数；TG 为目标剂量；CUB 为危险器官体素剂量上限；NUB 为正常组织体素剂量上限。

线性规划方法具有快速求解和在有解的情况下能保证存在最优解的优点。然而，在某些情况下，可能无法利用线性规划方法找到可行解，且未知约束可能导致模型不可行。例如，带有某些互斥约束的线性规划模型（$A_{\mathrm{C}}x \leqslant \mathrm{CUB}$ 且 $A_{\mathrm{T}}x \geqslant \mathrm{TLB}$）可能是不可行的。此外，由于单纯形算法产生的解是极限点，治疗计划往往会受到限制，可能导致危险器官或正常组织的所有部分都接受其允许的最高剂量，或者肿瘤组织接受其允许的最低剂量，这两种结果往往都不是我们期望的。线性规划建模一般不考虑剂量体积约束。

为了解决线性规划模型的不可行问题，可以加入弹性约束，旨在增加可行解，并解决约束过严导致的问题，新的线性规划模型为

$$\min\{\omega l^{\mathrm{T}}\alpha + u_{\mathrm{C}}^{\mathrm{T}}\beta + u_{\mathrm{N}}^{\mathrm{T}}\gamma\}$$
$$\text{s.t.}\begin{cases} \mathrm{TLB}-L\alpha \leqslant A_{\mathrm{T}}x \leqslant \mathrm{TUB} \\ A_{\mathrm{C}}x \leqslant \mathrm{CUB}+U_{\mathrm{C}}\beta \\ A_{\mathrm{N}}x \leqslant \mathrm{NUB}+U_{\mathrm{N}}\gamma \\ 0 \leqslant L\alpha \leqslant \mathrm{TLB} \\ -\mathrm{CUB} \leqslant U_{\mathrm{C}}\beta \\ 0 \leqslant U_{\mathrm{N}}\gamma \\ 0 \leqslant x \end{cases} \quad (3\text{-}2)$$

式中，前 3 个约束为弹性约束，随向量 $\boldsymbol{\alpha}$、$\boldsymbol{\beta}$、$\boldsymbol{\gamma}$ 的变化而变化。矩阵 $\boldsymbol{L}$、$\boldsymbol{U}_\mathrm{C}$ 和 $\boldsymbol{U}_\mathrm{N}$ 表示弹性约束的数量，$\boldsymbol{l}$、$\boldsymbol{u}_\mathrm{C}$、$\boldsymbol{u}_\mathrm{N}$ 表示如何进行惩罚或奖励。在不同的弹性函数下，会有不同的解析解，如下面两组弹性函数：设 $\boldsymbol{e}$ 为元素全 1 的向量，第一组为 $\boldsymbol{l}=\dfrac{1}{m_\mathrm{T}}\boldsymbol{e}$，$\boldsymbol{u}_\mathrm{C}=\dfrac{1}{m_\mathrm{C}}\boldsymbol{e}$，$\boldsymbol{u}_\mathrm{N}=\dfrac{1}{m_\mathrm{N}}\boldsymbol{e}$，$\boldsymbol{L}=\boldsymbol{I}$，$\boldsymbol{U}_\mathrm{C}=\boldsymbol{I}$，$\boldsymbol{U}_\mathrm{N}=\boldsymbol{I}$；第二组为 $\boldsymbol{l}=\boldsymbol{I}$，$\boldsymbol{u}_\mathrm{C}=\boldsymbol{I}$，$\boldsymbol{u}_\mathrm{N}=\boldsymbol{I}$，$\boldsymbol{L}=\boldsymbol{e}$，$\boldsymbol{U}_\mathrm{C}=\boldsymbol{e}$，$\boldsymbol{U}_\mathrm{N}=\boldsymbol{e}$。

2. 非线性规划模型

加权最小二乘模型是比较常用的非线性规划模型。一些商用调强放疗系统将加权最小二乘函数作为目标函数，如 Helios 和 Focus。式（3-3）中的模型计算每个器官的实际剂量与规定剂量的平均平方偏差的加权和。式（3-4）中的模型只对肿瘤组织的最小二乘偏差及危险器官和正常组织的过量照射部分进行处理。

$$\min\left\{\frac{\omega_\mathrm{T}}{m_\mathrm{T}}\left\|\boldsymbol{A}_\mathrm{T}\boldsymbol{x}-\mathrm{TG}\right\|_2^2+\frac{\omega_\mathrm{C}}{m_\mathrm{C}}\left\|\boldsymbol{A}_\mathrm{C}\boldsymbol{x}-\mathrm{CUB}\right\|_2^2+\frac{\omega_\mathrm{N}}{m_\mathrm{N}}\left\|\boldsymbol{A}_\mathrm{N}\boldsymbol{x}-\mathrm{NUB}\right\|_2^2\right\} \quad (3\text{-}3)$$

$$\text{s.t.} \quad \boldsymbol{x}\geqslant \boldsymbol{0}$$

$$\min\left\{\frac{\omega_\mathrm{T}}{m_\mathrm{T}}\left\|\boldsymbol{A}_\mathrm{T}\boldsymbol{x}-\mathrm{TG}\right\|_2^2+\frac{\omega_\mathrm{C}}{m_\mathrm{C}}\left\|(\boldsymbol{A}_\mathrm{C}\boldsymbol{x}-\mathrm{CUB})_+\right\|_2^2+\frac{\omega_\mathrm{N}}{m_\mathrm{N}}\left\|(\boldsymbol{A}_\mathrm{N}\boldsymbol{x}-\mathrm{NUB})_+\right\|_2^2\right\} \quad (3\text{-}4)$$

$$\text{s.t.} \quad \boldsymbol{x}\geqslant \boldsymbol{0}$$

上述模型与线性规划模型相似，只是将无穷范数改成了二范数，代表了每个器官的实际剂量与规定剂量的欧氏距离。

二次目标函数已成为调强放疗采用的标准目标函数。总的来说，基于二次目标函数的逆向计划往往能够得到令人满意的结果。可以证明加权最小二乘函数没有局部极小值，即目标函数具有数学凸性。但是二次目标函数的弱点不容忽视，其中最为关键的权重系数 ω_T、ω_C、ω_N 无临床意义，参数选择较为随意。因此，在确定最终方案之前，通常会考虑几组权重系数。

3.5.2　放射生物学模型

前面讨论的所有模型都是物理模型，还有一种放射生物学模型，该模型认为，应基于潜在的剂量分布所产生的生物效应优化模型。通常基于肿瘤控制概率（TCP）和正常组织并发症发生概率（NTCP）表达放射生物学目标函数。治疗目标通常是尽量增大 TCP，同时将 NTCP 维持在可接受的水平。应用放射生物学模型的关键是确定合适的数学模型，以量化表达 TCP 和 NTCP。

1. 泊松分布模型

近年来，泊松分布模型越来越受关注，其不考虑治疗期间克隆源细胞的再增殖因素。虽然克隆源细胞数量的统计数据通常不严格满足泊松分布模型，但是采用该模型仍然有一定的临床指导意义。研究人员开发了 TCP 泊松分布模型，TCP 函数为

$$\mathrm{TCP} = \prod_{i=1}^{M} \exp\left[-\frac{O}{M} \exp(-rd_i) \right] \tag{3-5}$$

式中，M 是肿瘤中等量体素的数量；r 是克隆源细胞的放射敏感度参数；O 是肿瘤中克隆源细胞的总数；d_i 是第 i 个体素的剂量。在忽略了患者的异质性时，基于泊松分布模型的 TCP 函数是严格凹的。

此外，许多研究人员开发了 NTCP 泊松分布模型，其以泊松剂量反应为基础，有 K 个危险器官的 NTCP 函数可以描述为

$$\begin{cases} \mathrm{NTCP} = 1 - \prod_{k=1}^{K} (1 - P^k) \\ P^k = \left\{ 1 - \prod_{i \in C_K} \left[1 - P(d_i)^{\frac{v_i}{\sum_{i \in C_K} v_i}} \right] \right\}^{\frac{1}{s}} \end{cases} \tag{3-6}$$

式中，v_i 是第 i 个危险器官的体积；s 是描述组织器官相对串行性的参数；C_K 表示危险器官集合。假设剂量均匀，则 $P(d_i) = 2^{-\exp\left[eg\left(1 - \frac{d_i}{D_{50}} \right) \right]}$，其中 e 是自然常数，$g$ 是标准剂量反应梯度。

基于 TCP 函数和 NTCP 函数的合理表达可以建立放射生物学模型，目前，最普遍的放射生物学目标函数是最大化无并发症肿瘤控制概率 P_+。P_+ 可以描述为肿瘤控制概率与肿瘤控制和严重并发症同时发生的概率之差。如果肿瘤控制概率独立，则在 TCP 和 NTCP 均依赖响应模型的情况下，无并发症肿瘤控制概率 P_+ 可以表示为

$$P_+ = \mathrm{TCP}(1 - \mathrm{NTCP}) \tag{3-7}$$

放射生物学模型具有广阔的应用前景，值得进一步研究。

2. 基于等效均匀剂量的模型

在 TCP 泊松分布模型的基础上发展出了等效均匀剂量（EUD）的概念。假设某剂量分布与某均匀剂量分布在相同的 TCP 下是相同的，则将该均匀剂量称

为等效均匀剂量，可以表示为

$$EUD = -\frac{1}{a}\ln\left[\frac{1}{M}\sum_{i=1}^{M}\exp(-ad_i)\right] \tag{3-8}$$

式中，M 是组织的体素数量；a 是依赖基础组织的辐射响应的结构参数。后来发展出了广义等效均匀剂量（gEUD），并被用于表达正常组织并发症，这个数学表达被称为幂律等效均匀剂量模型，即

$$gEUD = \left(\frac{1}{M}\sum_{i}d_i^{a}\right)^{\frac{1}{a}} \tag{3-9}$$

当 a 为 $-\infty$、0、1 和 ∞ 时，gEUD 分别等于组织体素的最低剂量、几何平均剂量、算术平均剂量和最高剂量，它模拟了组织与剂量反应的实际情况。肿瘤的 gEUD 接近最低剂量，此时 a 是一个较大的负数；对于一些并行器官，如肺、肝脏等，生物医学表现与算术平均剂量较为相关，a 接近 1；对于一些串行器官，如脊髓等，生物医学表现与最高剂量较为相关，a 趋于 ∞；而对于一些串并混行器官，生物医学表现与算术平均剂量、最高剂量的某种组合形式较为相关，a 的取值范围为 1～∞。

一种测定非均匀照射正常器官等效均匀剂量的方法采用了上述算术平均剂量、最高剂量的某种简单组合，即算术平均剂量和最高剂量的凸组合，将该模型称为最大平均模型，即

$$EUD = od^{\max} + (1-o)d^{\mean} \tag{3-10}$$

式中，$d^{\max}$ 表示体素中的最高剂量；$d^{\mean}$ 表示参考体素集的算术平均剂量；o 为器官放射剂量表现参数，取值范围为 0～1。

可以利用 5% 和 50% 的并发症水平的参考表拟合得到 o。研究人员对该模型与幂律模型的拟合质量进行了比较，发现两者具有相同的误差范围。最大平均模型的主要优点是可以进行线性表达。广义等效均匀剂量是物理剂量和放射生物学反应的简化复合近似表达，利用广义等效均匀剂量易于构成相应的目标函数，即

$$F = \frac{1}{\left[1+\left(\dfrac{gEUD_0}{gEUD}\right)^{\omega}\right]\left[1+\left(\dfrac{gEUD}{gEUD_0}\right)^{\omega}\right]} \tag{3-11}$$

式中，$gEUD_0$ 是期望的广义等效均匀剂量。广义等效均匀剂量可作为剂量体积优化的指南，但在临床上使用广义等效均匀剂量的经验仍然很少。

3.5.3 剂量体积约束模型

1. 剂量体积直方图

剂量体积直方图是不考虑肿瘤组织或器官体素空间分布状态的常用临床评价工具。目前，基于物理剂量的放疗质量控制通常以剂量体积直方图为基础。对于某器官，将所有体素的剂量按照从低到高的顺序排列，然后统计各剂量区间的体素数量，并按式（3-12）进行计算。体积相对值为

$$H(d) = \frac{\text{剂量不低于} d \text{的体素数量}}{\text{总体素数量}} \times 100\% \qquad (3\text{-}12)$$

绘制剂量体积直方图，如图 3-2 所示。

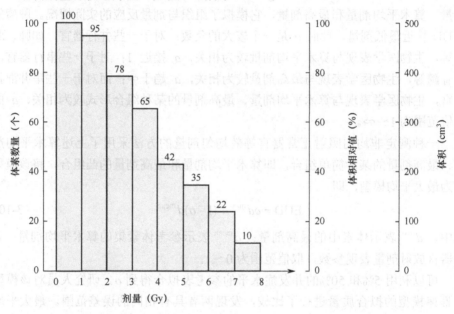

图 3-2　剂量体积直方图

2. 剂量体积曲线及其约束

当我们将统计的体素的体积和剂量区间无限细分时，就会得到剂量体积曲线。剂量体积曲线可以准确描述组织器官受照剂量的统计特性，在不考虑组织器官结构异质性的条件下，可以在一定程度上描述肿瘤和正常组织的放射性临床特性。因此，医生希望能够通过控制剂量体积曲线上一个或多个点的位置来控制曲线的形状，以满足特定的剂量约束。这种控制较为直观且与肿瘤控制概率和正常组织并发症发生概率密切相关。

我们希望有高于一定比例的肿瘤组织体素接受一定剂量以上的照射，这在剂量体积曲线中表现为将曲线控制在某个点以上。例如，一般期望 100%体积的肿瘤组织体素接受处方剂量，但在满足这个条件的情况下，可能导致正常组织产生严重损伤。因此，可以使 95%体积的肿瘤组织体素接受处方剂量，而 100%体积的肿瘤组织体素接受最低剂量。剂量体积曲线下限约束如图 3-3 所示。

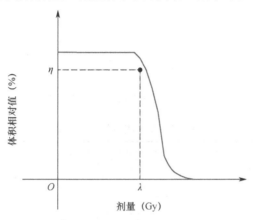

图 3-3　剂量体积曲线下限约束

通过控制剂量体积曲线，医生可以在治疗过程中灵活调整剂量分布，以实现对肿瘤组织和正常组织的特定控制。这种控制较为直观且与肿瘤控制概率和正常组织并发症发生概率密切相关。

对于正常组织，我们希望有低于一定比例的正常组织体素接受一定剂量以下的照射，这在剂量体积曲线中表现为将曲线控制在某个点以下。例如，对于发生放射性肺炎的肺部组织，剂量体积约束的控制标准是不超过 5%的肺部组织体素接受 45Gy 的剂量，不超过 30%的肿瘤组织体素接受 20Gy 的剂量，不超过 20%的肿瘤组织体素接受 30Gy 的剂量等。虽然在临床上一般认为 30Gy 是全肺的耐受剂量，但对于肺部这样的并行器官而言，即使有小部分体积超出该耐受剂量，也不会引发全肺的放射性炎症。因此，通过控制剂量体积曲线上的点，可以在适当放宽剂量约束的同时，保持相对较小的并发症发生概率。剂量体积曲线上限约束如图 3-4 所示。

通过对剂量体积曲线的多点控制，医生可以根据不同器官的耐受性和放射反应特点，灵活调整剂量约束，以最大限度地保护正常组织并减小 NTCP。这种个性化剂量约束控制方法，能够在满足治疗要求的前提下，减小对正常组织的影响，提高治疗的安全性和疗效。正常组织的耐受剂量如表 3-1 所示。

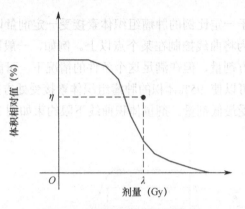

图 3-4　剂量体积曲线上限约束

表 3-1　正常组织的耐受剂量

器官		放射损伤	TD$_{5/5}$（cGy）	TD$_{50/5}$（cGy）	照射区域、面积或长度
皮肤		溃疡，严重纤维化	5500	7000	100cm²
口腔黏膜		溃疡，黏膜发炎	6000	7500	50cm²
食管		食管炎，溃疡，狭窄	6000	7500	75cm²
胃		溃疡，穿孔，出血	4500	5500	100cm²
小肠		溃疡，穿孔，出血	5000	6500	100cm²
结肠		溃疡，狭窄	4500	6500	100cm²
直肠		溃疡，狭窄	6000	8000	100cm²
唾液腺		口腔干燥	5000	7000	50cm²
肝脏		急性、慢性肝炎	2500	4000	全肝
			1500	2000	全肝条状照射
		肝功能衰竭、腹水	3500	4500	全肝
肾脏		急、慢性肾炎	2000	2500	全肾
			1500	2000	全肾条状照射
膀胱		挛缩	6000	8000	整个膀胱
输尿管		狭窄	7500	10000	5~10cm
睾丸		永久不育	100	400	整个睾丸（5cGy/天，散射）
卵巢		永久不育	200~300	625~1200	整个卵巢
子宫		坏死，穿孔	>10000	>20000	整个子宫
阴道		溃疡，瘘管	9000	>10000	全部
乳腺	儿童	不发育	1000	1500	全部
	成人	萎缩，坏死	>5000	>10000	全部
肺		急、慢性肺炎	3000	3500	100cm²
			1500	2500	全肺
毛细血管		扩张，硬化	5000~6000	7000~10000	
心脏		心包炎，全心炎	4500	5500	60%

续表

器官		放射损伤	$TD_{5/5}$（cGy）	$TD_{50/5}$（cGy）	照射区域、面积或长度
骨及软骨	儿童	生长受阻，侏儒	1000	3000	整块骨或 10cm²
	成人	坏死，骨折硬化	6000	10000	整个骨或 10cm²
脑		梗死，坏死	6000	7000	全脑
		梗死，坏死	7000	8000	25%
脊髓		梗死，坏死	4500	5500	10cm
眼		全眼炎，出血	5500	10000	全眼
视网膜					全眼
角膜		角膜炎	5000	>6000	整个角膜
晶体		白内障	500	1200	整个或部分晶体
耳（中耳）		严重中耳炎	6000	7000	整个中耳
前庭		美尼尔综合症	6000	7000	整个前庭
甲状腺		功能低下	4500	15000	整个甲状腺
肾上腺		功能低下	>6000		整个肾上腺
垂体		功能低下	4500	20000～30000	整个垂体
肌肉	儿童	萎缩	2000～3000	4000～5000	整块肌肉
	成人	纤维化	6000	8000	整块肌肉
骨髓		再生不良	200	450	全身骨髓
			3000	4000	局部骨髓
淋巴结及淋巴管		萎缩，硬化	5000	>7000	整个淋巴结
胎儿		死亡	200	400	整个胎儿
外周神经		神经炎	6000	10000	10cm²
大动脉		硬化	>8000	>10000	10cm²
大静脉		硬化	>8000	>10000	10cm²

在表 3-1 中，$TD_{5/5}$ 为最低耐受剂量，指在标准治疗条件下，治疗后 5 年内不超过 5% 的病例发生严重并发症的剂量；$TD_{50/5}$ 为最高耐受剂量，指在标准治疗条件下，治疗后 5 年内不超过 50% 的病例发生严重并发症的剂量。这里的标准治疗条件指进行超高压治疗（1～6MeV），1000cGy/周，每天治疗 1 次，每当治疗次数达到 5 次后，休息 2 天。2～8 周完成整个治疗过程。

3. 剂量体积约束模型及求解

许多研究人员致力于将剂量体积约束纳入数学模型。可以利用枚举法，通过列出满足剂量体积约束的所有约束点，来生成线性规划约束序列，求解这些线性规划约束并选择目标值最优的体素组合。然而，如果有几十个体素，就很难通过枚举的方式来解决这个问题。例如，肺部有超过 m_l 个体素，为了满足剂量体积约束，需要求解 u 个线性规划问题。这项工作为应用混合整数规划模型解决剂量体积约束问题奠定了基础。

可以用项圈技术处理剂量体积约束，其认为在正常组织中，接近靶区的部分比远离靶区的部分具有更严格的剂量限制。因此，可以按照距离划分高剂量区域和低剂量区域，并为高剂量体素和低剂量体素设置不同的剂量上限。在这种情况下，剂量体积约束被转化为区域体素剂量限制。

可以使用一系列线性规划来优化通量图，以肿瘤最低剂量 z 的最大化为目标，确定肿瘤及危险器官的剂量上限。然后，通过接连放宽临界危险器官的剂量上限实施控制剂量体积约束，直到得到最大允许体积。然而，该模型仍然可能存在解不可行的问题。第 k 个线性规划可以描述为

$$\max\{z\}$$
$$\text{s.t.}\begin{cases} ze \leqslant A_{\mathrm{T}}x \leqslant \text{TUB} & \\ a_i x \leqslant M, & i \in R_k \\ a_i x \leqslant \text{CUB}_i, & i \in R_k \\ 0 \leqslant x & \end{cases} \quad (3\text{-}13)$$

式中，R_k 为经过前 $k-1$ 次松弛后放入约束中的剂量体积控制体素集合。设 $y_{j,k-1}^*$ 为第 $k-1$ 个线性规划中的第 j 个最优对偶变量，有 $R_k = \{j \in C : y_{j,k-1}^* > \lambda\}$。在每一步中，选择产生最大目标值的松弛约束。由于对偶最优解不是唯一的，所以在选择过程中需要仔细分辨。通过迭代松弛约束，得到接近混合整数规划解的线性规划解。

Romeijin 等使用分段线性凸函数逼近凸目标，该方法克服了线性规划方法的局限性。此外，他们基于条件风险值，提出了一种替代传统剂量体积约束的约束，限定了剂量体积直方图的尾部平均值。该方法保持了线性特性，可以改善靶区的剂量均匀性。

在非线性规划中，有两种处理剂量体积约束的方法。一种方法是在目标函数中加入一个惩罚项，通常采用对体积敏感的惩罚函数。例如，在目标函数中加入惩罚项 $\sum_{i \in C} \varsigma_i \omega_i (A_{\mathrm{C}}x - \text{CUB})_i$，其中 ω_i 是约束的权重，ς_i 是可以设置为 1 或 0 的标志变量。另一种方法是将剂量体积约束含在优化算法中。例如，使用基于凸集投影理论的方法，通过使用两个单独的凸集来实现剂量体积约束控制，分别限制整个器官的最高剂量和整体剂量。将剂量体积约束转化为剂量限制的技术有两种，一种是剂量排序，它基于以下假设：应为接受较高剂量的约束点设置较高的剂量限制；另一种是将剂量排序与混合整数规划结合。

3.5.4 剂量体积约束优化问题

设肿瘤靶区为 $T = (T_1, T_2, \cdots, T_u)$，数量为 u，相应的体素数量 $S^{\mathrm{T}} = (S_1^{\mathrm{T}}, S_2^{\mathrm{T}}, \cdots, S_u^{\mathrm{T}})$，正常组织为 $N = (N_1, N_2, \cdots, N_v)$，数量为 v，相应的体素数量 $S^{\mathrm{N}} = (S_1^{\mathrm{N}}, S_2^{\mathrm{N}}, \cdots,$

S_v^N）。靶区的处方剂量 $\boldsymbol{d}^{TP} = (d_1^{TP}, d_2^{TP}, \cdots, d_u^{TP})$，靶区的剂量下限 $\boldsymbol{d}^{TL} = (d_1^{TL}, d_2^{TL}, \cdots, d_u^{TL})$，靶区的权重系数 $\boldsymbol{p}^T = (p_1^T, p_2^T, \cdots, p_u^T)$。正常组织的剂量上限 $\boldsymbol{d}^{NU} = (d_1^{NU}, d_2^{NU}, \cdots, d_v^{NU})$，正常组织的平均剂量 $\boldsymbol{d}^{mean} = (d_1^{mean}, d_2^{mean}, \cdots, d_v^{mean})$，相应的权重系数 $\boldsymbol{p}^N = (p_1^N, p_2^N, \cdots, p_v^N)$。

第 i 个角度的通量图强度为 $\boldsymbol{X}_i = \begin{bmatrix} x_{i,1,1} & x_{i,1,2} & \cdots & x_{i,1,n} \\ x_{i,2,1} & x_{i,2,2} & \cdots & x_{i,2,n} \\ \vdots & \vdots & & \vdots \\ x_{i,m,1} & x_{i,m,2} & \cdots & x_{i,m,n} \end{bmatrix}$，$1 \leqslant i \leqslant l$。

所有角度的通量图强度的矢量为 $\boldsymbol{x} = [\boldsymbol{X}_1; \boldsymbol{X}_2; \cdots; \boldsymbol{X}_l]$。

剂量沉积矩阵为 $\boldsymbol{F} = [\boldsymbol{F}^T; \boldsymbol{F}^N]$。其中，$\boldsymbol{F}^T = [\boldsymbol{F}_1^T; \boldsymbol{F}_2^T; \cdots; \boldsymbol{F}_u^T]$，$\boldsymbol{d}^T = \boldsymbol{F}^T \boldsymbol{x} = (d_1^T; d_2^T; \cdots; d_u^T)$，$\boldsymbol{F}^N = (\boldsymbol{F}_1^N; \boldsymbol{F}_2^N; \cdots; \boldsymbol{F}_v^N)$，$\boldsymbol{d}^N = \boldsymbol{F}^N \boldsymbol{x} = (d_1^N; d_2^N; \cdots; d_v^N)$，$\boldsymbol{d}_i^T$ 表示第 i 个靶区所有体素的剂量，为列向量；$\boldsymbol{d}_i^N$ 表示第 i 个正常组织所有体素的剂量，为列向量。

商用最小二乘模型为

$$\min \left\{ \sum_{i=1}^{u} \frac{p_i^T}{S_i^T} (\boldsymbol{d}_i^T - \boldsymbol{d}_i^{TP})^2 + \sum_{i=1}^{v} \frac{p_i^N}{S_i^N} (\boldsymbol{d}_i^N)^2 \right\} \tag{3-14}$$

$$\text{s.t.} \quad \boldsymbol{0} \leqslant \boldsymbol{x}$$

$$\min \left\{ \sum_{i=1}^{u} \frac{p_i^T}{S_i^T} \left[\left(\boldsymbol{d}_i^T - \overline{\boldsymbol{d}_i^{TP}} \right)_+^2 + \left(\boldsymbol{d}_i^T - \underline{\boldsymbol{d}_i^{TP}} \right)_-^2 \right] + \sum_{i=1}^{v} \frac{p_i^N}{S_i^N} (\boldsymbol{d}_i^N - \boldsymbol{d}_i^{NU})_+^2 \right\} \tag{3-15}$$

$$\text{s.t.} \quad \boldsymbol{0} \leqslant \boldsymbol{x}$$

典型的线性约束二次规划模型为

$$\min \left\{ \sum_{i=1}^{u} \frac{p_i^T}{S_i^T} (\boldsymbol{d}_i^T - \boldsymbol{d}_i^{TP})^2 + \sum_{i=1}^{v} \frac{p_i^N}{S_i^N} (\boldsymbol{d}_i^N)^2 \right\}$$

$$\text{s.t.} \begin{cases} \boldsymbol{d}^{TL} \leqslant \boldsymbol{d}^T \\ \boldsymbol{d}^N \leqslant \boldsymbol{d}^{NU} \\ \text{mean}(\boldsymbol{d}^N) \leqslant \boldsymbol{d}^{mean} \\ \boldsymbol{0} \leqslant \boldsymbol{x} \end{cases} \tag{3-16}$$

设 $Q = \sum_{i=1}^{u} \frac{p_i^T}{S_i^T} (\boldsymbol{F}_i^T)' \boldsymbol{F}_i^T + \sum_{i=1}^{v} \frac{p_i^N}{S_i^N} (\boldsymbol{F}_i^T)' \boldsymbol{F}_i^N$，$c = -2 \sum_{i=1}^{u} \frac{p_i^T}{S_i^T} (\boldsymbol{d}_i^{TP})' \boldsymbol{F}_i^T$，$e = \sum_{i=1}^{u} \frac{p_i^T}{S_i^T} (\boldsymbol{d}_i^{TP})' \boldsymbol{d}_i^{TP}$

则线性约束二次规划模型可以表示为

$$\min\{\boldsymbol{x}^{\mathrm{T}}\boldsymbol{Q}\boldsymbol{x}+\boldsymbol{c}\boldsymbol{x}+\boldsymbol{e}\}$$

$$\mathrm{s.t.}\begin{cases}\boldsymbol{d}^{\mathrm{TP}}\leqslant\boldsymbol{F}^{\mathrm{T}}\boldsymbol{x}\\\boldsymbol{F}^{\mathrm{N}}\boldsymbol{x}\leqslant\boldsymbol{d}^{\mathrm{NU}}\\\left[\dfrac{1}{S_1^{\mathrm{N}}}\quad\dfrac{1}{S_2^{\mathrm{N}}}\quad\cdots\quad\dfrac{1}{S_v^{\mathrm{N}}}\right]\boldsymbol{F}^{\mathrm{N}}\boldsymbol{x}\leqslant\boldsymbol{d}^{\mathrm{mean}}\\\boldsymbol{0}\leqslant\boldsymbol{x}\end{cases}\tag{3-17}$$

设正常组织的约束集为 $\boldsymbol{\Omega}_1^{\mathrm{N}},\boldsymbol{\Omega}_2^{\mathrm{N}},\cdots,\boldsymbol{\Omega}_v^{\mathrm{N}}$ ，数量为 $\omega_1^{\mathrm{N}},\omega_2^{\mathrm{N}},\cdots,\omega_v^{\mathrm{N}}$ 。第 i 个约束集 $\boldsymbol{\Omega}_i^{\mathrm{N}}=\left[\left(\overline{\lambda_1^i},\overline{\eta_1^i}\right),\left(\overline{\lambda_2^i},\overline{\eta_2^i}\right),\cdots,\left(\overline{\lambda_{\omega_i^{\mathrm{N}}}^i},\overline{\eta_{\omega_i^{\mathrm{N}}}^i}\right)\right]$ 。其中， $\left(\overline{\lambda_k^i},\overline{\eta_k^i}\right)$ 为约束坐标。肿瘤的约束集为 $\boldsymbol{\Omega}_1^{\mathrm{T}},\boldsymbol{\Omega}_2^{\mathrm{T}},\cdots,\boldsymbol{\Omega}_u^{\mathrm{T}}$ ，数量为 $\omega_1^{\mathrm{T}},\omega_2^{\mathrm{T}},\cdots,\omega_u^{\mathrm{T}}$ ， $\boldsymbol{\Omega}_i^{\mathrm{T}}=\left[\left(\underline{\lambda_1^i},\underline{\eta_1^i}\right),\left(\underline{\lambda_2^i},\underline{\eta_2^i}\right),\cdots,\left(\underline{\lambda_{\omega_i^{\mathrm{T}}}^i},\underline{\eta_{\omega_i^{\mathrm{T}}}^i}\right)\right]$ 。上述模型可以表示为

$$\min\{\text{靶区剂量二次罚函数}\}$$

$$\mathrm{s.t.}\begin{cases}\text{强度非负性约束}\\\text{靶区最低剂量约束}\\\text{非靶区最高剂量约束}\\\text{非靶区剂量体积约束}\\\text{靶区剂量体积约束}\\\text{非靶区平均剂量约束}\end{cases}\tag{3-18}$$

将式（3-18）转化为数学形式，即

$$\min\left\{\sum_{i=1}^{u}\frac{p_i^{\mathrm{T}}}{S_i^{\mathrm{T}}}(\boldsymbol{d}_i^{\mathrm{T}}-\boldsymbol{d}_i^{\mathrm{TP}})^2\right\}$$

$$\mathrm{s.t.}\begin{cases}\boldsymbol{0}\leqslant\boldsymbol{x}\\\boldsymbol{d}^{\mathrm{TL}}\leqslant\boldsymbol{d}^{\mathrm{T}}\\\boldsymbol{d}^{\mathrm{N}}\leqslant\boldsymbol{d}^{\mathrm{NU}}\\\mathrm{mean}(\boldsymbol{d}^{\mathrm{N}})\leqslant\boldsymbol{d}^{\mathrm{mean}}\\(\boldsymbol{F}_i^{\mathrm{T}}\boldsymbol{x})\circ\boldsymbol{I}_j^i\leqslant\overline{\lambda_j^i}[1,1,\cdots,1]^{\mathrm{T}},\ j=1,2,\cdots,\omega_i^{\mathrm{N}},\ i=1,2,\cdots,v\\\mathrm{sum}(\boldsymbol{I}_j^i)\leqslant\overline{\eta_j^i}S_i^{\mathrm{N}},\ j=1,2,\cdots,\omega_i^{\mathrm{N}},\ i=1,2,\cdots,v\\\boldsymbol{I}_j^i(*)\in\{0,1\},\ j=1,2,\cdots,\omega_i^{\mathrm{N}},\ i=1,2,\cdots,v\\(\boldsymbol{F}_i^{\mathrm{N}}\boldsymbol{x})\circ\boldsymbol{I}_j^i\geqslant\underline{\lambda_j^i}[1,1,\cdots,1]^{\mathrm{T}},\ j=1,2,\cdots,\omega_i^{\mathrm{T}},\ i=1,2,\cdots,u\\\mathrm{sum}(\boldsymbol{I}_j^i)\geqslant\underline{\eta_j^i}S_i^{\mathrm{T}},\ j=1,2,\cdots,\omega_i^{\mathrm{T}},\ i=1,2,\cdots,u\\\boldsymbol{I}_j^i(*)\in\{0,1\},\ j=1,2,\cdots,\omega_i^{\mathrm{T}},\ i=1,2,\cdots,u\end{cases}\tag{3-19}$$

3.5.5　规范化距离信息排序

1. 普通和标准线性约束二次规划问题

考虑以下线性约束二次规划（Linearly Constrained Quadratic Programming，LCQP）问题，如式（3-20）所示，普通线性约束二次规划问题的示意图如图 3-5 所示。随着超椭圆的不断膨胀，目标函数值不断变大。如果无其他任何约束，目标函数会在椭圆中心处取得最小值。在存在约束的情况下，规划问题的最优解是超椭圆在膨胀时首次接触的边界点。

$$\min\left\{\frac{1}{2}\boldsymbol{x}^{\mathrm{T}}\boldsymbol{Q}\boldsymbol{x}-\boldsymbol{c}^{\mathrm{T}}\boldsymbol{x}\right\} \tag{3-20}$$
$$\text{s.t.}\quad \boldsymbol{B}\boldsymbol{x}\leqslant\boldsymbol{d}$$

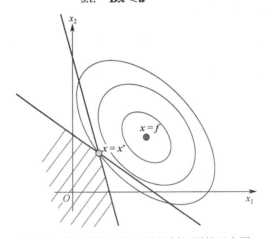

图 3-5　普通线性约束二次规划问题的示意图

设 $\boldsymbol{Q}$ 存在 Cholesky 分解，$\boldsymbol{Q}=\boldsymbol{R}^{\mathrm{T}}\boldsymbol{R}$，$\boldsymbol{x}=\boldsymbol{R}^{-1}\boldsymbol{y}$，则原模型转化为

$$\min\left\{\frac{1}{2}\boldsymbol{y}^{\mathrm{T}}\boldsymbol{y}-\boldsymbol{c}^{\mathrm{T}}\boldsymbol{R}^{-1}\boldsymbol{y}\right\} \tag{3-21}$$
$$\text{s.t.}\quad \boldsymbol{B}\boldsymbol{R}^{-1}\boldsymbol{y}\leqslant\boldsymbol{d}$$

设 $(\boldsymbol{R}^{-1})^{\mathrm{T}}\boldsymbol{c}=\boldsymbol{e}$，$\boldsymbol{B}\boldsymbol{R}^{-1}=\boldsymbol{G}$，则模型转化为标准模型，即

$$\min\left\{\frac{1}{2}\boldsymbol{y}^{\mathrm{T}}\boldsymbol{y}-\boldsymbol{e}^{\mathrm{T}}\boldsymbol{y}\right\} \tag{3-22}$$
$$\text{s.t.}\quad \boldsymbol{G}\boldsymbol{y}\leqslant\boldsymbol{d}$$

标准线性约束二次规划问题的示意图如图 3-6 所示。从图 3-6 中可以看出，随着超球半径的增大，目标函数值也会变大。

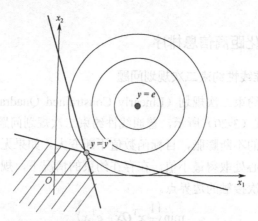

图 3-6　标准线性约束二次规划问题的示意图

2. 线性约束组合优化模型转换

在标准线性约束二次规划中，$\min\left\{\dfrac{1}{2}\boldsymbol{y}^{\mathrm{T}}\boldsymbol{y}-\boldsymbol{e}^{\mathrm{T}}\boldsymbol{y}\right\}$ 的最优解为 $\boldsymbol{y}=\boldsymbol{e}$，带有线性约束的最优解为 $\boldsymbol{y}=\boldsymbol{y}^{*}$。组合约束规划模型为

$$\min\left\{\frac{1}{2}\boldsymbol{y}^{\mathrm{T}}\boldsymbol{y}-\boldsymbol{e}^{\mathrm{T}}\boldsymbol{y}\right\}$$

$$\text{s.t.}\begin{cases}\begin{pmatrix} g_{11} & g_{12} \\ g_{21} & g_{22} \\ g_{31} & g_{32} \end{pmatrix}\boldsymbol{y}\leqslant\begin{pmatrix} d_1 \\ d_2 \\ d_3 \end{pmatrix} \\ \boldsymbol{y}=\begin{pmatrix} y_1 \\ y_2 \end{pmatrix}\end{cases} \tag{3-23}$$

组合约束规划问题的示意图如图 3-7 所示。

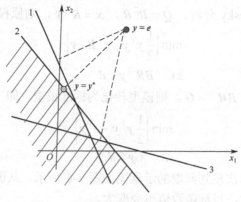

图 3-7　组合约束规划问题的示意图

组合约束为任意组合所构成的可行域，显然是非凸集，包括约束 1 与约束 2、约束 2 与约束 3、约束 1 与约束 3。图 3-7 中的最优解 $\boldsymbol{y} = \boldsymbol{y}^*$ 为包含由约束 1 与约束 2 构成的约束条件的线性约束二次规划问题的解。通过观察可知，与超球中心 $\boldsymbol{y} = \boldsymbol{e}$ 的距离排序为约束 1<约束 2<约束 3。巧合的是，我们选择的两个约束正好是与超球中心距离较近的两个约束。从直观上来说，这个选择的先验信息是合理的。

设含有两个线性约束的二维变量的二次规划模型为

$$\min\left\{\frac{1}{2}\boldsymbol{y}^{\mathrm{T}}\boldsymbol{y} - \boldsymbol{e}^{\mathrm{T}}\boldsymbol{y}\right\}$$

$$\text{s.t.}\quad \boldsymbol{EQy} \leqslant \boldsymbol{Ed}$$

（3-24）

式中，$\boldsymbol{y} = \begin{pmatrix} y_1 \\ y_2 \end{pmatrix}$，$\boldsymbol{Q} = \begin{pmatrix} q_{11} & q_{12} \\ q_{21} & q_{22} \end{pmatrix}$，$\boldsymbol{d} = \begin{pmatrix} d_1 \\ d_2 \end{pmatrix}$，$\boldsymbol{E} = \begin{pmatrix} \dfrac{1}{\|\boldsymbol{Q}(1,:)\|_2} & 0 \\ 0 & \dfrac{1}{\|\boldsymbol{Q}(2,:)\|_2} \end{pmatrix}$

超球中心 $\boldsymbol{y} = \boldsymbol{e}$，$\boldsymbol{y} = \boldsymbol{y}^*$ 是方程 $\boldsymbol{Qy} = \boldsymbol{d}$ 的解，设两点距离为 Δ，则约束条件 l_1 对目标函数值的影响因子为 $\dfrac{\Delta\cos\theta_1}{\sin(\theta_1 + \theta_2)}$，约束条件 l_2 对目标函数值的影响因子为 $\dfrac{\Delta\cos\theta_2}{\sin(\theta_1 + \theta_2)}$。约束条件对目标函数值的影响因子如图 3-8 所示。

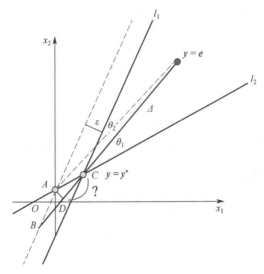

图 3-8　约束条件对目标函数值的影响因子

对直线 l_1 施加平移扰动 ε，则线段长度为

$$\begin{cases} BC = \dfrac{\varepsilon}{\sin\theta_2} \\[2mm] \dfrac{BD}{CD} = \dfrac{\tan\theta_1}{\tan\theta_2} \\[2mm] CD = BC\dfrac{\tan\theta_2}{\tan\theta_1 + \tan\theta_2} = \dfrac{\varepsilon}{\sin\theta_2}\dfrac{\tan\theta_2}{\tan\theta_1 + \tan\theta_2} = \dfrac{\varepsilon}{\cos\theta_2(\tan\theta_1 + \tan\theta_2)} \\[3mm] \qquad = \dfrac{\varepsilon\cos\theta_1}{\sin(\theta_1 + \theta_2)} \end{cases} \tag{3-25}$$

因为 $\min\left\{\dfrac{1}{2}\boldsymbol{y}^{\mathrm{T}}\boldsymbol{x} + \boldsymbol{e}^{\mathrm{T}}\boldsymbol{y}\right\} \Leftrightarrow \min\left\{\dfrac{1}{2}\|\boldsymbol{y} - \boldsymbol{e}\|_2^2\right\}$，扰动 ε 导致目标函数值发生变化，即

$$\mathrm{obj}(\varepsilon) - \mathrm{obj}(0) = \frac{1}{2}(OA^2 - OC^2) = \frac{1}{2}[(\Delta + CD)^2 - \Delta^2] = \Delta CD + \frac{1}{2}CD^2 \tag{3-26}$$

将式（3-25）中的 CD 代入式（3-26），可得

$$\mathrm{obj}(\varepsilon) - \mathrm{obj}(0) = \Delta\frac{\varepsilon\cos\theta_1}{\sin(\theta_1 + \theta_2)} + \frac{1}{2}\left[\frac{\varepsilon\cos\theta_1}{\sin(\theta_1 + \theta_2)}\right]^2 \tag{3-27}$$

所以约束条件 l_1 对目标函数值的影响因子为

$$S(l_1) = \lim_{\varepsilon \to 0}\frac{\mathrm{obj}(\varepsilon) - \mathrm{obj}(0)}{\varepsilon} = \lim_{\varepsilon \to 0}\frac{\Delta\dfrac{\varepsilon\cos\theta_1}{\sin(\theta_1 + \theta_2)} + \dfrac{1}{2}\left[\dfrac{\varepsilon\cos\theta_1}{\sin(\theta_1 + \theta_2)}\right]^2}{\varepsilon} = \frac{\Delta\cos\theta_1}{\sin(\theta_1 + \theta_2)} \tag{3-28}$$

同理，可以得到约束条件 l_2 对目标函数值的影响因子为 $\dfrac{\Delta\cos\theta_2}{\sin(\theta_1 + \theta_2)}$，因此，有以下规律

$$S(l_1)\mathrm{dist}(l_1) + S(l_2)\mathrm{dist}(l_2) = \frac{\Delta\cos\theta_1}{\sin(\theta_1 + \theta_2)}\Delta\sin\theta_2 + \frac{\Delta\cos\theta_2}{\sin(\theta_1 + \theta_2)}\Delta\sin\theta_1 = \Delta^2 \tag{3-29}$$

推广至 n 维，则有

$$\min\left\{\frac{1}{2}\boldsymbol{y}^{\mathrm{T}}\boldsymbol{y} - \boldsymbol{e}^{\mathrm{T}}\boldsymbol{y}\right\} \tag{3-30}$$
$$\mathrm{s.t.} \quad \boldsymbol{EGy} \leqslant \boldsymbol{Ed}$$

满足

$$\lambda_1\mathrm{dist}(P_1) + \lambda_2\mathrm{dist}(P_2) + \cdots + \lambda_m\mathrm{dist}(P_m) = \Delta^2 \tag{3-31}$$

式中，$E = \begin{pmatrix} e_1 & 0 & \cdots & 0 \\ 0 & e_2 & \cdots & 0 \\ \vdots & \vdots & & \vdots \\ 0 & 0 & \cdots & e_n \end{pmatrix}$，$e_i = \dfrac{1}{\left\| G(i,:) \right\|_2}$。$\lambda_i$ 为第 i 个约束条件的对偶变

量，$\text{dist}(p_i)$ 为超球中心 $y = e$ 到第 i 个超平面的距离。m 为约束条件数量，Δ 为最优解与超球中心的距离。

式（3-22）和式（3-30）有相同的最优解，式（3-30）可以表示为

$$\min \left\{ \frac{1}{2} y^{\mathrm{T}} y - e^{\mathrm{T}} y + \frac{1}{2} e^{\mathrm{T}} e \right\} \tag{3-32}$$
$$\text{s.t.} \quad \bar{G} y \leqslant \bar{d}$$

式中，$\bar{G} = EG$，$\bar{d} = Ed$。

式（3-32）的拉格朗日乘子为

$$L(y, \lambda) = \frac{1}{2} y^{\mathrm{T}} y - e^{\mathrm{T}} y + \frac{1}{2} e^{\mathrm{T}} e + \lambda^{\mathrm{T}} (\bar{G} y - \bar{d}) \tag{3-33}$$

如果 $\dfrac{\partial L(y, \lambda)}{\partial y} = y - e + \bar{G}^{\mathrm{T}} \lambda = 0$，带入 $e - \bar{G}^{\mathrm{T}} \lambda = y$，则原问题的对偶问题为

$$\max \left\{ -\frac{1}{2} \lambda^{\mathrm{T}} \bar{G} \bar{G}^{\mathrm{T}} \lambda + (\bar{G} e - \bar{d})^{\mathrm{T}} \lambda \right\} \tag{3-34}$$
$$\text{s.t.} \quad \lambda \geqslant 0$$

依据凸优化对偶理论，当且仅当可行解为最优解时，原问题的最优解与对偶问题的最优解相等，即

$$-\frac{1}{2} \lambda_0^{\mathrm{T}} \bar{G} \bar{G}^{\mathrm{T}} \lambda_0 + (\bar{G} e - \bar{d})^{\mathrm{T}} \lambda_0 = \frac{1}{2} \left\| y_0 - e \right\|_2^2 \tag{3-35}$$

因为 $\bar{G}^{\mathrm{T}} \lambda_0 = e - y_0$，所以有

$$-\frac{1}{2} \left\| e - y_0 \right\|_2^2 + (\bar{G} e - \bar{d})^{\mathrm{T}} \lambda_0 = \frac{1}{2} \left\| y_0 - e \right\|_2^2 \tag{3-36}$$

可以得到

$$(\bar{G} e - \bar{d})^{\mathrm{T}} \lambda_0 = \left\| y_0 - e \right\|_2^2 \tag{3-37}$$

式中，$\left\| y_0 - e \right\|_2^2$ 为最优解与超球中心的距离；$\bar{G} e - \bar{d}$ 为超球中心到各超平面的距

离；λ_0 和 y_0 分别为对偶问题及原问题的最优解。

3．基于规范化距离信息的剂量体积约束算法流程

基于规范化距离信息的剂量体积约束算法流程如下。

（1）计算带有约束集 Φ 的优化问题，即

$$\min\{x^{\mathrm{T}}Qx + cx + e\}$$
$$\text{s.t.}\begin{cases}0 \leqslant x\\ \Phi\end{cases} \tag{3-38}$$

（2）判断带有剂量体积约束的器官体素是否满足上述约束条件。

对于正常组织，计算相应器官体素的剂量并进行升序排列，对约束点 (λ, η)，计算 η 以下的剂量上限 λ_a；如果 $\lambda_a > \lambda$，则约束点 (λ, η) 在剂量体积曲线下方，进入下一步，否则结束计算。

对于肿瘤组织，计算相应分区体素的剂量并进行升序排列，对约束点 (λ, η)，计算 η 以下的剂量上限 λ_a；如果 $\lambda_a < \lambda$，则约束点 (λ, η) 在剂量体积曲线上方，进入下一步，否则结束计算。

（3）Φ 中冗余约束的删除。

为加快后续计算过程，在每次得到约束集 Φ 时，判断出那些非紧的约束条件并将其删除。

（4）增加新的约束条件。

从不满足的剂量体积约束条件中选择新的加入约束集，并采用分次增加的方法。每次增加的约束条件数量为

$$N = \min\{(1 - 0.5^\gamma)\psi, \mu\}$$

式中，$\gamma = 1 - \log_{3/2}\dfrac{\min\{\psi, \nu\}}{\nu}$；$\psi$ 为待增的约束条件数量；μ、ν 为常数，设 $\mu = 1000$，$\nu = 100$。

3.5.6 混合整数规划模型

通过在模型中引入二元变量，可以直接施加剂量体积约束。通过将这些二元变量设为 0 或 1，可以得出在指定组织器官中接收低于阈值或高于阈值的剂量的体素数量，从而可以对剂量体积约束进行建模。利用这些变量将线性规划问题转化为混合整数规划问题。下面举例说明如何将剂量约束转化为剂量体积约束。在线性规划中，可施加约束 $a_i x \leqslant \mathrm{CUB}_i, \forall i \in C$。这样的约束有时会带来不

可行性。通过指定剂量和体积分数，可以得到剂量体积约束 $a_i x \leqslant (1 + y_i F) \mathrm{CUB}_i$，$\forall i \in C, \sum_{i \in C} y_i \leqslant P_{m_C}$。$y_i$ 是一个二进制变量；P_{m_C} 为剂量体积约束的临床上限。如果 F 足够大，那么这个规划问题是可行的。

利用混合整数规划计算考虑剂量体积约束的射束强度优化问题，我们比较了混合整数规划和快速模拟退火对放疗中射束强度优化的影响，发现混合整数规划具有更令人满意的结果。虽然其仅用于适形放疗而非调强放疗，但将其推广到调强放疗中是很简单的。基于体积的目标函数也可用于混合整数规划模型，通过最小化目标函数，该模型可以更好地控制危险器官和靶区的欠剂量或过剂量的体积。它还以获得特定解的方式规避了剂量体积约束值的迭代和调整过程。毫无疑问，混合整数规划模型的问题描述和求解灵活性较高。这种灵活性使我们能够建立复杂的约束和目标函数。然而，混合整数规划模型通常是用线性规划的分支定界算法进行求解的，求解时间较长。

3.5.7　多目标规划模型

在放疗中，由于存在物理限制和需要在各种存在冲突的治疗目标之间进行权衡，不能总是获得期望的剂量分布。尽管放疗已经应用了几十年，但这种逆规划的多目标特性在放疗优化中的应用在近十年才得到认可。

解决多目标问题的一种方法是将多目标问题转化为单目标问题，对每个目标使用一组特定的权重系数，这种方法被称为先验方法。在优化前将偏好信息整合到模型中。从这个角度来看，前面介绍的非线性规划模型和线性规划模型实际上都是对多目标问题的量化表达。该方法的问题是权重系数没有临床意义，它们与放疗方案的关系也不明确。因此，为了得到满意的解，通常需要在不同的权重系数下反复进行优化。虽然近几年提出了选择权重系数的诸多方法，但每种方法都需要额外提供权重系数，而这些系数是先验未知的。因此，目前逆向计划仍然是一个反复试错的过程。

可以设想一种后验方法，对于多目标问题，目标空间中的一个非支配点对应决策空间中的一个有效解。一个有效的优化方案被定义为一个目标函数的改进总是导致至少一个其他目标函数结果变坏的解决方案。在选择同时满足所有目标函数的解之前，非支配集用于完成在多个目标函数之间进行权衡。在完成优化后可以进行分析，而不需要反复优化。在调强放疗中，可以采用多目标非线性规划模型和多目标线性规划模型。

采用基于方差的目标函数 $\boldsymbol{F}=(f_{\mathrm{T}},f_{\mathrm{C}_1},\cdots,f_{\mathrm{C}_K})$，其中 $f_{\mathrm{T}}=\dfrac{1}{m_{\mathrm{T}}}\dfrac{\left\|A_{\mathrm{T}}\boldsymbol{x}-\bar{\boldsymbol{d}}_{\mathrm{T}}\right\|_2^2}{\bar{\boldsymbol{d}}_{\mathrm{T}}^{\,2}}$，

$f_{\mathrm{C}_k}=\dfrac{1}{m_{\mathrm{C}_k}}\dfrac{\left\|(A_{\mathrm{C}_k}\boldsymbol{x}-\mathrm{CUB}_k)_+\right\|_2^2}{\mathrm{CUB}_k^{\,2}}$，$k=1,2,\cdots,K$，$\bar{\boldsymbol{d}}_{\mathrm{T}}$ 是肿瘤组织的当前迭代平均剂量。

线性规划模型将射束强度优化问题描述为多目标线性规划问题。该模型同时使肿瘤组织剂量下限、危险器官剂量上限和正常组织剂量上限的最大偏差最小化，具体模型为

$$\min\{\boldsymbol{F}=(\alpha,\beta,\gamma)\}$$
$$\text{s.t.}\begin{cases}\mathrm{TLB}-\alpha e\leqslant A_{\mathrm{T}}\boldsymbol{x}\leqslant\mathrm{TUB}\\ A_{\mathrm{C}}\boldsymbol{x}\leqslant\mathrm{CUB}+\beta e\\ A_{\mathrm{N}}\boldsymbol{x}\leqslant\mathrm{NUB}+\gamma e\\ \alpha_{\mathrm{u}}\geqslant\alpha\geqslant 0\\ \beta_{\mathrm{u}}\geqslant\beta\geqslant-\min\{\mathrm{CUB}\}\\ \gamma_{\mathrm{u}}\geqslant\gamma\geqslant 0\\ \boldsymbol{x}\geqslant\boldsymbol{0}\end{cases}\tag{3-39}$$

式中，α_{u}、β_{u}、γ_{u} 分别是 α、β、γ 的上限，它们由物理师指定，并将搜索区限制为临床相关值。可以看到，α、β、γ 受一定的限制。同样的效果可以通过对决策变量设置上限和下限来实现。此外，需要指出的是，只要适当设置 α、β、γ 的上限和下限，这个多目标线性规划问题就总是可行的。

可以将加权和模型的最优解与多目标规划模型的有效解之间的关系描述如下。

对于多目标规划问题 $\min\{f_1(x),f_2(x),\cdots,f_p(x):x\in\chi\}$，设 $\bar{x}\in\chi$ 是加权和问题 $\min\{\lambda_1 f_1(x)+\lambda_2 f_2(x)+\cdots+\lambda_p f_p(x):x\in\chi\}$ 的最优解，其中 $\lambda_1+\lambda_2+\cdots+\lambda_p=1$，$\forall\lambda_i\geqslant 0$，那么 $\bar{x}$ 是有效的。另外，如果 $\{f_1(x),f_2(x),\cdots,f_p(x):x\in\chi\}$ 是凸函数集，设 $\bar{x}\in\chi$ 是多目标规划问题 $\min\{f_1(x),f_2(x),\cdots,f_p(x):x\in\chi\}$ 的有效解，那么存在一组 $\lambda_1,\lambda_2,\cdots,\lambda_p$，满足 $\lambda_1+\lambda_2+\cdots+\lambda_p=1,\forall\lambda_i\geqslant 0$，且使得 $\min\{\lambda_1 f_1(x)+\lambda_2 f_2(x)+\cdots+\lambda_p f_p(x):x\in\chi\}$ 最优。

还有一种多目标规划模型，其目标函数为 $\boldsymbol{F}=(f_{\mathrm{T}},f_{\mathrm{N}},f_{\mathrm{C}})$，其中 $f_{\mathrm{T}}=\dfrac{1}{m_{\mathrm{T}}}$ $\|\boldsymbol{A}_{\mathrm{T}}\boldsymbol{x}-\mathrm{TG}\|_2^2$，$f_{\mathrm{N}}=\dfrac{1}{m_{\mathrm{N}}}\|\boldsymbol{A}_{\mathrm{N}}\boldsymbol{x}\|_2^2$，$f_{\mathrm{C}}=\dfrac{1}{m_{\mathrm{C}}}\|(\boldsymbol{A}_{\mathrm{C}}\boldsymbol{x}-\mathrm{CUB})_+\|_2^2$。其中，$f_{\mathrm{T}}$ 是肿瘤规定剂量的平方剂量偏差的平均值，f_{C} 是放疗的平方过量剂量的平均值，f_{N} 是正常组织的平方过量剂量的平均值。将射束强度的平方根作为决策变量，从而将问题转化为无约束问题。然后利用有限记忆 BFGS 算法求解该问题，并与快速模拟退火算法比较。研究人员利用多目标线性规划模型描述射束强度优化问题。简单的多目标线性规划模型可以描述为

$$\min\{\boldsymbol{F}=(f_{\mathrm{T}},f_{\mathrm{N}},f_{\mathrm{C}})\}$$
$$\mathrm{s.t.}\begin{cases}\boldsymbol{A}_{\mathrm{T}}\boldsymbol{x}\geqslant\mathrm{TLB}(1-f_{\mathrm{T}})\\\boldsymbol{A}_{\mathrm{C}}\boldsymbol{x}\leqslant\mathrm{CUB}(1+f_{\mathrm{C}})\\\boldsymbol{A}_{\mathrm{N}}\boldsymbol{x}\leqslant\mathrm{NUB}(1+f_{\mathrm{N}})\\f_{\mathrm{T}}\geqslant0\\f_{\mathrm{N}}\geqslant0\\f_{\mathrm{C}}\geqslant0\\\boldsymbol{x}\geqslant\boldsymbol{0}\end{cases} \tag{3-40}$$

采用基于等效均匀剂量的目标函数 $\boldsymbol{F}=(F_{\mathrm{T}},F_{\mathrm{C}_1},\cdots,F_{\mathrm{C}_K})$，其中 $F_{\mathrm{T}}=\dfrac{G_{\mathrm{T}}-\min_{\mathrm{T}}\{\boldsymbol{A}_{\mathrm{T}}\boldsymbol{x}\}}{G_{\mathrm{T}}}$，$F_{\mathrm{C}_k}=\dfrac{\mathrm{EUD}_{\mathrm{C}_k}-G_{\mathrm{C}_k}}{G_{\mathrm{C}_k}}$，$k=1,2,\cdots,K$。

多目标线性规划模型通常比多目标非线性规划模型易于求解。设 $h_1,h_2,\cdots,h_p$ 是严格单调递增的，则多目标规划问题 $\min\{f_1(x),f_2(x),\cdots,f_p(x)\}$ 和 $\min\{h_1[f_1(x)],h_2[f_2(x)],\cdots,h_p[f_p(x)]\}$ 的有效解集是相同的。注意，非支配集必须改变，因为 $h[f(x)]$ 与 $f(x)$ 不同。只要能找到合适的凸函数 $f_k(x)$ 和递增函数 h_k，非凸多目标函数 $g(x)=h[f(x)]$ 就可以用等价凸函数代替。

剂量体积目标的规划应用包括：①最小化接受小于某一规定耐受剂量的靶区体素的数量；②最小化接受大于耐受剂量的放疗体素的数量。研究表明，具有剂量体积目标的模型比具有剂量体积约束的常规优化模型更适合进行凸近似表达。

大多数文献利用加权和来解决多目标规划问题，然而这种方法通常效率较低。解决问题的时间与解决问题的次数成正比，如果希望获得 30 个有效的解决方案，每个解决方案的求解时间为 20 分钟，则大约需要 10 小时。目前，多目标非线性规划模型大多使用基于梯度的求解算法，无法保证得到的解是最优的。此外，在实践中很难选择权重系数，因为它们没有明确的临床意义。即使采用均匀

分布的权重集，由于权重与最优解之间的关系是未知的，获得的非支配点的分布也可能是不均匀的，因此这些离散解可能无法完全代表整个非支配集的范围。多目标线性规划问题中用于强度优化的解决方法往往无法提供一个完整的非支配集。它们要么找到非支配集的子集，要么尝试使用非支配点近似非支配集，但往往无法保证近似质量。目前仍然缺乏有效的寻找非支配集的代表子集的方法。

3.5.8 照射角度选择优化模型

照射角度优化问题是放疗过程中的重要问题之一，原因如下：首先，对于调强放疗而言，可选择的照射角度非常多。然而，在放疗过程中，改变照射角度是非常耗时的，因此一般会限制照射角度的数量，以缩短放疗时间，长时间的放疗会增大患者位置变化的可能性。由于医疗资源紧张，为了确保患者的需求得到满足，通常将每天的治疗时间限定在 15～30min。目前，对射束方向的选择通常基于经验，需要进行迭代，找到合适的射束方向集合通常需要几小时。使用优化方法可减轻对经验的依赖，并简化迭代过程。

研究射束方向选择问题的目的是使患者和机架有较为合适的相对位置。在一般情况下，医用直线加速器的机架可以在患者周围 360° 旋转，治疗床也可以在平面上进行一定角度的旋转。然而，某些机架和治疗床的位置变化受限，可能会使实际可用的照射角度受到一定的物理限制，通常用机架角度来描述这种限制。实际放疗结果往往会因角度选择的差异而变化。尽管研究人员已经提出了许多相关方法，但对这类问题的数学研究仍然非常匮乏。

在接下来的描述中，我们将问题限定为处理共治疗床平面，即在包含肿瘤中心的人体 CT 切片平面上以全方位进行照射角度的选择。这样可以简化实际建模和求解过程，同时在数学研究方面没有任何损失。因为当考虑非共面照射问题时，实际上只是考虑了更大的角度搜索空间。

照射角度优化问题与射束强度优化问题密不可分。事实上，可以将涉及射束强度变量的优化模型扩展为同时优化照射角度和通量图的模型。

在优化中，照射角度和射束强度是两个重要的可调参数，前者决定射束方向，后者决定剂量或能量分布。

传统的射束强度优化方法通常假设照射角度是固定的。然而，考虑联合优化照射角度和通量图，可以在更大的解空间中搜索最佳解决方案。这种联合优化模型可以通过引入额外的变量和约束来实现。

将照射角度与射束强度的优化结合起来，可以更全面地考虑放疗中的各种因素，如肿瘤组织的剂量限制。同时优化照射角度和通量图可提供更灵活和个性化的治疗方案，并允许医生根据患者的具体情况进行调整和优化。

因此，照射角度优化问题与射束强度优化问题密切相关，将它们结合起来可以得到更全面、有效的放疗优化方案。

假设射束强度优化问题是 $\min\{z(\boldsymbol{x})\}$，在考虑候选角度 $A=(\alpha_k:k\in K)$ 时，可以选择 p 个角度，设角度选择变量为 y_k，当角度被选中时，该变量为 1；当角度未被选中时，该变量为 0。则相应的组合模型为

$$\min\{z(\boldsymbol{x})\}$$
$$\text{s.t.}\begin{cases} \sum_{\alpha_k\in A} y_k = p \\ \sum_{j} x_{jk} \leqslant My_k \end{cases} \tag{3-41}$$

式中，M 为充分大的常数；$\boldsymbol{x}$ 为照射强度的向量表示。上述模型的复杂度过高，超出了算法的计算能力。典型的候选角度为 $A=(i\pi/180:i=0,1,2,\cdots,359)$，当选择 5~10 个照射角度时，射束的组合将达到 4.9×10^{10}~8.9×10^{18} 个。因此，通常用混合整数规划来求解此类问题，即使如此，角度也不能太多。

我们区分了单步技术和迭代方法。前者包括集合覆盖方法、评分方法和矢量量化方法，后者包括局部搜索方法，以及非常流行的模拟退火和遗传算法元启发式方法。

1. 集合覆盖方法

如果 $\sum_{j} q_{i,j,k} \geqslant \varepsilon$，且对于任意靶区体素有 $i\in T$，则称角度 a_k 覆盖剂量点 i，并将覆盖剂量点 i 的角度集合写为 A_i^ε。对于所有的 $i\in T$，$A_i^\varepsilon=A$ 当且仅当 $0\leqslant\varepsilon\leqslant\varepsilon^*=\min\left\{\sum_{j} q_{i,j,k}:i\in T,a_k\in A\right\}$。最常见的情况是每个目标剂量点都被覆盖。

对于 $0\leqslant\varepsilon\leqslant\varepsilon^*$，照射角度选择的集合覆盖方法等价于射束选择问题。对于剂量点 i，如果 a_k 下的子射束 j 覆盖剂量点 i，则 $q_{i,j,k}$ 为 1，否则为 0。对于角度 a_k，定义 c_k 和 $\hat{c}_k$，即

$$c_k=\begin{cases} \sum_{i\in C}\sum_{j} \dfrac{(u_C)_i q_{i,j,k}}{\text{CUB}_i}, & C\neq\varnothing \\ 0, & \text{其他} \end{cases} \tag{3-42}$$

$$\hat{c}_k=\begin{cases} \sum_{i\in C}\sum_{j} \dfrac{(u_C)_i q_{i,j,k} a_{i,j,k}}{\text{CUB}_i}, & C\neq\varnothing \\ 0, & \text{其他} \end{cases} \tag{3-43}$$

如果 a_k 下的子射束与一个危险器官相交，且该危险器官因超出其上限而受

到较大的惩罚 u_C，则成本代价 c_k 和 $\hat{c}_k$ 较大。如果 $q_{i,j,k}=1$，则 q_{ik} 为 1，否则为 0。在不同的 c_k 和 $\hat{c}_k$ 下，总照射剂量为

$$\begin{cases} \min\left\{\sum_{a_k} c_k y_k : \sum_{a_k} q_{ik} y_k \geqslant 1,\ \forall i \in T,\ \sum_{a_k} y_k = p, y_k \in \{0,1\}\right\} \\ \min\left\{\sum_{a_k} \hat{c}_k y_k : \sum_{a_k} q_{ik} y_k \geqslant 1,\ \forall i \in T,\ \sum_{a_k} y_k = p, y_k \in \{0,1\}\right\} \end{cases} \tag{3-44}$$

选择式（3-44）中两个方程的最优解 y^* 中 $y_k^*=1$ 的角度。注意，这些包含问题的集合不需要对原函数进行评估。这些特殊的集合覆盖问题通常很容易解决。实际上，在 $i \in T$，$A_i^e = A$ 时，式（3-44）选择 p 个角度，这会引出射束选择问题的评分方法。

2. 评分方法

可以将 $\hat{c}_k$ 或 c_k 解释为 a_k 的得分，优化过程即选择得分最高的 p 个角度。这里的困难在于如何定义分数，将角度 a_k 的得分定义为

$$c_k = \frac{1}{|T|} \sum_{i \in T} \sum_j \left(\frac{q_{i,j,k} \hat{x}_{jk}}{\mathrm{TG}}\right)^2 \tag{3-45}$$

式中，$\hat{x}_{jk} = \min\left\{\min\left\{\mathrm{CUB}_i/q_{i,j,k} : i \in C\right\}, \min\left\{\mathrm{NUB}_i/q_{i,j,k} : i \in N\right\}\right\}$

如果在某个角度下可以向目标靶区传递更高的剂量，则该角度的得分将增加，这是我们期望的。评分方法利用非靶组织的边界设定约束，且用得分代表在这些约束下对靶组织的治疗效果。这与透视图方法相反。

还有一种评分方法：如果在某个角度下，子射束的强度具有一致的高值，则该角度的得分较高。因此，具有少数高强度子射束的角度可能得分较低，而具有均匀通量图的角度可能得分较高。这种评分方法涉及对通量图优化问题的求解。还有研究人员通过计算具有单射束未调制平面的放疗计划的平均剂量来对射束方向进行排序，并将这些得分用于射束方向优化问题的整数规划模型，其目标是最小化照射角度得分的加权和，需要满足角度集合约束、角度间距约束和直接消除相反角度的约束等。由于这些约束都是集合约束或广义上限约束，所以整数规划的规模较小，能够快速求解。

除了上述单步方法，常用的照射角度选择方法还包括基于启发式信息的迭代算法，如基于遗传算法的角度选择、基于模拟退火的角度选择等。在对照射角度的选择进行研究时，研究人员发现不一定需要完全避开放疗，并倾向于采用均匀分布的奇数照射角度。在深度学习和人工智能算法的发展下，基于深度神经网络的照射角度选择方法也是一个很好的研究方向。

第4章 通量图的平滑方法

4.1 通量图的生成和调制

在调强放疗中，需要在多个照射角度对放射线进行调制，以得到理想的三维剂量分布。在各照射角度对通量图的调制主要通过多叶准直器实现。因此，在进行调制前，需要考虑通量图的总体分布是否满足剂量分布需求，并在调制过程中考虑多叶准直器的物理约束。

通量图是利用放疗计划系统逆向求解得到的。逆向求解的输入由物理师提供，包括待照射区域的三维剂量分布的目标值和非照射区域的剂量约束条件。目标值通常是待照射区域的剂量下限和剂量分布均匀性度量；剂量约束条件则包括待保护区域（如正常组织或危险器官）的剂量上限约束、剂量体积上限约束、等效均匀剂量上限约束等。

1. 通量图的物理生成

多叶准直器的物理约束较为复杂，不同的生产商对叶片结构和运动伺服机构的设计及对叶片运动的控制方法等存在较大差异。可以把多叶准直器看作一系列可沿一定方向自由运动但又存在一定运动约束条件的结构部件，通过遮挡放射线来产生所需的通量形状，并通过控制形状的变化速度来实现输出，从而形成所需的通量图。《医用电子加速器 性能和试验方法》（GB 15213—2016）对多叶准直器的功能特性进行了定义。

过去的多叶准直器通常是手动控制的，即通过手动调节叶片来控制通量形状。这种方法在计算机和自动控制技术尚未发展的时期非常有效和便捷。它可以有效改变通量形状，避免了手工制作铅块进行遮挡的麻烦。现代多叶准直器普遍采用计算机自动控制方法，即在每个叶片上安装独立的线性运动控制电机，由计算机对这些电机进行整体的运动闭环控制，按照预先编写的控制程序进行高精度驱动。这需要考虑控制效率、位置精度和速度，同时遵循叶片的运动约束，减少反复运动对叶片的影响。

近 20 年，多叶准直器的硬件优化取得了长足进步，但其原理基本不变。如果考虑调强放疗的标准，则需要产生特定的照射孤岛，而传统的多叶准直器无法实现。采用多叶片遮挡的多叶准直器，大多具有多排成对的铅质叶片，其紧密咬合、平行排列。

2. 多叶准直器生成通量图的问题

多叶准直器通常采用凸凹槽的嵌入方式，使叶片紧密咬合，由伺服电机独立驱动。然而，由于驱动能力、叶片质量和摩擦阻力的限制，叶片运动速度非常有限，通常只能达到 3～5cm/s，且叶片在运动过程中会产生磨损。为了避免碰撞，应控制运动中的叶片不发生咬合交叠。此外，在运动过程中，还会产生剂量热点和剂量冷点，存在剂量泄露和散射问题，以及剂量调制能力和剂量调制总量的控制问题。传统的直线加速器为千伏级，因此，对于动态调强或容积调强而言，单照射通量剂量会受很大的限制；但是对于静态调强而言，情况就好得多。传统的调强放疗的剂量调制通量受限，因为过多的放射线会导致整个剂量调制分布的适形能力严重下降。

对于传统的调强放疗，包括静态调强、动态调强及当前得到广泛应用的容积调强，放疗计划系统采用不同的优化模型和优化算法。一般的思路为对一体化模型或分步模型进行求解。一体化模型和分步模型各有优点和缺点。过去 20 年，由于计算机算力和算法水平的限制，研究人员倾向于将整个模型分解为多个相对简单的优化问题并进行求解和建模。然而，随着计算机算力的提高，研究人员越来越倾向于将模型整合为一个大而全的优化问题并进行求解。寻找这样的超大规模优化问题的最优解，在普通算力计算机上几乎是不可能实现的。因此，将超大规模优化问题分解为几个优化问题是一个很好的思路。

3. 通量图优化及子野分割

目前广泛采用的商用策略是典型的两步建模和求解策略。这种策略不是解决整个逆向计划系统的问题，而是解决最关键的通量分布优化和调制过程优化问题。通量分布优化问题主要解决患者的临床剂量需求，调制过程优化问题主要解决多叶准直器的硬件实现需求。这里不考虑照射角度的选择和剂量验证等问题，目的是降低求解的复杂度。

通量分布优化和调制过程优化是调强放疗中的两个截然不同又密切相关的优化步骤。采用分步建模和求解方法的目的是将复杂的问题分解成较为简单的子问题，以快速获取最优解，优点是能够建立相对简单的模型，并使用成熟的算法进行快速求解。然而，这种割裂求解过程的缺点在于无法在两个步骤之间建立良好且紧密的关联关系，从而导致难以控制逆向计划的整体质量。

在通量分布优化中，临床医生需要指定肿瘤区域、正常组织区域和危险器官区域，并确定肿瘤区域的剂量需求、正常组织区域的最大耐受剂量约束和剂量体积约束，以及危险器官区域的保护剂量约束等。

调制过程优化则需要研究硬件的剂量调制能力和特点，需要考虑如何高效、精确、安全、快速、可重复验证地调制放射线通量。首先，必须确保能够准确地按照通量分布进行调制，并考虑离散化调制过程所逼近的通量图是否可接受。其次，需要考虑调制效率及设备的磨损程度。应进行有限逼近，而不是完全复制原始通量图。最后，需要考虑当前调制环境对通量图的负面影响，如剂量冷点和热点等。对于生产商而言，多叶准直器的可靠性和准确性非常重要。目前，主流的多叶准直器生产商将叶片运动精度控制在 1mm 甚至更低的水平，且运动速度越来越快。因此，调制策略需要尽量考虑调制效率、叶片的最高驱动能力，并尽可能避免叶片运动对设备产生不必要的磨损。

一般而言，子野分割优化过程是调制优化过程的一部分。在不同的调强放疗需求下，子野分割优化过程需要考虑不同的因素。以静态调强为例，子野分割的目标大多是使总照射剂量最低，即尽量控制非必要组织的照射风险。还可以将尽量减少子野数量作为目标，因为需要对每个子野进行照射，所以减少子野数量可以显著提高治疗效率。然而，子野分割的建模问题非常复杂，需要考虑很多因素，如子野数量和总照射剂量等，这种数学规划问题一般是非凸优化问题。

子野分割优化问题的输入是通量分布优化问题的最优解，因此，通量分布优化和调制过程优化是密切相关的。对于静态调强而言，通量分布优化必须考虑子野分割优化的方便性。如果将一个非常零碎且复杂的通量图用于后续的子野分割优化，会带来很大的困难。即使得到最优解，也可能由于调制过于复杂或根本无法顺利调制而不接受该解。退一步讲，即使按照最优解进行子野分割优化，也可能无法照射一些小的或零碎的子野，导致剂量适形能力下降，即实际调制的通量分布和输入的通量分布存在显著差异。

因此，放疗计划系统必须考虑如何在通量分布优化中更多地考虑子野分割和调制过程的硬件约束问题。然而，如果将子野分割优化问题全部纳入通量分布优化问题，即将硬件约束和目标函数纳入前期，又很难进行求解。

4.2 通量图的平滑

需要解决平衡一体化优化策略和传统的完全割裂的两步优化策略的问题。一个简单的思路是将多叶准直器的硬件约束和目标函数的关键参数纳入通量分布优化，这样能很好地考虑后续的子野分割优化问题，并降低建模和求解的难度。这在两步优化策略中已经得到了广泛应用并实现了商业化，常用的是通量图规则化与平滑化技术。

通量图规则化最初是物理师在根据多叶准直器的剂量调制难易程度进行初步评估中产生的想法，他们认为越平滑、噪声越低的通量图在调试过程中越容易实现。通量图规则化与平滑化技术可以类比图像处理中的降噪过程，因此又称通量图的平滑。

1. 图像去噪平滑

通量图规则化与平滑化技术的发展是逐步推进的。最初的平滑操作主要是采用图像去噪方法对通量图进行后处理。也就是说，先进行正常的通量图优化求解，再根据图像平滑方法进行去噪，并消除高频部分（通量尖峰）。采用这种方法可以很好地消除通量图中剧烈波动的部分，并抑制一些零散的噪声，从而尽量避免在后续子野分割过程中产生零碎的子野。然而，这种方法存在一个问题，即平滑后的通量图与原通量图之间存在较大差异，且其无法在临床剂量需求中反映出来，这种差异可能是有益的，也可能是有害的。放疗计划系统只能通过正向输入平滑后的通量图所对应的剂量分布状态来观察剂量分布，以判断是否满足最低要求。只能通过试验来确定这种平滑结果是否适用，不能保证结果的最优性。将这种平滑策略称为事后平滑。第一种平滑方法是横向平滑。$x'_{i,j,k} = \sum_{\lambda=-L} c_\lambda x_{i,j+\lambda,k}$，其中，$c_\lambda$ 为平滑系数；$x_{i,j+\lambda,k}$ 为初始通量；$x'_{i,j,k}$ 为平滑后的通量。横向平滑基于多叶准直器的物理结构，即多叶准直器的叶片是横向排列、横向运动的。因此，在横向调制过程中，减少剂量噪声点必然会降低调制难度。第二种平滑方法是全向平滑。全向平滑能够较好地去除剂量噪声点，但可能导致通量图的平滑失真。第三种平滑方法是异质平滑。异质平滑能够很好地考虑剂量噪声的平滑方向，使平滑后的通量图尽可能与原图一致或与投影轮廓一致。

2. 正则化平滑

研究人员发现，还可以考虑通量图的正则化，通过在优化目标中直接添加平滑正则项来将平滑函数内嵌到通量图的优化求解中，即隐式加入正则化函数。这种平滑方式的好处在于能够通过正则化参数直接调节临床目标需求和通量分布噪声抑制程度，跳过了试错的过程。另外，正则化函数直接表达了模型对后续输入通量图进行子野分割的直接期望状态，设计者能够通过快速修正正则化函数来得到适应不同类型多叶准直器的函数模型。但是，就目前已经存在的平滑策略而言，其正则化函数的物理含义大多基于图像去噪的简单抑制，并没有对其进行深入研究。

一般用 $\alpha F(\boldsymbol{X})$ 表示内嵌的正则项，其中，α 为平滑参数，用于控制通量图的平滑程度；$F(\boldsymbol{X})$ 为通量图的平滑描述算子，类似图像平滑中的能量函数。对于二次型正则函数，这类函数以通量图中相邻位置的剂量差的平方和形式给出，求差的方向包括横竖方向和对角方向等，其 $F(\boldsymbol{X})$ 定义为

$$
\begin{aligned}
F(\boldsymbol{X}) = \sum_{i=1}^{l}\sum_{j=1}^{m-1}\sum_{k=1}^{n-1}\Bigg[& (x_{i,j,k}-x_{i,j+1,k})^2 + (x_{i,j,k}-x_{i,j,k+1})^2 + \\
& \frac{1}{2}(x_{i,j,k}-x_{i,j+1,k+1})^2 + \frac{1}{2}(x_{i,j,k}-x_{i,j+1,k-1})^2 \Bigg]
\end{aligned} \tag{4-1}
$$

对于一次型正则函数，这类函数以通量图中相邻位置的剂量差的绝对值形式给出，求差的方向包括上下方向和左右方向等，其 $F(\boldsymbol{X})$ 定义为

$$
F(\boldsymbol{X}) = \sum_{i=1}^{l}\sum_{j=2}^{m}\sum_{k=2}^{n}\left(\left| x_{i,j,k}-x_{i,j-1,k} \right| + \left| x_{i,j,k}-x_{i,j,k-1} \right| \right) \tag{4-2}
$$

除了一次型正则函数和二次型正则化函数，还有一些其他类型的正则函数，如式（4-3）所定义的 $F(\boldsymbol{X})$。

$$
F(\boldsymbol{X}) = \sum_{i=1}^{l}\sum_{j=2}^{m}\sum_{k=1}^{n-1}\frac{2x_{i,j,k}-x_{i,j-1,k}-x_{i,j+1,k}}{\left[1+\dfrac{1}{4}(x_{i,j-1,k}-x_{i,j+1,k})^2 \right]^2} \tag{4-3}
$$

基于图像去噪的正则化平滑方法存在较大的主观性，没有深刻分析去噪后的通量图易于调制的内在原因，因此，必然存在一些问题。

4.3　图像去噪原理

对于图像去噪，目前使用最广泛的是高斯平滑技术。设图像分布函数为 $f \in L^1(\mathbb{R}^2)$，计算 $K_\sigma(x) * f(x) = \displaystyle\int_{\mathbb{R}^2} K_\sigma(x-y)f(y)\mathrm{d}y$，其中 $K_\sigma(x) = \dfrac{1}{2\pi\sigma^2}\exp\left(-\dfrac{|x|^2}{2\sigma^2} \right)$。

这就是高斯平滑处理。进行频域分析得到

$$F_f(\omega) = \int_{\mathbf{R}^2} f(x)\exp(-i\langle \omega, x\rangle)\mathrm{d}x, \quad F_{K_\sigma * f}(\omega) = F_{K_\sigma}(\omega)F_f(\omega) \tag{4-4}$$

1. 高斯平滑的解释

热传导的方程为

$$\begin{cases} u_t - \Delta u = 0, & 0 < t \leqslant T, \ x \in \mathbf{R}^n \\ u(x,0) = \varphi(x), & x \in \mathbf{R}^n \end{cases} \tag{4-5}$$

式中，$u_t = u(x,t)$，$u = u(x) = u(x_1, x_2, \cdots, x_n)$，$\Delta u = \sum\limits_{i=1}^{n}\dfrac{\partial^2 u}{\partial x_i^2}$

设

$$\hat{u}(\xi,t) = \int_{\mathbf{R}^n} u(x,t)\mathrm{e}^{-ix\xi}\mathrm{d}x$$
$$\hat{u}(\xi,0) = \int_{\mathbf{R}^n} \varphi(x)\mathrm{e}^{-ix\xi}\mathrm{d}x = \varphi(\xi) \tag{4-6}$$

进行傅里叶变换，可得

$$\begin{cases} \dfrac{\mathrm{d}\hat{u}(\xi,t)}{\mathrm{d}t} + |\xi|^2\,\hat{u}(\xi,t) = 0 \\ \hat{u}(\xi,0) = \varphi(\xi) \end{cases} \tag{4-7}$$

进行傅里叶逆变换，得到

$$\begin{aligned} u(x,t) &= F^{-1}[\hat{u}(\xi,t)] \\ &= F^{-1}\left[\varphi(\xi)\mathrm{e}^{-|\xi|^2 t}\right] \\ &= (4\pi t)^{-\frac{n}{2}} \int_{\mathbf{R}^n} \varphi(y)\mathrm{e}^{-\frac{|x-y|^2}{4t}}\,\mathrm{d}y \\ &= (4\pi)^{-\frac{n}{2}} \int_{\mathbf{R}^n} E(x-y,t)\varphi(y)\mathrm{d}y \end{aligned} \tag{4-8}$$

式中，$E(x-y,t) = t^{-\frac{n}{2}}\mathrm{e}^{-\frac{|x-y|^2}{4t}}$。核函数可用 $K(x-y,t) = (4\pi)^{-\frac{n}{2}} E(x-y,t) = (4\pi t)^{-\frac{n}{2}}\mathrm{e}^{-\frac{|x-y|^2}{4t}}$ 表示，则有

$$u(x,t) = \int_{\mathbf{R}^n} \varphi(y)K(x-y,t)\mathrm{d}y \tag{4-9}$$

在上述推导过程中，假设 $\varphi(x)$ 可以进行傅里叶变换，即 $\varphi(x)$ 在 $(-\infty, +\infty)$ 上绝对可积且有连续的一阶导数。

解的存在性定理：如果 $\varphi(x) \in C(\mathbf{R}^n)$，且存在正的常数 M 和 A，使 $|\varphi(x)| \leqslant Me^{A|x|^2}$ 在 $\mathbf{R}^n$ 上成立，则前面确定的函数 $u(x,t)$ 是热传导方程在 $x \in \mathbf{R}^n$，$0 < t \leqslant T$ 下的古典解，且无穷次可微，其中，$T < \dfrac{1}{4A}$。

极值原理：设 u 在 Ω 上连续，Ω 为有界开区域，如果在 Ω 内，u_t 和 $\dfrac{\partial^2 u}{\partial x_i \partial x_k}$ 存在且连续，并满足 $u_t - \Delta u \leqslant 0$（或 $\geqslant 0$），则 $\max\limits_{\Omega} u = \max\limits_{\partial\Omega} u$（或 $\min\limits_{\Omega} u = \min\limits_{\partial\Omega} u$）。

解的存在唯一性及稳定性定理：利用极值原理得到混合问题，即

$$\begin{cases} u_t = \Delta u + f(x,t), (x,t) \in \Omega \\ u|_{\partial\Omega} = \varphi(x,t) \end{cases} \tag{4-10}$$

式（4-10）在 Ω 内的解是唯一的，且在 $\partial\Omega$ 上的边界条件及初始条件是稳定的。

证明：如果上述混合问题有两个解 u_1 和 u_2，则 $u = u_1 - u_2$ 满足齐次方程和齐次边界条件，即

$$\begin{cases} u_t - \Delta u = 0 \\ u|_{\partial\Omega} = 0 \end{cases} \tag{4-11}$$

由此可知，$\max\limits_{\partial\Omega} u = \min\limits_{\partial\Omega} u = 0$，由极值原理可得

$$\max\limits_{\Omega} u = \min\limits_{\Omega} u = 0 \tag{4-12}$$

因此，$u = 0$，即原问题的解唯一。

下面证明稳定性。如果 $u^{(i)}$ 满足

$$\begin{cases} u_t = \Delta u + f(x,t), \ (x,t) \in \Omega \\ u|_{\partial\Omega} = \varphi_i(x,t), \ i = 1,2 \end{cases} \tag{4-13}$$

则由叠加原理可知，$u(x,t) = u^{(1)} - u^{(2)}$ 满足

$$\begin{cases} u_t = \Delta u + f(x,t), \ (x,t) \in \Omega \\ u|_{\partial\Omega} = \varphi_1(x,t) - \varphi_2(x,t) \end{cases} \tag{4-14}$$

如果 $\max|\varphi_1 - \varphi_2| < \eta$，则由极值原理可得 $|u^{(1)} - u^{(2)}| \leqslant \max|\varphi_1 - \varphi_2| < \eta$，这就证明了混合问题的解的稳定性。

柯西问题求解的唯一性和稳定性，确保了热传导问题的唯一性和稳定性。

对 $\partial u(\boldsymbol{x},t)/\partial t = \Delta u(\boldsymbol{x},t)$, $u(\boldsymbol{x},0)=u_0(\boldsymbol{x})$ 求解得到解析表达式为

$$u(\boldsymbol{x},t)=G_\sigma * u_0 \tag{4-15}$$

式中, $G_\sigma = C\sigma^{-1/2}\exp(-\boldsymbol{x}^2/4\sigma)$

对 $\partial u(\boldsymbol{x},\boldsymbol{y},t)/\partial t = u_{xx}+u_{yy}$, $u(\boldsymbol{x},\boldsymbol{y},0)=u_0(\boldsymbol{x},\boldsymbol{y})$ 求解得到解析表达式为

$$u(\boldsymbol{x},t)=G_\sigma * u_0 \tag{4-16}$$

$\partial u/\partial t = \mathrm{div}[g(|\nabla u|)\nabla u]$, $u(0)=u_0$, 其中, $g(0)=1$, $g(x)\geqslant 0$, $xg(x)$ 单调递减, $g(|\nabla u|)=\dfrac{1}{1+|\nabla u|^2/\lambda^2}$, 或 $g(|\nabla u|)=\exp\left(\dfrac{-|\nabla u|^2}{2\lambda^2}\right)$

2. 平滑中的各类扩散方程

均值扩散方程为

$$\partial u/\partial t = \mathrm{div}[g(|DG_\sigma * u|)\nabla u],\ u(0)=u_0 \tag{4-17}$$

各向异性扩散方程为

$$\partial u/\partial t = g(|DG_\sigma * u|)\,|Du|\,\mathrm{div}\frac{Du}{|Du|},\ u(0)=u_0 \tag{4-18}$$

包边缘扩散方程为

$$\frac{\partial u}{\partial t}-g(|DG_\sigma * u|)\left\{[1-h(|Du|)]\Delta u + h(|Du|)\,|Du|\,\mathrm{div}\frac{Du}{|Du|}\right\}=0 \tag{4-19}$$

在进行通量图平滑时, 基于高斯平滑的图像去噪方法可以消除一些高频部分。然而, 这种均匀或非均匀扩散的方法进行的是主观的平滑操作, 没有考虑靶区在各通量图中的投影, 也没有考虑在危险器官和照射区域所需的陡峭剂量分布的投影方向进行平滑。因此, 在平滑后的通量图中, 危险器官和照射区域之间原本快速衰减的陡峭边缘变得模糊, 这种平滑操作可能得不偿失。另外, 主观的非均匀扩散平滑不是基于组织器官的解剖特征在通量图的投影上进行的, 这种基于通量图的图像特征而不是基于器官结构投影特征的平滑, 可能导致某些地方平滑不足, 而其他地方平滑过度。

一种较为客观的扩散平滑方法是将所有待照射靶区、各种同质器官及危险器官在各照射方向对通量图进行投影, 并将此作为平滑的先验信息。然后, 按照该先验信息对通量图进行平滑滤波。这种方法可以较好地控制滤波方向和滤波强度, 从而较好地控制原始通量分布的整体剂量影响。基于临床解剖通量投影先验信息的非均匀扩散平滑, 将通量图的平滑处理提高到了一个新的水平。然而, 它仍未找到平滑和子野分割之间的直接数学关系。

隐式平滑策略无法直接设置平滑参数，也无法将平滑能量函数与子野分割中的一个或多个参数建立联系。因此，在商用系统中，通常只能通过反复尝试来确定正则化参数，控制子野分割参数的难度较大。可能出现无法通过增大平滑参数来满足指定子野分割要求的情况。在隐式平滑策略中，可以选择各种不同的平滑滤波器，包括线性和非线性滤波器，以及各向同性和各向异性滤波器，选择滤波器具有较强的盲目性。

4.4　基于机器跳数的平滑方法

4.4.1　基于图像处理的平滑方法存在的问题

首先，在图像处理中，信号降噪平滑处理或图像增强平滑处理都是根据特定的先验信息对图像进行处理的。这意味着图像平滑会导致对原图像信息的删减或篡改。但对于通量图而言，这种删减或篡改的先验信息在多数情况下不具有实际意义。例如，去除白噪声的高斯平滑处理会将凸起或凹陷部分处理成平整的区域，但也会将锐利的阶梯状边缘变为平缓过渡的非锐利边缘。对于通量图子野分割处理，期望得到平整的通量图，但并不排斥锐利的阶梯状边缘，因为锐利的边缘往往意味着剂量快速降低，能对正常组织起有效的保护作用。然而，高斯平滑处理却消除了这种保护，对子野分割的帮助也不大。因此，如何将平滑处理的先验信息成功应用于处理通量图所需的信号是一个难题。

其次，图像平滑是针对单幅图像进行的，在处理过程中不会考虑前后图像的关联。换句话说，对于所有待处理的图像，都会采用相同的先验信息进行无差别的处理，而不会对某些图像进行有偏好的处理或加重处理。对通量图的处理通常涉及 5～11 个方向的二维信号序列，这些序列之间存在强耦合关系。例如，对于某个肿瘤区域，当某个方向的通量增强时，必然导致其他方向的通量减弱；对于某个危险器官，当某个方向的通量不足时，必然需要其他方向的通量进行补充。因此，对通量图序列的处理不是独立的，必须考虑肿瘤区域、正常组织、危险器官等的空间分布情况，并通过进行整体先验处理来保证剂量投放的准确性。

再次，图像处理的平滑先验模型和先验信息十分多样，处理方法也千差万别。图像处理的平滑先验模型包括局部能量极小模型、全局能量极小模型、考虑保边缘的异质处理能量极小模型等。这些先验模型在图像处理中具有具体含义和实际意义，但对于通量图平滑而言，选择合适的先验模型较为困难。通量图平滑的实际需求是减少分割的子野数量、减少机器跳数、减弱照射舌槽效应和缩短叶片往复运动距离等。这些需求很难与通量图的平滑处理建立直接联系，即使建立了某种潜在的联系，也很难控制平滑程度。难以直接确定平滑参数，需要反复试错。

最后，图像处理的平滑先验信息没有考虑通量图的实际调制方式。即使都采用动态调强，不同的叶片准直器生产商对硬件设计的不同，也会导致通量图调制硬件约束不同。然而，现有基于图像处理的平滑方法几乎没有考虑这些细节上的差异，实际上这些差异对后续调制过程有重要影响。

基于上述考虑和分析，研究人员尝试解决这些问题。例如，基于静态调强，采用考虑机器跳数约束、射野角度约束，以及肿瘤区域和正常器官结构的通量优化方法是一个很好的思路。这种思路为逆向计划系统的优化设计提供了帮助。

4.4.2 基于多叶准直器的静态调强放疗的剂量调制过程

基于多叶准直器的静态调强放疗的剂量调制过程指驱动一组相对的金属叶片运动到指定位置，从而形成精确的射束开口形状（又称子野），金属叶片的遮挡产生了不同的子野形状，如图 4-1 所示。同时将加速器开关打开，放射线通过开口照射靶区，在达到指定的机器跳数后关闭加速器。上述过程为静态调强放疗的一次子野调制过程。在每个射束方向会进行多次子野调制，叠加得到通量图。由于已经设定了叶片是单向运动的，所以这里假设单方向通量图的剂量调制通过一次叶片单向运动就能完成，即在叶片的单向运动过程中形成了所需要的所有射束开口形状。

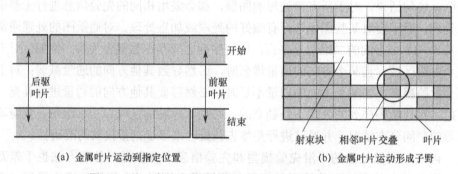

(a) 金属叶片运动到指定位置　　　　　　　　(b) 金属叶片运动形成子野

图 4-1　基于多叶准直器的静态调强放疗的剂量调制过程

1. 叶片运动和调制过程

设叶片的对数为 m，横向运动的叶片数为 n。此时可以通过两个 $m \times n$ 矩阵

I^{L} 和 I^{T} 来描述叶片运动和调制过程。I^{L} 为前驱叶片运动矩阵，记录的是所有前驱叶片在不同位置的离开时刻（开口打开时刻）；I^{T} 为后驱叶片运动矩阵，记录的是所有后驱叶片在不同位置的到达时刻（开口关闭时刻）。这两个矩阵是成对出现的，又被称为叶片运动轨迹矩阵。设叶片运动方向为从左到右，则在每个照射方向的剂量调制起始时刻，所有的前驱叶片都位于最左侧，覆盖了 $m \times n$ 通量图矩阵的每个元素，所有的后驱叶片也都位于最左侧，将 $m \times n$ 通量图矩阵中的元素置为打开状态。

假设叶片的运动及到位停止过程不占用时间，且照射的剂量率恒定，那么可以用射束方向的照射时长来描述调制过程。为了规范表示，设前驱叶片运动矩阵中的最小元素为 0，即在第 0 时刻前驱叶片已运动至第一次调制前的初始状态。如果前驱叶片运动矩阵的最小元素为 $\varpi > 0$，则可以将前驱叶片运动矩阵写为 $I^{\mathrm{L}} - \varpi$，将后驱叶片运动矩阵写为 $I^{\mathrm{T}} - \varpi$。将调制过程描述如下。

对前驱叶片运动矩阵中的所有元素进行升序排列，并形成无重复元素的前驱叶片时间向量 $v^{\mathrm{L}} = (0, v_2^{\mathrm{l}}, \cdots)$；对后驱叶片运动矩阵中的所有元素进行升序排列，并形成无重复元素的后驱叶片时间向量 $v^{\mathrm{T}} = (v_1^{\mathrm{t}}, v_2^{\mathrm{t}}, \cdots)$；最后将两个时间向量合并，进行升序排列，并形成调制时间向量 $v = (0, v_1, v_2, \cdots)$。在第 0 时刻，使前驱叶片运动至初始位置，然后在后驱叶片时间向量中找到第 1 时刻 v_1，并使相应叶片运动至矩阵中对应该时刻的位置，即使前驱叶片移动至该位置的右侧，使后驱叶片移动至该位置；然后寻找第 2 时刻 v_2，并重复相应叶片运动过程。在最后一个时刻 v_{last}，前驱叶片移动至最右侧，后驱叶片也移动至最右侧，结束调制。

接下来以 $I^{\mathrm{L}} = \begin{bmatrix} 0 & 2 & 2 \\ 0 & 0 & 0 \end{bmatrix}$，$I^{\mathrm{T}} = \begin{bmatrix} 3 & 3 & 3 \\ 1 & 1 & 2 \end{bmatrix}$ 为例介绍整个调制过程。形成前驱叶片时间向量 $(0, 2)$、后驱叶片时间向量 $(1, 2, 3)$，合并两个向量，形成调制时间向量 $(0, 1, 2, 3)$。因此，整个调制过程分 4 个时刻完成。在第 0 时刻形成 $\begin{bmatrix} 1 & 0 & 0 \\ 1 & 1 & 1 \end{bmatrix}$，在第 1 时刻形成 $\begin{bmatrix} 1 & 0 & 0 \\ 0 & 0 & 1 \end{bmatrix}$，在第 2 时刻形成 $\begin{bmatrix} 1 & 1 & 1 \\ 0 & 0 & 0 \end{bmatrix}$，在第 3 时刻形成 $\begin{bmatrix} 0 & 0 & 0 \\ 0 & 0 & 0 \end{bmatrix}$。

2. 叶片运动轨迹矩阵相关属性

（1）设叶片从左到右运动，则在通量图的任意位置，右侧的前驱叶片打开时刻不会晚于当前位置的打开时刻，右侧的后驱叶片关闭时刻不会晚于当前位置的关闭时刻，可以描述为 $I^{\mathrm{L}}(j, k) \leqslant I^{\mathrm{L}}(j, k+1)$，$I^{\mathrm{T}}(j, k) \leqslant I^{\mathrm{T}}(j, k+1)$。

（2）由于叶片运动必然是一前一后依次进行的，所以在通量图的任意位置，前驱叶片打开时刻不会晚于后驱叶片关闭时刻，可以描述为 $I^L(j,k) \leqslant I^T(j,k)$。

（3）由于相邻的成对叶片运动也需要满足一前一后依次进行的规律，并需要避免发生叶片干涉，所以在通量图的任意位置，前驱叶片打开时刻不会晚于当前位置上方或下方的后驱叶片关闭时刻，可以描述为 $I^L(j,k) \leqslant I^T(j+1,k)$，$I^L(j,k) \leqslant I^T(j-1,k)$。

（4）后驱叶片运动矩阵 I^T 中的最大值为所有叶片对子野开口的关闭时刻，因此可以代表照射时长，即总机器跳数。在前面的论述中，假设从开始调制起，加速器就一直保持打开状态，因此，调制时间向量中的最后一个元素 v_{last} 可以表示加速器打开时长。

（5）由 I^L 和 I^T 确定的调制时间向量 $(0,v_1,v_2,\cdots)$ 的维度 $size(v)$ 即在静态调强中叶片需要调整形态的步数，也就是叶片需要停下的次数。设每次叶片停下进行形状调整的时长恒定，则 $size(v)$ 代表调制过程的等待时长。通过分析可以发现，影响 $size(v)$ 的主要因素包括通量图矩阵（前驱和后驱叶片运动矩阵）的维度及元素的离散化程度。由于调制时间向量 $v=(0,v_1,v_2,\cdots)$ 是由无重复元素的前驱叶片时间向量 v^L 和后驱叶片时间向量 v^T 合并后进行升序排列得到的，所以 $size(v) \leqslant size(v^L)+size(v^T) \leqslant mn+mn \leqslant 2mn$。如果在满足 $|v_{i+1}-v_i| \leqslant t_\varepsilon$（$t_\varepsilon$ 是一个较小的时间阈值）条件时对向量进行合并，则可以大大减小 $size(v)$。这在逆向计划系统中称为小跳数消除。由此可知，前驱和后驱叶片运动矩阵中元素的离散化程度影响子野数量。

（6）设 $\bar{X} = I^T - I^L$。

设 $W^{-1} = \begin{bmatrix} 1 & 1 & 1 & \cdots & 1 \\ 0 & 1 & 1 & \cdots & 1 \\ 0 & 0 & 1 & \cdots & 1 \\ \vdots & \vdots & \vdots & & \vdots \\ 0 & 0 & 0 & \cdots & 1 \end{bmatrix}_{n \times n}$，$W = \begin{bmatrix} 1 & -1 & 0 & \cdots & 0 \\ 0 & 1 & -1 & \cdots & 0 \\ 0 & 0 & 1 & \cdots & 0 \\ \vdots & \vdots & \vdots & & \vdots \\ 0 & 0 & 0 & \cdots & 1 \end{bmatrix}_{n \times n}$，则有

$$A = \bar{X}W = (I^T - I^L)W = I^TW - I^LW = A^+ - A^- \tag{4-20}$$

由于 $I^L(j,k) \leqslant I^L(j,k+1)$，$I^T(j,k) \leqslant I^T(j,k+1)$，所以 I^TW 和 I^LW 中的所有元素都不小于 0。即通量图矩阵的相邻元素求差矩阵 A 可以由两个非负矩阵 A^+、A^- 求差得到。可以根据这两个非负矩阵 $I^T = A^+W^{-1}$，$I^L = A^-W^{-1}$ 得到前驱叶片运动矩阵 I^L 和后驱叶片运动矩阵 I^T。

3．经典的子野分割

1994 年，Bortfeld 等提出了比较经典的子野分割方法，即直接求矩阵 $A = IW$，并将其中的元素按照正负进行分类，其中正的部分为 A^+，负的部分取绝对值后为 A^-，其余元素以零填充，则得到 $A = A^+ - A^-$。可以表示为

$$\begin{cases} A^+ = \dfrac{1}{2}(|A| + A) \\ A^- = \dfrac{1}{2}(|A| - A) \end{cases} \tag{4-21}$$

在得到矩阵 A^+ 和 A^- 后，可以通过 $I^{\mathrm{T}} = A^+ W^{-1}$ 和 $I^{\mathrm{L}} = A^- W^{-1}$ 得到子野分割序列。显然，Bortfeld 等提出的经典子野分割算法没有考虑上下相邻对向叶片运动碰撞条件约束，因此可能并不满足 $I^{\mathrm{L}}(j,k) \leqslant I^{\mathrm{T}}(j+1,k)$，$I^{\mathrm{L}}(j,k) \leqslant I^{\mathrm{T}}(j-1,k)$，此时该算法失效。

4．总机器跳数约束

由于调制时间向量中的最后一个元素 v_{last} 表示加速器打开时长，所以考虑将相应的时刻约束纳入优化模型，并保持优化模型的凸性。这样就可以直接对总机器跳数进行约束了。下面对这个过程进行详细描述。

由于第 i 个射束方向的后驱叶片运动矩阵 I_i^{T} 的最大元素必然出现在最右列，所以 Monitor Units 为 $\mathrm{MU}_i = \max\limits_{j}\{I_i^{\mathrm{T}}(j,n)\}$，所有方向上的总照射时长，也就是总机器跳数（Total Number of Monitor Units，TNMU）为 $\mathrm{TNMU} = \sum\limits_{i=1}^{l}\mathrm{MU}_i = \sum\limits_{i=1}^{l}\max\limits_{j}\{I_i^{\mathrm{T}}(j,n)\}$。

设可接受的总机器跳数上限为 TNMU_0，则在原优化模型的基础上增加约束条件 $\mathrm{TNMU} \leqslant \mathrm{TNMU}_0$，并保持优化模型的凸性，就形成了带有总机器跳数上限约束的优化模型。

4.4.3　无叶片碰撞约束的模型

对于无叶片碰撞约束的子野分割，Bortfeld 等提出的经典子野分割方法给出了调制过程的最大照射时长的最优数学表达，即 $\max\{I^{\mathrm{T}}\} = \max\{A^+ W^{-1}\}$，即单照射方向的机器跳数为 $\max\limits_{1 \leqslant i \leqslant m} \sum\limits_{j=1}^{n} \max\{0, x_{i,j} - x_{i,j-1}\}$，其中 $x_{i,0} = 0$。再将 l 个

方向上的所有机器跳数求和后进行约束，即形成线性约束 $\sum_{i=1}^{l}\max_{j}\sum_{k=1}^{n}\max\{x_{i,j,k}-x_{i,j,k-1},0\}\leqslant \text{TNMU}_0$ ，因此，相应的无叶片碰撞约束模型可以表示为

$$\min\left\{\sum_{i=1}^{u}\frac{p_i^{\text{T}}}{S_i^{\text{T}}}(d_i^{\text{T}}-d_i^{\text{TP}})^2+\sum_{i=1}^{v}\frac{p_i^{\text{N}}}{S_i^{\text{N}}}(d_i^{\text{N}})^2\right\}$$

$$\text{s.t.}\begin{cases}d^{\text{TP}}\leqslant d^{\text{T}}\\d^{\text{N}}\leqslant d^{\text{NU}}\\\text{mean}(d^{\text{N}})\leqslant d^{\text{mean}}\\0\leqslant x\\x_{i,j,0}=0,\ i=1,2,\cdots,l,\ j=1,2,\cdots,m\\\sum_{i=1}^{l}\max_{j}\sum_{k=1}^{n}\max\{x_{i,j,k}-x_{i,j,k-1},0\}\leqslant \text{TNMU}_0\end{cases}\quad(4\text{-}22)$$

引入中间变量 s_i 和 $t_{i,j,k}$，模型转化为标准的 LCQP 模型，即

$$\min\{x^{\text{T}}Qx+cx+e\}$$

$$\text{s.t.}\begin{cases}d^{\text{TP}}\leqslant F^{\text{T}}x\\F^{\text{N}}x\leqslant d^{\text{NU}}\\\left[\dfrac{1}{S_1^{\text{N}}}\ \dfrac{1}{S_2^{\text{N}}}\ \cdots\ \dfrac{1}{S_v^{\text{N}}}\right]F^{\text{N}}x\leqslant d^{\text{mean}}\\0\leqslant x\\x_{i,j,0}=0,\ i=1,2,\cdots,l,\ j=1,2,\cdots,m\\x_{i,j,k}-x_{i,j,k-1}\leqslant t_{i,j,k},\ i=1,2,\cdots,l,\ j=1,2,\cdots,m,\ k=1,2,\cdots,n\\0\leqslant t_{i,j,k},\ i=1,2,\cdots,l,\ k=1,2,\cdots,n\\\sum_{k=1}^{n}t_{i,j,k}\leqslant s_i,\ i=1,2,\cdots,l,\ j=1,2,\cdots,m\\0\leqslant s_i,\ i=1,2,\cdots,l\\\sum_{i=1}^{l}s_i\leqslant \text{TNMU}_0\end{cases}\quad(4\text{-}23)$$

4.4.4 后驱叶片同步约束模型

传统的直线加速器中的多叶准直器采用紧密咬合的舌槽形状设计，以防止放

射线穿透相邻叶片的连接间隙。多叶准直器的舌槽示意图如图 4-2 所示。

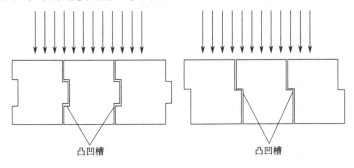

图 4-2　多叶准直器的舌槽示意图

　　将舌槽咬合的宽度称为间隙宽度，这种设计比普通的无间隙叶片能够更好地遮挡放射线，防止出现放射线泄露。这是舌槽设计的初衷，也是这种设计的优势所在，但是这种设计也带来了副作用，即照射阴影的出现导致存在照射剂量冷点效应，如图 4-3 所示，两个子野的上下叶片分次对间隙形成了遮挡，这样就导致在叠加的通量图不存在照射阴影的区域出现了欠剂量条带间隙。照射阴影可能导致受照肿瘤区域的剂量无法达到指定剂量的下限，由此带来的调制过程会发生错

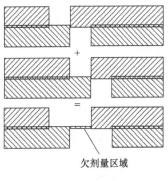

图 4-3　照射阴影

误，而不只是存在照射剂量偏差。为了避免这种舌槽效应的产生，子野分割过程必须考虑不产生照射阴影。对于接下来的几个模型，均考虑把这个约束纳入。

　　最简单的设计方案是将前驱叶片或后驱叶片进行同步。下面介绍后驱叶片同步的数学模型。

　　设 $A^+ = \dfrac{1}{2}(|A| + A)$，在此基础上定义 $B^+(j,k) = \max\limits_{j'}\{A^+(j',k)\}$，后驱叶片运动矩阵 $I^{\mathrm{T}} = B^+ W^{-1}$，即后驱叶片的运动无论是在时间上还是在位置上，都严格保持同步。得到前驱叶片运动矩阵 $I^{\mathrm{L}} = (B^+ - A)W^{-1}$。

　　由于后驱叶片具有运动一致性，所以能够保证舌槽效应不会发生。此时，相应的总机器跳数约束下的通量图线性约束二次规划（Linearly Constrained Quadratic Programming，LCQP）数学模型为

$$\min\left\{\sum_{i=1}^{u}\frac{p_i^{\mathrm{T}}}{S_i^{\mathrm{T}}}(\boldsymbol{d}_i^{\mathrm{T}}-\boldsymbol{d}_i^{\mathrm{TP}})^2+\sum_{i=1}^{v}\frac{p_i^{\mathrm{N}}}{S_i^{\mathrm{N}}}(\boldsymbol{d}_i^{\mathrm{N}})^2\right\}$$

$$\text{s.t.}\begin{cases}\boldsymbol{d}^{\mathrm{TP}}\leqslant\boldsymbol{d}^{\mathrm{T}}\\[4pt]\boldsymbol{d}^{\mathrm{N}}\leqslant\boldsymbol{d}^{\mathrm{NU}}\\[4pt]\mathrm{mean}(\boldsymbol{d}^{\mathrm{N}})\leqslant\boldsymbol{d}^{\mathrm{mean}}\\[4pt]0\leqslant\boldsymbol{x}\\[4pt]x_i(j,0)=0,\ \ i=1,2,\cdots,l,\ \ j=1,2,\cdots,m\\[4pt]\displaystyle\sum_{i=1}^{l}\sum_{k=1}^{n}\max_{j}\max\{x_i(j,k)-x_i(j,k-1),0\}\leqslant\mathrm{TNMU}_0\end{cases} \tag{4-24}$$

式中，$x_i(j,k)$ 为第 i 个射野 j 行 k 列的通量。$x_i(j,0)=0$。$\max\{x_i(j,k)-x_i(j,k-1),0\}$ 即 $A^+(j,k)$，$\max\limits_{j}\max\{x_i(j,k)-x_i(j,k-1),0\}$ 为矩阵 A^+ 每列的最大元素。

通过变换可以将式（4-24）转化为标准 LCQP 模型，即

$$\min\{\boldsymbol{x}^{\mathrm{T}}\boldsymbol{Q}\boldsymbol{x}+\boldsymbol{c}\boldsymbol{x}+e\}$$

$$\text{s.t.}\begin{cases}\boldsymbol{d}^{\mathrm{TP}}\leqslant\boldsymbol{F}^{\mathrm{T}}\boldsymbol{x}\\[4pt]\boldsymbol{F}^{\mathrm{N}}\boldsymbol{x}\leqslant\boldsymbol{d}^{\mathrm{NU}}\\[4pt]\left[\dfrac{1}{S_1^{\mathrm{N}}}\ \ \dfrac{1}{S_2^{\mathrm{N}}}\ \cdots\ \dfrac{1}{S_v^{\mathrm{N}}}\right]\boldsymbol{F}^{\mathrm{N}}\boldsymbol{x}\leqslant\boldsymbol{d}^{\mathrm{mean}}\\[6pt]0\leqslant\boldsymbol{x}\\[4pt]x_i(j,0)=0,\ \ i=1,2,\cdots,l,\ \ j=1,2,\cdots,m\\[4pt]x_i(j,k)-x_i(j,k-1)\leqslant t_i(k),\ \ i=1,2,\cdots,l,\ \ j=1,2,\cdots,m,\ \ k=1,2,\cdots,n\\[4pt]0\leqslant t_i(k),\ \ i=1,2,\cdots,l,\ \ k=1,2,\cdots,n\\[4pt]\displaystyle\sum_{i=1}^{l}\sum_{k=1}^{n}t_i(k)\leqslant\mathrm{TNMU}_0\end{cases} \tag{4-25}$$

4.4.5 前驱叶片同步约束模型

设 $A^-=\dfrac{1}{2}(|A|-A)$，定义 $B^-(j,k)=\max\limits_{j'}\{A^-(j',k)\}$，前驱叶片运动矩阵 $I^{\mathrm{L}}=B^-W^{-1}$，即前驱叶片的运动保持同步。相应的后驱叶片运动矩阵 $I^{\mathrm{T}}=[B^-+A]W^{-1}$。

由于 $x_i(j,k)-x_i(j,k-1)=A_i(j,k)$，$\max\limits_{j}\max\{x_i(j,k-1)-x_i(j,k),0\}=B_i^-(j,k)$，所

以总机器跳数约束为 $\sum\limits_{i=1}^{l}\max\limits_{j}\{I_i^{\mathrm{T}}(j,n)\}\leqslant \mathrm{TNMU}_0$ ，则模型描述为

$$\min\left\{\sum_{i=1}^{u}\frac{p_i^{\mathrm{T}}}{S_i^{\mathrm{T}}}(d_i^{\mathrm{T}}-d_i^{\mathrm{TP}})^2+\sum_{i=1}^{v}\frac{p_i^{\mathrm{N}}}{S_i^{\mathrm{N}}}(d_i^{\mathrm{N}})^2\right\}$$

$$\text{s.t.}\begin{cases}\boldsymbol{d}^{\mathrm{TP}}\leqslant\boldsymbol{d}^{\mathrm{T}}\\[4pt]\boldsymbol{d}^{\mathrm{N}}\leqslant\boldsymbol{d}^{\mathrm{NU}}\\[4pt]\mathrm{mean}(\boldsymbol{d}^{\mathrm{N}})\leqslant\boldsymbol{d}^{\mathrm{mean}}\\[4pt]\boldsymbol{0}\leqslant\boldsymbol{x}\\[4pt]x_i(j,0)=0,\ \ i=1,2,\cdots,l,\ j=1,2,\cdots,m\\[4pt]\sum\limits_{i=1}^{l}\max\limits_{j}\sum\limits_{k=1}^{n}\max\limits_{j}\max\{x_i(j,k-1)-x_i(j,k),0\}+x_i(j,k)-x_i(j,k-1)\leqslant\mathrm{TNMU}_0\end{cases}\tag{4-26}$$

通过变换可以将式（4-26）转化为标准 LCQP 模型，即

$$\min\{\boldsymbol{x}^{\mathrm{T}}\boldsymbol{Q}\boldsymbol{x}+\boldsymbol{c}\boldsymbol{x}+e\}$$

$$\text{s.t.}\begin{cases}\boldsymbol{d}^{\mathrm{TP}}\leqslant\boldsymbol{F}^{\mathrm{T}}\boldsymbol{x}\\[4pt]\boldsymbol{F}^{\mathrm{N}}\boldsymbol{x}\leqslant\boldsymbol{d}^{\mathrm{NU}}\\[4pt]\left[\dfrac{1}{S_1^{\mathrm{N}}}\ \ \dfrac{1}{S_2^{\mathrm{N}}}\ \ \cdots\ \ \dfrac{1}{S_v^{\mathrm{N}}}\right]\boldsymbol{F}^{\mathrm{N}}\boldsymbol{x}\leqslant\boldsymbol{d}^{\mathrm{mean}}\\[4pt]\boldsymbol{0}\leqslant\boldsymbol{x}\\[4pt]x_i(j,0)=0,\ \ i=1,2,\cdots,l,\ j=1,2,\cdots,m\\[4pt]x_i(j,k-1)-x_i(j,k)\leqslant t_i(k),\ \ i=1,2,\cdots,l,\ j=1,2,\cdots,m,\ k=1,2,\cdots,n\\[4pt]0\leqslant t_i(k),\ \ i=1,2,\cdots,l,\ k=1,2,\cdots,n\\[4pt]x_i(j,n)+\sum\limits_{k=1}^{n}t_i(k)\leqslant r_i,\ \ i=1,2,\cdots,l,\ j=1,2,\cdots,m,\ k=1,2,\cdots,n\\[4pt]\sum\limits_{i=1}^{l}r_i\leqslant\mathrm{TNMU}_0\end{cases}\tag{4-27}$$

4.4.6　前后叶片中心时长同步模型

除了后驱叶片同步约束模型和前驱叶片同步约束模型，还有前后叶片中心时长同步模型，即保持通量图中任意行的同一列的前驱叶片离开时间和后驱叶片到达时间的平均值严格同步，即对于 $k=1,2,\cdots,n$ ，满足

$$\frac{1}{2}[I^{\mathrm{T}}(1,k)+I^{\mathrm{L}}(1,k)]=\frac{1}{2}[I^{\mathrm{T}}(2,k)+I^{\mathrm{L}}(2,k)]$$

$$=\frac{1}{2}[I^{\mathrm{T}}(j,k)+I^{\mathrm{L}}(j,k)] \tag{4-28}$$

$$=\frac{1}{2}[I^{\mathrm{T}}(m,k)+I^{\mathrm{L}}(m,k)]$$

前后叶片中心时长同步模型的子野分割满足上下相邻叶片不碰撞条件，即

$$\begin{cases} I^{\mathrm{L}}(j,k) \leqslant I^{\mathrm{T}}(j+1,k) \\ I^{\mathrm{L}}(j+1,k) \leqslant I^{\mathrm{T}}(j,k) \end{cases} \tag{4-29}$$

假设 $I^{\mathrm{L}}(j,k)>I^{\mathrm{T}}(j+1,k)$，由于

$$\begin{cases} I^{\mathrm{L}}(j,k) \leqslant I^{\mathrm{T}}(j,k) \\ I^{\mathrm{L}}(j+1,k) \leqslant I^{\mathrm{T}}(j+1,k) \end{cases} \tag{4-30}$$

所以有

$$I^{\mathrm{T}}(j,k) \geqslant I^{\mathrm{L}}(j,k) > I^{\mathrm{T}}(j+1,k) \geqslant I^{\mathrm{L}}(j+1,k) \tag{4-31}$$

由于

$$\begin{cases} I^{\mathrm{T}}(j,k) > I^{\mathrm{T}}(j+1,k) \\ I^{\mathrm{L}}(j,k) > I^{\mathrm{L}}(j+1,k) \end{cases} \tag{4-32}$$

所以有

$$I^{\mathrm{T}}(j,k)+I^{\mathrm{L}}(j,k) > I^{\mathrm{T}}(j+1,k)+I^{\mathrm{L}}(j+1,k) \tag{4-33}$$

由于

$$\frac{1}{2}[I^{\mathrm{T}}(j,k)+I^{\mathrm{L}}(j,k)]=\frac{1}{2}[I^{\mathrm{T}}(j+1,k)+I^{\mathrm{L}}(j+1,k)] \tag{4-34}$$

所以有

$$I^{\mathrm{T}}(j,k)+I^{\mathrm{L}}(j,k) = I^{\mathrm{T}}(j+1,k)+I^{\mathrm{L}}(j+1,k) \tag{4-35}$$

假设不成立，因此可以满足上述不碰撞条件。

同理，可以建立带有前后叶片中心时长同步约束的数学模型，即

$$\min_{I^{\mathrm{T}},I^{\mathrm{L}}} \max_{j}\{I^{\mathrm{T}}(j,n)\}$$

$$\text{s.t.} \begin{cases} I^{\mathrm{T}}(j,k) \geqslant 0 \\ I^{\mathrm{L}}(j,k) \geqslant 0 \\ I^{\mathrm{L}}(j,k) \leqslant I^{\mathrm{L}}(j,k+1) \\ I^{\mathrm{T}}(j,k) \leqslant I^{\mathrm{T}}(j,k+1) \\ \boldsymbol{I}^{\mathrm{T}} - \boldsymbol{I}^{\mathrm{L}} = \bar{\boldsymbol{X}} \\ I^{\mathrm{T}}(j,k)+I^{\mathrm{L}}(j,k) = I^{\mathrm{T}}(j,k+1)+I^{\mathrm{L}}(j,k+1) \end{cases} \tag{4-36}$$

式（4-36）中的模型为线性规划模型。在基本模型中加入上述模型的约束和目标函数，可以形成平滑优化模型，即

$$\min\left\{\sum_{i=1}^{u}\frac{p_i^{\mathrm{T}}}{S_i^{\mathrm{T}}}(\boldsymbol{d}_i^{\mathrm{T}}-\boldsymbol{d}_i^{\mathrm{TP}})^2+\sum_{i=1}^{v}\frac{p_i^{\mathrm{N}}}{S_i^{\mathrm{N}}}(\boldsymbol{d}_i^{\mathrm{N}})^2\right\}$$

$$\mathrm{s.t.}\begin{cases}\boldsymbol{d}^{\mathrm{TP}}\leqslant\boldsymbol{d}^{\mathrm{T}}\\\boldsymbol{d}^{\mathrm{N}}\leqslant\boldsymbol{d}^{\mathrm{NU}}\\\mathrm{mean}(\boldsymbol{d}^{\mathrm{N}})\leqslant\boldsymbol{d}^{\mathrm{mean}}\\0\leqslant\boldsymbol{x}\\I^{\mathrm{T}}(j,k)\geqslant0,\ I^{\mathrm{L}}(j,k)\geqslant0\\I^{\mathrm{L}}(j,k)\leqslant I^{\mathrm{L}}(j,k+1),\ I^{\mathrm{T}}(j,k)\leqslant I^{\mathrm{T}}(j,k+1)\\\boldsymbol{I}^{\mathrm{T}}-\boldsymbol{I}^{\mathrm{L}}=\bar{\boldsymbol{X}}\\I^{\mathrm{T}}(j,k)+I^{\mathrm{L}}(j,k)=I^{\mathrm{T}}(j,k+1)+I^{\mathrm{L}}(j,k+1)\end{cases}\quad(4\text{-}37)$$

在式（4-37）中加入人工变量，通过变换可以转化为标准 LCQP 模型，即

$$\min\{\boldsymbol{x}^{\mathrm{T}}\boldsymbol{Q}\boldsymbol{x}+\boldsymbol{c}\boldsymbol{x}+\boldsymbol{e}\}$$

$$\mathrm{s.t.}\begin{cases}\boldsymbol{d}^{\mathrm{TP}}\leqslant\boldsymbol{F}^{\mathrm{T}}\boldsymbol{x}\\\boldsymbol{F}^{\mathrm{N}}\boldsymbol{x}\leqslant\boldsymbol{d}^{\mathrm{NU}}\\\left[\dfrac{1}{S_1^{\mathrm{N}}}\quad\dfrac{1}{S_2^{\mathrm{N}}}\quad\cdots\quad\dfrac{1}{S_v^{\mathrm{N}}}\right]\boldsymbol{F}^{\mathrm{N}}\boldsymbol{x}\leqslant\boldsymbol{d}^{\mathrm{mean}}\\0\leqslant\boldsymbol{x}\\x_i(j,0)=0\\0\leqslant\Delta_i^+(j,k)\\0\leqslant\Delta_i^-(j,k)\\x_i(j,k)-x_i(j,k-1)=\Delta_i^+(j,k)-\Delta_i^-(j,k)\\\sum_{k=1}^{\mathrm{Ind}}[\Delta_i^-(j,k)]\leqslant\sum_{k=1}^{\mathrm{Ind}}[\Delta_i^+(j+1,k)]\\\sum_{k=1}^{\mathrm{Ind}}[\Delta_i^-(j+1,k)]\leqslant\sum_{k=1}^{\mathrm{Ind}}[\Delta_i^+(j,k)]\\\sum_{k=1}^{\mathrm{Ind}}[\Delta_i^-(j,k)]+\sum_{k=1}^{\mathrm{Ind}}[\Delta_i^+(j,k)]=\sum_{k=1}^{\mathrm{Ind}}[\Delta_i^-(j+1,k)]+\sum_{k=1}^{\mathrm{Ind}}[\Delta_i^+(j+1,k)]\\\sum_{k=1}^{n}[\Delta_i^+(j,k)]\leqslant u_i,\ i=1,2,\cdots,l,\ j=1,2,\cdots,m\\0\leqslant u_i,\ i=1,2,\cdots,l\\\sum_{i=1}^{l}u_i\leqslant\mathrm{TNMU}_0\end{cases}\quad(4\text{-}38)$$

式中，Δ_i^+ 为第 i 个照射角度的前驱叶片移动轨迹矩阵；Δ_i^- 为第 i 个照射角度的

后驱叶片移动轨迹矩阵；Δ_i^+ 的 j 行 k 列元素为 $\Delta^+(j,k)$；Δ_i^- 的 j 行 k 列元素为 $\Delta_i^-(j,k)$。

4.4.7 舌槽欠剂量效应的直接约束

如果舌槽咬合的间隙宽度部分的受照剂量低于间隙待调制剂量的下限，则认为产生了舌槽欠剂量效应。

对于 $x_i(j,k)$ 和 $x_i(j+1,k)$，如果不产生舌槽欠剂量效应，那么间隙宽度部分剂量应不低于 $\min[x_i(j,k),x_i(j+1,k)]$，其中 $x_i(j,k)=I^T(j,k)-I^L(j,k)$，$x_i(j+1,k)=I^T(j+1,k)-I^L(j+1,k)$。

如果叶片的间隙宽度部分对放射线 100% 遮挡，则间隙宽度部分剂量可以表示为

$$\min\{I^T(j,k),I^T(j+1,k)\}-\max\{I^L(j,k),I^L(j+1,k)\} \tag{4-39}$$

当 $I^T(j,k)\geqslant I^T(j+1,k)$，$I^L(j,k)\leqslant I^L(j+1,k)$ 时，式（4-39）等于 $x_i(j+1,k)$。

当 $I^T(j,k)\leqslant I^T(j+1,k)$，$I^L(j,k)\geqslant I^L(j+1,k)$ 时，式（4-39）等于 $x_i(j,k)$。

上述模型不产生舌槽欠剂量效应。

当 $I^T(j,k)>I^T(j+1,k)$，$I^L(j,k)>I^L(j+1,k)$ 时，式（4-39）等于

$$I^T(j+1,k)-I^L(j,k)<I^T(j+1,k)-I^L(j+1,k)=x_i(j+1,k) \tag{4-40}$$

当 $I^T(j,k)<I^T(j+1,k)$，$I^L(j,k)<I^L(j+1,k)$ 时，式（4-39）等于

$$I^T(j,k)-I^L(j+1,k)<I^T(j,k)-I^L(j,k)=x_i(j,k) \tag{4-41}$$

上述模型可以产生舌槽欠剂量效应。

由此可以得到，产生舌槽欠剂量效应的充要条件为

$$[I^T(j,k)-I^T(j+1,k)][I^L(j,k)-I^L(j+1,k)]\leqslant 0 \tag{4-42}$$

设放射线穿过叶片的比例为 $\eta\%$，此时产生舌槽欠剂量效应的剂量可以表示为

$$\begin{aligned}&\{\min[I^T(j,k),I^T(j+1,k)]-\max[I^L(j,k),I^L(j+1,k)]\}(1-\eta\%)+\\&\{\max[I^T(j,k),I^T(j+1,k)]-\min[I^L(j,k),I^L(j+1,k)]\}\eta\%\end{aligned} \tag{4-43}$$

当 $I^T(j,k)\geqslant I^T(j+1,k)$，$I^L(j,k)\leqslant I^L(j+1,k)$ 时，式（4-43）大于 $x_i(j+1,k)$。

当 $I^T(j,k)\leqslant I^T(j+1,k)$，$I^L(j,k)\geqslant I^L(j+1,k)$ 时，式（4-43）大于 $x_i(j,k)$。

上述模型不产生舌槽欠剂量效应。

当 $I^T(j,k)>I^T(j+1,k)$，$I^L(j,k)>I^L(j+1,k)$ 时，式（4-43）等于

$$\begin{aligned}&[I^T(j+1,k)-I^L(j,k)](1-\eta\%)+[I^T(j,k)-I^L(j+1,k)]\eta\%\\&=[I^T(j+1,k)-I^L(j,k)]+[I^T(j,k)-I^T(j+1,k)+I^L(j,k)-I^L(j+1,k)]\eta\%\end{aligned} \tag{4-44}$$

当 $I^{\mathrm{T}}(j,k) < I^{\mathrm{T}}(j+1,k)$，$I^{\mathrm{L}}(j,k) < I^{\mathrm{L}}(j+1,k)$ 时，式（4-43）等于

$$[I^{\mathrm{T}}(j,k) - I^{\mathrm{L}}(j+1,k)](1-\eta\%) + [I^{\mathrm{T}}(j+1,k) - I^{\mathrm{L}}(j,k)]\eta\% \tag{4-45}$$
$$= [I^{\mathrm{T}}(j,k) - I^{\mathrm{L}}(j+1,k)] + [I^{\mathrm{T}}(j+1,k) - I^{\mathrm{T}}(j,k) + I^{\mathrm{L}}(j+1,k) - I^{\mathrm{L}}(j,k)]\eta\%$$

上述模型可以产生舌槽欠剂量效应。

4.4.8　带叶片碰撞约束的模型

前面介绍了无叶片碰撞约束的模型，下面介绍带叶片碰撞约束的模型。在讨论这类模型时，暂不考虑舌槽欠剂量效应。

对 $\boldsymbol{A}^+$ 和 $\boldsymbol{A}^-$ 加入非负临时变量 $\boldsymbol{\delta}$，则有

$$\begin{cases} \boldsymbol{I}^{\mathrm{T}} = \boldsymbol{\Delta}^+ \boldsymbol{W}^{-1} = (\boldsymbol{A}^+ + \boldsymbol{\delta})\boldsymbol{W}^{-1} \\ \boldsymbol{I}^{\mathrm{L}} = \boldsymbol{\Delta}^- \boldsymbol{W}^{-1} = (\boldsymbol{A}^- + \boldsymbol{\delta})\boldsymbol{W}^{-1} \end{cases} \tag{4-46}$$

将带叶片碰撞约束的线性规划模型表示为

$$\min_{\boldsymbol{\delta}} \max_j \{I^{\mathrm{T}}(j,n)\}$$
$$\mathrm{s.t.} \begin{cases} \delta(j,k) \geqslant 0, & j=1,2,\cdots,m, \ k=1,2,\cdots,n \\ I^{\mathrm{L}}(j,k) \leqslant I^{\mathrm{T}}(j+1,k), & j=1,2,\cdots,m-1, \ k=1,2,\cdots,n-1 \\ I^{\mathrm{L}}(j+1,k) \leqslant I^{\mathrm{T}}(j,k), & j=1,2,\cdots,m-1, \ k=1,2,\cdots,n-1 \end{cases} \tag{4-47}$$

设第 i 个方向的矩阵 $\bar{\boldsymbol{X}}_i$ 的前驱和后驱叶片运动矩阵为 $\boldsymbol{I}_i^{\mathrm{T}} = \boldsymbol{\Delta}_i^+ \boldsymbol{W}^{-1}$，$\boldsymbol{I}_i^{\mathrm{T}} = \boldsymbol{\Delta}_i^- \boldsymbol{W}^{-1}$。$\bar{\boldsymbol{X}}_i = \boldsymbol{I}_i^{\mathrm{T}} - \boldsymbol{I}_i^{\mathrm{L}}$，则总机器跳数约束下的带叶片碰撞约束的模型为

$$\min \left\{ \sum_{i=1}^u \frac{p_i^{\mathrm{T}}}{S_i^{\mathrm{T}}} (d_i^{\mathrm{T}} - d_i^{\mathrm{TP}})^2 + \sum_{i=1}^v \frac{p_i^{\mathrm{N}}}{S_i^{\mathrm{N}}} (d_i^{\mathrm{N}})^2 \right\}$$

$$\mathrm{s.t.} \begin{cases} \boldsymbol{d}^{\mathrm{TP}} \leqslant \boldsymbol{d}^{\mathrm{T}} \\ \boldsymbol{d}^{\mathrm{N}} \leqslant \boldsymbol{d}^{\mathrm{NU}} \\ \mathrm{mean}(\boldsymbol{d}^{\mathrm{N}}) \leqslant \boldsymbol{d}^{\mathrm{mean}} \\ \boldsymbol{0} \leqslant \boldsymbol{x} \\ \left. \begin{array}{l} \bar{\boldsymbol{X}}_i \boldsymbol{W} = \boldsymbol{\Delta}_i^+ - \boldsymbol{\Delta}_i^-, \ i=1,2,\cdots,l \\ \boldsymbol{0} \leqslant \boldsymbol{\Delta}_i^+, \ i=1,2,\cdots,l \\ \boldsymbol{0} \leqslant \boldsymbol{\Delta}_i^-, \ i=1,2,\cdots,l \end{array} \right\} \alpha \\ \left. \begin{array}{l} I_i^{\mathrm{L}}(j,k) \leqslant I_i^{\mathrm{T}}(j+1,k) \\ I_i^{\mathrm{L}}(j+1,k) \leqslant I_i^{\mathrm{T}}(j,k), \ i=1,2,\cdots,l, \ j=1,2,\cdots,m-1, \ k=1,2,\cdots,n-1 \end{array} \right\} \beta \\ \sum_{i=1}^l \max_j \{I_i^{\mathrm{T}}(j,n)\} \leqslant \mathrm{TNMU}_0 \cdots\cdots\cdots \gamma \end{cases} \tag{4-48}$$

式中，α 为矩阵 $\bar{X}_i$ 的非负分解约束；β 为叶片碰撞约束；γ 为总机器跳数约束。

将上述模型转化为标准 LCQP 模型，表示为

$$\min(x^{\mathrm{T}}Qx + cx + e)$$

$$\text{s.t.}\begin{cases}
d^{\mathrm{TP}} \leqslant F^{\mathrm{T}}x \\
F^{\mathrm{N}}x \leqslant d^{\mathrm{NU}} \\
\left[\dfrac{1}{S_1^{\mathrm{N}}} \quad \dfrac{1}{S_2^{\mathrm{N}}} \quad \cdots \quad \dfrac{1}{S_v^{\mathrm{N}}}\right]F^{\mathrm{N}}x \leqslant d^{\mathrm{mean}} \\
0 \leqslant x \\
x_i(j,0) = 0, \quad i=1,2,\cdots,l, \quad j=1,2,\cdots,m \\
0 \leqslant \Delta_i^+(j,k), \quad i=1,2,\cdots,l, \quad j=1,2,\cdots,m, \quad k=1,2,\cdots,n \\
0 \leqslant \Delta_i^-(j,k), \quad i=1,2,\cdots,l, \quad j=1,2,\cdots,m, \quad k=1,2,\cdots,n \\
x_i(j,k)-x_i(j,k-1) = \Delta_i^+(j,k)-\Delta_i^-(j,k), \quad i=1,2,\cdots,l, \\
\qquad\qquad\qquad\qquad\qquad\qquad j=1,2,\cdots,m, \quad k=1,2,\cdots,n \\
\sum_{k=1}^{\mathrm{Ind}}[\Delta_i^-(j,k)] \leqslant \sum_{k=1}^{\mathrm{Ind}}[\Delta_i^+(j+1,k)] \\
\sum_{k=1}^{\mathrm{Ind}}[\Delta_i^-(j+1,k)] \leqslant \sum_{k=1}^{\mathrm{Ind}}[\Delta_i^+(j,k)], \quad i=1,2,\cdots,l, \quad j=1,2,\cdots,m-1 \\
\sum_{k=1}^{n}[\Delta_i^+(j,k)] \leqslant u_i, \quad i=1,2,\cdots,l, \quad j=1,2,\cdots,m \\
0 \leqslant u_i, \quad i=1,2,\cdots,l \\
\sum_{i=1}^{l}u_i \leqslant \mathrm{TNMU}_0
\end{cases}$$

$$\tag{4-49}$$

4.5 双向叶片运动通量图平滑模型

4.5.1 双向叶片运动通量图平滑模型介绍

接下来介绍非常实用的双向叶片运动通量图平滑模型（简称双向模型）。双向叶片运动调强指对于任意照射角度，多叶准直器的叶片通过一次从左到右的单向运动，以及一次从右到左的单向运动完成该角度的调制过程，如图 4-4 所示。

其优点是在每个照射角度，叶片的起点和终点在同一个位置，如都在最左边或都在最右边。这种策略对于控制总机器跳数来说是一个凸优化问题，因此，易于得到最优解，也易于在动态调强和容积调强中应用。

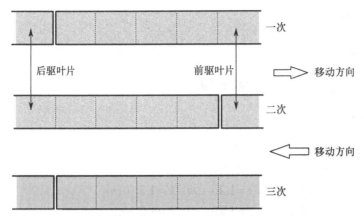

图 4-4　双向叶片运动调强

$\boldsymbol{x}$ 和 $\boldsymbol{y}$ 分别表示叶片从左到右和从右到左的通量图调制结果，可以得到凸优化模型，即

$$
\text{s.t.}
\begin{cases}
\boldsymbol{z} = \boldsymbol{x} + \boldsymbol{y} \\
\boldsymbol{0} \leqslant \boldsymbol{x} \\
\boldsymbol{0} \leqslant \boldsymbol{y} \\
\left.\begin{array}{l}
\overline{X}_i W = \varDelta_i^+ - \varDelta_i^-, \ i = 1, 2, \cdots, l \\
\boldsymbol{0} \leqslant \varDelta_i^+, \ i = 1, 2, \cdots, l \\
\boldsymbol{0} \leqslant \varDelta_i^-, \ i = 1, 2, \cdots, l
\end{array}\right\} \alpha_1 \\
\left.\begin{array}{l}
I_i^{\mathrm{L}}(j,k) \leqslant I_i^{\mathrm{T}}(j+1,k) \\
I_i^{\mathrm{L}}(j+1,k) \leqslant I_i^{\mathrm{T}}(j,k), \ i = 1,2,\cdots,l, \ j = 1,2,\cdots,m-1, \ k = 1,2,\cdots,n-1
\end{array}\right\} \beta_1 \\
\left.\begin{array}{l}
\overline{Y}_i W = \varPhi_i^+ - \varPhi_i^-, \ i = 1, 2, \cdots, l \\
\boldsymbol{0} \leqslant \varPhi_i^+, \ i = 1, 2, \cdots, l \\
\boldsymbol{0} \leqslant \varPhi_i^-, \ i = 1, 2, \cdots, l
\end{array}\right\} \alpha_2 \\
\left.\begin{array}{l}
J_i^{\mathrm{L}}(j,k) \geqslant J_i^{\mathrm{T}}(j+1,k) \\
J_i^{\mathrm{L}}(j+1,k) \geqslant J_i^{\mathrm{T}}(j,k), \ i = 1,2,\cdots,l, \ j = 1,2,\cdots,m, \ k = 1,2,\cdots,n-1
\end{array}\right\} \beta_2 \\
\displaystyle\sum_{i=1}^{l} \max_j \{J_i^{\mathrm{T}}(j,1)\} + \sum_{i=1}^{l} \max_j \{I_i^{\mathrm{T}}(j,n)\} \leqslant \mathrm{TNMU}_0 \cdots\cdots\cdots \gamma
\end{cases}
\tag{4-50}
$$

将上述模型展开，可以得到大规模线性约束二次规划模型，即

$$\min\{x^{\mathrm{T}}Qx + cx + e\}$$

$$\text{s.t.}\begin{cases} d^{\mathrm{TP}} \leqslant F^{\mathrm{T}}z \\ F^{\mathrm{N}}z \leqslant d^{\mathrm{NU}} \\ \left[\dfrac{1}{S_1^{\mathrm{N}}} \quad \dfrac{1}{S_2^{\mathrm{N}}} \quad \cdots \quad \dfrac{1}{S_v^{\mathrm{N}}}\right]F^{\mathrm{N}}z \leqslant d^{\mathrm{mean}} \\ z = x + y \\ 0 \leqslant x \\ 0 \leqslant y \\ x_i(j,0) = 0, \ i = 1,2,\cdots,l, \ j = 1,2,\cdots,m \\ 0 \leqslant \Delta_i^+(j,k), \ i = 1,2,\cdots,l, \ j = 1,2,\cdots,m, \ k = 1,2,\cdots,n \\ 0 \leqslant \Delta_i^-(j,k), \ i = 1,2,\cdots,l, \ j = 1,2,\cdots,m, \ k = 1,2,\cdots,n \\ x_i(j,k) - x_i(j,k-1) = \Delta_i^+(j,k) - \Delta_i^-(j,k), \ i = 1,2,\cdots,l, \ j = 1,2,\cdots,m, \ k = 1,2,\cdots,n \\ \displaystyle\sum_{k=1}^{\mathrm{Ind}}[\Delta_i^-(j,k)] \leqslant \sum_{k=1}^{\mathrm{Ind}}[\Delta_i^+(j+1,k)] \\ \displaystyle\sum_{k=1}^{\mathrm{Ind}}[\Delta_i^-(j+1,k)] \leqslant \sum_{k=1}^{\mathrm{Ind}}[\Delta_i^+(j,k)], \ i = 1,2,\cdots,l, \ j = 1,2,\cdots,m-1 \\ \displaystyle\sum_{k=1}^{n}[\Delta_i^+(j,k)] \leqslant u_i, \ i = 1,2,\cdots,l, \ j = 1,2,\cdots,m \\ 0 \leqslant u_i, \ i = 1,2,\cdots,l \\ y_i(j,m+1) = 0, \ i = 1,2,\cdots,l, \ j = 1,2,\cdots,m \\ 0 \leqslant \Phi_i^+(j,k), \ i = 1,2,\cdots,l, \ j = 1,2,\cdots,m, \ k = 1,2,\cdots,n \\ 0 \leqslant \Phi_i^-(j,k), \ i = 1,2,\cdots,l, \ j = 1,2,\cdots,m, \ k = 1,2,\cdots,n \\ y_i(j,k) - y_i(j,k+1) = \Phi_i^+(j,k) - \Phi_i^-(j,k), \ i = 1,2,\cdots,l, \ j = 1,2,\cdots,m, \ k = 1,2,\cdots,n \\ \displaystyle\sum_{k=1}^{\mathrm{Ind}}[\Phi_i^-(j,k)] \geqslant \sum_{k=1}^{\mathrm{Ind}}[\Phi_i^+(j+1,k)] \\ \displaystyle\sum_{k=1}^{\mathrm{Ind}}[\Phi_i^-(j+1,k)] \geqslant \sum_{k=1}^{\mathrm{Ind}}[\Phi_i^+(j,k)], \ i = 1,2,\cdots,l, \ j = 1,2,\cdots,m-1 \\ \displaystyle\sum_{k=1}^{n}[\Phi_i^+(j,k)] \leqslant v_i, \ i = 1,2,\cdots,l, \ j = 1,2,\cdots,m \\ 0 \leqslant v_i, \ i = 1,2,\cdots,l \\ \displaystyle\sum_{i=1}^{l}u_i + \sum_{i=1}^{l}v_i \leqslant \mathrm{TNMU}_0 \end{cases} \tag{4-51}$$

4.5.2　实验及结果分析

1．实验数据集

调强放疗逆向计划设计平台采用美国华盛顿大学开发并公开的软件包 CERR（Computational Environment for Radiotherapy Research），对强度矩阵的计算采用基于 QIB 的剂量计算引擎，采用 Mosek 4.0 软件对二次规划问题进行求解。实验所用的测试病例（头颈部肿瘤病例）是公开病例。

2．实验结果

双向模型和基本模型的靶区剂量体积直方图如图 4-5 所示，实线为双向模型的结果，虚线为未做任何平滑处理的基本模型的结果。对于双向模型，TNMU=200，DFV=23.9272；对于基本模型，TNMU=483.7101，DFV=23.2073。

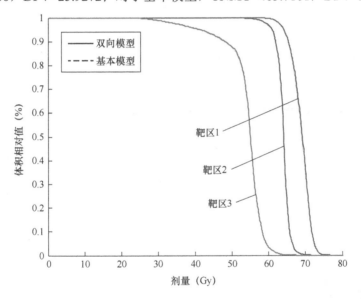

图 4-5　双向模型和基本模型的靶区剂量体积直方图

双向模型、全变差模型和二次平滑模型的靶区剂量体积直方图如图 4-6 所示。对于双向模型，TNMU=200，DFV=23.9272；对于全变差模型，TNMU=199.0619，DFV=40.2662；对于二次平滑模型，TNMU=209.5368，DFV=36.1918。

由 TNMU 和 DFV 可知，在总机器跳数相同的条件下，双向模型得到靶区的剂量更接近处方剂量，剂量体积曲线更逼近垂直阶跃结果。

双向模型和基本模型的非靶区剂量体积直方图如图 4-7 所示。实线为双向模型的结果，虚线为未做任何平滑的基本模型的结果。由于左右眼眶、视交叉和视神经的值很低，所以没有给出它们的结果。

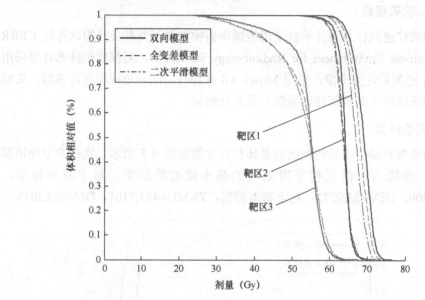

图 4-6　双向模型、全变差模型和二次平滑模型的靶区剂量体积直方图

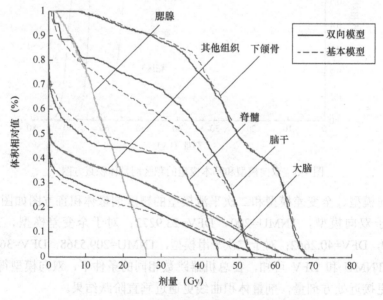

图 4-7　双向模型和基本模型的非靶区剂量体积直方图

在总机器跳数相同的条件下，双向模型、全变差模型和二次平滑模型的非靶区剂量体积直方图如图 4-8 所示。

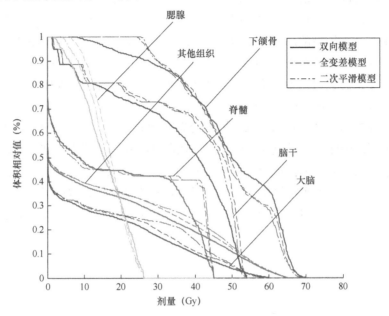

图 4-8 双向模型、全变差模型和二次平滑模型的非靶区剂量体积直方图

由图 4-7 和图 4-8 可以看出，在总机器跳数相同的条件下，双向模型得到的非靶区剂量更低，剂量体积曲线下降得更快。

非靶区的平均剂量如表 4-1 所示，可以看出双向模型在保护非靶区方面能够获得更好的效果。

表 4-1 非靶区的平均剂量

序 号	非 靶 区	基本模型的平均剂量（Gy）	双向模型的平均剂量（Gy）	全变差模型的平均剂量（Gy）	二次平滑模型的平均剂量（Gy）
1	大脑	9.6748	10.3030	11.9323	11.0724
2	脑干	30.8785	34.0634	37.2719	38.0947
3	左眼眶	0.2228	0.2889	0.2111	0.2277
4	下颌骨	49.6742	49.0168	48.5556	48.9649
5	视交叉	1.3752	1.5846	1.5355	1.5575
6	视神经	0.3221	0.4012	0.3334	0.3362
7	腮腺	15.3528	15.4057	16.1185	17.1303
8	右眼眶	0.3154	0.4799	0.3802	0.3516
9	其他组织	15.8229	15.4016	16.8081	16.4892
10	脊髓	19.6071	18.6678	19.7094	19.9040

3. 实验结果分析及结论

当总机器跳数约束较严格时，双向模型有很好的表现。双向模型可以尽可能减少总机器跳数而不对临床剂量产生较大影响，但是其他两种模型不能做到。在图 4-5 中，基本模型的总机器跳数是 483.7101，双向模型的总机器跳数是 200。总机器跳数的减少极为明显，DVH 的变化却很小（可以看到两个曲线很接近）。在图 4-6 中，总机器跳数基本在同一水平，但是双向模型的 DVH 较小，这意味着双向模型的剂量体积曲线更陡峭，更接近处方剂量。

由图 4-7 和图 4-8 可知，双向模型没有牺牲非靶区，好的结果不源于非靶区的剂量提高，因此不会导致非靶区损伤。在图 4-7 中，除了脊髓和脑干，双向模型和基本模型的曲线都很接近。在图 4-8 中，除了下颌骨，双向模型的结果都低于全变差模型和二次平滑模型。因此可以说，对于非靶区，双向模型的逆向计划结果比其他模型低。图 4-7、图 4-8 和表 4-1 中的结果显示，无论是对于非靶区还是靶区，与其他模型相比，双向模型都取得了较好的结果。

第5章　自动勾画技术

5.1　自动勾画的意义

在放疗计划设计阶段，需要根据医学图像确定肿瘤和器官的范围。目前，常用的方法是以手动或自动方式逐个勾画医学图像中的肿瘤和器官。利用 CT 会得到大量的三维切片图像，如果让医生手动勾画每个切片的组织结构，会占用大量有经验的医生的时间。

目前，基于计算机视觉的医学图像自动分割算法很难完全满足实际临床应用需求。对于结构性器官，CT 或电子密度可以辅助进行手动勾画。对于肿瘤，特别是一些功能性组织，医生不仅需要勾画已知的病灶，还需要依靠丰富的经验和空间想象力勾画可能存在亚临床病灶的区域。

1.　勾画占据较多医疗资源

在放疗计划设计阶段，实现器官勾画的自动化程度越高，越能有效节省医疗资源。目前，在临床上，手动勾画工作约占放疗医生 50%的工作时间。通常情况下，一个普通临床病例需要一位有经验的医生耗费 2～3 小时进行勾画。对于一些较为复杂的病例，则需要更长时间，甚至需要多位医生共同讨论才能得到最终结果。如果采用有效的自动勾画技术或辅助勾画方法，整个勾画流程可以在半小时内完成，这无疑可以节省大量的医疗资源。

2.　勾画水平参差不齐

临床医生在进行器官勾画时存在水平参差不齐的情况，这对调强放疗的结果产生了很大影响。可以说，前期高水平和准确的器官勾画为整个精确调强放疗的实施提供了坚实基础。然而，由于不同医生具有不同的临床经验，即使对于同一位医生，在不同时期的认知水平变化也可能导致勾画结果的变化，更不用说不同医院和医疗团队之间的差异了。手动勾画仍然依赖人的主观判断，而调强放疗需要的是客观的且不受人的意志影响的结果。

3．自动勾画带来信息融合

医学图像的自动勾画在放疗领域为多模异构医学图像信息的应用提供了很多机会。利用自动分割技术，可以对医学图像进行精确分割和实现区域融合。首先，可以使用大量医学图像进行器官和靶区的勾画。通过收集不同来源和类型的图像数据，可以获取更全面、详细的器官结构信息和组织功能信息，从而为放疗提供更准确的指导性意见。其次，在放疗的过程中，自动分割技术可以实时跟踪靶区和危险器官的位置和形态变化，这有助于及时发现和纠正可能影响治疗效果的问题，如器官位移等，从而提高放疗的准确性和安全性。再次，对于分次治疗，利用自动分割技术可以快速高精度地修正靶区及非靶区的范围。如果在放疗过程中发现存在靶区位置偏差、大小增减或形态变化，系统可以及时做出调整，确保分次治疗中的每次治疗都能准确覆盖靶区且最大程度地避开正常组织。最后，在肺部治疗中，自动分割技术可以实时跟踪关键器官在不同门控周期下的位置和状态变化，甚至可以做到随动放疗。这对于调整放疗计划、保护关键器官，以及避免患者不适和产生并发症等具有重要意义。医学图像的自动分割技术为高精度调强放疗带来了大量改进机会。通过准确地勾画，可以提高放疗效果，并提升患者的治疗体验和保障安全。

5.2　手动勾画的问题和自动勾画的需求

临床医生在调强放疗中的主要贡献是确定放疗方案，并控制临床输入。根据决策对放疗过程进行控制，则更多取决于放疗器械设备和物理师的考虑。放疗方案需要关注 3 个关键点：首先，需要确定哪些部位需要接受照射；其次，需要确定这些部位的接受剂量；最后，需要对不需要照射的器官，特别是危险器官进行必要的保护。要满足这些关键点，需要对靶区和非靶区进行准确勾画。如果不能实现准确勾画，则调强放疗无从谈起。

临床医生的手动勾画工作面临工作任务重的问题。勾画靶区占用了医生大量的时间和精力。每个患者的三维切片图像有一百张以上，医生必须集中精力逐张进行仔细勾画，还需要反复斟酌修改，才能得到初步的勾画结果。

为什么勾画过程这么困难呢？因为医生不能根据 CT 图像的灰度值直接进行分割判断。医生需要在逐层的阅片中确定各种组织的空间分布概念，特别是病灶的临床区域及亚临床区域。这就要求医生不仅要根据病灶的成像特点进行勾画，还要考虑病灶的转移和对周围组织的侵犯程度，并根据临床经验判断病灶的已扩张区域及可能扩张的区域。此时的手动勾画是一个开放性问题，是医生依据经验及各种成像信息进行反复修改的过程，勾画的闭环修正过程只能在医生的思考中完成。

一般来说，不同的医生会给出不同的结果。有没有最优手动勾画结果呢？答案是肯定的，但是在标准治疗预期和标准治疗流程下进行的勾画才有可能是标准化的，否则，医生在不同临床考量、不同硬件、不同分次治疗方案及不同病情发展预期下，很难得到一致的最优手动勾画结果。

自动勾画旨在解决手动勾画面临的主要问题。它需要满足以下需求。

第一，自动勾画应具备一定的准确性，能够解决大部分在手动勾画过程中存在的问题，否则需要医生在后期反复修改，会耗费时间和精力，并对医生产生误导。目前，由于自动勾画的准确性尚未达到临床可接受的水平，所以在临床上还没有得到广泛应用。自动勾画的准确性应达到 90%以上，70%～80%的准确性对医生来说意义不大。

第二，自动勾画需要实现一定程度的标准化。例如，完全标准化地进行危险器官和其他正常器官的勾画，部分标准化地进行靶区勾画。这种标准化主要是为了解决勾画中的同质化问题。由于手动勾画结果可能因医生不同而存在差异，所以自动勾画结果必须遵循特定的标准，这样才能提供安全准确的治疗方案。同时，也能规范整个放疗过程，为缺乏经验的医生提供指导。

5.3　放疗中自动勾画的定义

在调强放疗中，自动勾画指计算机根据特定组织的成像特征，在遵循一定准则的基础上，按照临床需求将靶区、非靶区等分为多个非连通区域，可以先在二维切片图像上进行分割，然后将分割结果扩展至三维；也可以直接在三维切片图像上直接进行立体分割。

利用数字图像处理技术和计算机视觉技术，自动勾画算法会根据预设规则和目标函数，自动分割图像中的组织或器官，并生成对应的非连通区域。自动勾画技术的应用可以实现对靶区、非靶区的精确分割，并帮助医生根据需要确定放疗方案。有助于提高调强放疗的精确性和安全性，减少对危险器官的损伤。同时，自动勾画技术也为调强放疗的进一步发展奠定了基础。

自动勾画可以用数学语言表达为以下形式。

设整个医学三维成像区域为集合 A，自动勾画过程就是将集合 A 中满足某

些特定需求的子集 $A_1, A_2, \cdots, A_N$ 提取出来，这些子集满足以下条件。

(1) 所有子集的并集依然是原集合的子集，即 $\bigcup_{i=1}^{N} A_i \subseteq A$。

(2) 任意两个子集的交集为空集，即 $A_i \bigcap A_j = \varnothing$。

(3) 任意子集中的元素的分割属性具有一致性。

(4) 任意子集中的元素的分割属性具有排他性。

(5) 任意子集中的元素可以由一个或多个非连通区域组成。

5.4 放疗中需要自动勾画的医学影像

在放疗中，常用的成像手段包括计算机断层扫描（CT）、锥束计算机断层扫描（CBCT）、发射型计算机断层扫描（ECT）、超声（US）成像和磁共振成像（MRI）等。其中，ECT 又包括单光子发射计算机断层扫描（SPECT）和正电子发射计算机断层扫描（PET）。目前，图像引导放疗（IGRT）得到了广泛应用，可以实现科学、合理的勾画，并实现从三维适形放疗到四维适形放疗的发展。

对成像手段的选择受成像电磁波频率及主动和被动成像特性的限制，大部分医学图像都是三维的，并具有靶区或器官的特定属性。在放疗中，需要进行自动勾画的医学图像首先是 CT 图像，其次是 MRI 图像和 PET 图像。这些图像提供了丰富的信息，有助于医生进行准确定位和评估，以制订精确的放疗计划。通过结合多种医学图像，调强放疗可以在保护正常组织、提高剂量分布的均匀性和提高靶区剂量率方面发挥重要作用，从而提高放疗的疗效和安全性。CT 图像中的灰度值表示组织器官对放射线的吸收能力。由于放射线在不同密度区域的穿透能力不同，CT 图像可以将高密度组织（如骨骼）显示为白色，将低密度区域（如肺部）显示为黑色。因此，CT 可以有效展示脑、脊髓、肺、纵隔、肝脏、胆囊、胰腺和盆腔等。同时，CT 图像还能显示密度变化，如软组织或关节病变。因此，利用 CT 图像进行自动分割可以为后续治疗提供准确的解剖依据。MRI 图像中的灰度值表示组织器官中氢核受强磁场影响的程度。MRI 图像可以采用多种模态进行成像，能够很好地展示骨骼和肌肉，其对比度和组织分辨率明显优于 CT 成像。此外，MRI 图像还能清晰显示 CT 图像无法显示的神经、肌腱、血管和软骨等组织的结构，为放疗时的重要器官定位提供了依据。PET 图像等反映了组织细胞的生理特性和分子生化特性，这种功能性医学图像很好地展示了细胞的代谢特点。利用 PET 图像可以直观地确定肿瘤病变区域，对于靶区精确定位至关重要。

5.5　图像分割算法

图像分割是图像分析与处理领域的重要技术。对其进行研究一直以来都是工业界和学术界的热点和焦点课题。迄今为止，人们已经提出了上千种图像分割算法，既有经典的算法也有结合新兴理论的算法。广泛使用的图像分割算法主要可以分为基于阈值（Threshold-based）、基于边缘（Edge-based）、基于区域（Region-based）、基于模型（Model-based）和基于深度学习技术的分割算法。目前，还没有一种通用的图像分割算法能够适用于所有领域。医学图像分割是图像分割技术的一个重要应用领域，也是医学图像处理中的一个极具挑战性的经典难题。图像分割能够自动或半自动地描绘医学图像中的解剖结构，有助于进行医学检测和诊断，对放疗中的靶区和器官勾画也有重要意义。

5.5.1　阈值分割算法

阈值分割算法是医学图像处理中最基本且得到广泛使用的分割算法之一。它根据要提取的目标与背景在灰度特性上的差异，设定一个或多个阈值，将图像中每个像素的灰度值与预先设定的阈值进行比较，以确定像素属于哪个区域，从而达到分割的目的。

1. 阈值分割算法概述

阈值分割最简单的场景是将灰度图像二值化。假设有灰度图像 $f(x,y)$，根据某种规则选定一个灰度值 T，将其作为阈值，然后将不小于 T 的像素的值赋为 1，将小于 T 的像素的值赋为 0，这样就可以将图像分割为 1 和 0 两个部分。二值化后的图像可以用 $g(x,y)$ 表示为

$$g(x,y) = \begin{cases} 1, & f(x,y) \geqslant T \\ 0, & f(x,y) < T \end{cases} \tag{5-1}$$

阈值分割算法的具体步骤如下。

（1）灰度化：如果原始图像是多维的，则需要将其转换为灰度图像。

（2）选择阈值：根据实际需求，选择适当的阈值进行分割。在简单的情况下，可以手动指定全局阈值；而对于复杂场景，可能需要采用自适应阈值选取方法等。

（3）分割操作：将每个像素的灰度值与阈值进行比较，根据比较结果将像素分配到相应的区域。通常将像素值不小于阈值的分到一个区域（如前景区域），将

像素值小于阈值的分到另一个区域（如背景区域）。

（4）后处理：根据分割结果进行可选的后处理操作，包括去除小的连通区域、填补空洞、进行边界平滑等，以获得更准确和连贯的分割结果。

从上述步骤中可以看到，阈值分割算法的关键是选择合适的阈值。目前常用的阈值选择方法有人工选择法和自动选择法两类。属于自动选择法的有迭代式法、Otsu方法和最小均方误差法等。

2. 人工选择法

人工选择法通过对图像进行观察，利用一些先验知识，结合对直方图的分析，来确定合适的阈值。在确定阈值的过程中，可以根据分割效果进行交互，以实现对阈值的调整，从而得到最优阈值。对乳腺钼靶 X 射线图像进行分割，利用人工选择法选择不同阈值时的分割结果，如图 5-1 所示。图 5-1（a）为乳腺钼靶 X 射线图像，来自南佛罗里达大学（University of South Florida）的 DDSM（Digital Database for Screening Mammography）数据库。图 5-1（b）为图 5-1（a）的直方图。通过对直方图进行观察，发现双峰之间谷底位置的值约为 95，将 95 作为阈值进行分割。图 5-1（c）为阈值为 95 时的二值化图，图 5-1（d）为阈值为 95 时的分割结果，可以发现部分乳腺区域被划分为背景，造成了乳腺区域的欠分割。在对直方图进行分析后，发现可以把阈值降低。当阈值为 60 时，分割结果较好，此时的二值化图和分割结果分别显示在图 5-1（e）和图 5-1（f）中。因此，采用人工选择法往往需要利用先验知识。

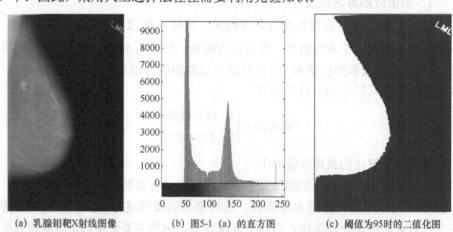

(a) 乳腺钼靶X射线图像   (b) 图5-1 (a) 的直方图   (c) 阈值为95时的二值化图

图 5-1 利用人工选择法选择不同阈值时的分割结果

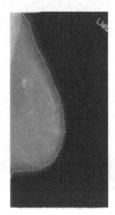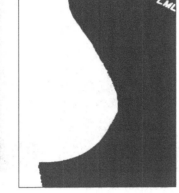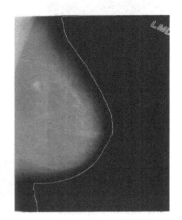

（d）阈值为95时的分割结果　　　（e）阈值为60时的二值化图　　　（f）阈值为60时的分割结果

图 5-1　利用人工选择法选择不同阈值时的分割结果（续）

虽然利用人工选择法有时可以获得令人比较满意的阈值，但是在大部分领域，自动选择法更符合应用的需求。

3．迭代式法

迭代式法的基本思路是选择一个估计的阈值，然后采用某种策略不断进行迭代，直到满足给定的条件。迭代式法的关键是确定迭代策略。好的迭代策略有2 个特点：一是收敛快；二是每次迭代取得的阈值优于上一次迭代取得的阈值。

迭代式法的步骤如下。

（1）选择一个初始阈值 T （可以是一个估计的近似值，如图像灰度值的中值或平均值等）。

（2）利用 T 把图像分割为两个区域：R_1 和 R_2。

（3）分别计算 R_1 和 R_2 的灰度均值 μ_1 和 μ_2，得到新阈值 $T=(\mu_1+\mu_1)/2$。

（4）重复步骤（2）和步骤（3），直到迭代得到的 T 与上一次迭代得到的 T 的差值小于某个预定义的值。

迭代式法的分割结果如图 5-2 所示，阈值为 95.52，与人工选择法得到的阈值接近，但是也出现了目标区域的欠分割。

4．Otsu 方法

Otsu 方法又称最大类间方差法，在对根据该法求得的阈值进行图像二值化后，前景图像与背景图像的类间方差达到最大。

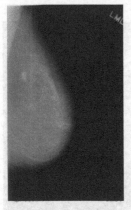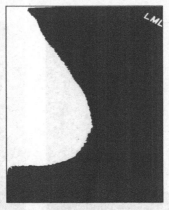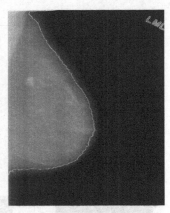

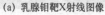

(a) 乳腺钼靶X射线图像　　　(b) 迭代式法的二值化图　　　(c) 迭代式法的分割结果

图 5-2　迭代式法的分割结果

假设有灰度图像 $f(x,y)$，大小为 $M \times N$，灰度级数为 L，对应的灰度范围为 $[0, L-1]$，设灰度级为 i 的像素数为 m_i，其与总像素数 MN 的比为 $p_i = m_i / (MN)$，则有 $\sum_{i=0}^{L-1} p_i = 1$。利用阈值 T 把图像分割为两个区域：R_1 和 R_2。R_1 中的像素数占整个图像的比重为 ω_1，其灰度均值为 μ_1，则 $\omega_1 = \sum_{i=0}^{T} p_i$，$\mu_1 = \sum_{i=0}^{T} ip_i / \omega_1$。$R_2$ 中的像素点数量占整个图像的比重为 ω_2，其灰度均值为 μ_2，则 $\omega_2 = \sum_{i=T+1}^{L-1} p_i$，$\mu_2 = \sum_{i=T+1}^{L-1} ip_i / \omega_2$。整个图像的灰度均值 $\mu_T = \omega_1\mu_1 + \omega_2\mu_2$。则类间方差 g 可以定义为

$$g = \omega_1(\mu_1 - \mu_T)^2 + \omega_2(\mu_2 - \mu_T)^2 \qquad (5\text{-}2)$$

把 $\mu_T = \omega_1\mu_1 + \omega_2\mu_2$ 代入式（5-2），可以得到

$$g = \omega_1\omega_2(\mu_1 - \mu_2)^2 \qquad (5\text{-}3)$$

采用遍历的方法得到使类间方差 g 最大的阈值 T，用阈值 T 对图像进行分割，可以得到相应的二值化图。Otsu 方法的优点是实现简单、处理速度快，其分割效果取决于目标和背景区域之间的对比度。如果两个区域的类内方差相差较大，则类内方差大的区域中的部分像素会被划分到类内方差小的区域中，造成方差大的区域欠分割。Otsu 方法的欠分割如图 5-3 所示。

对图 5-3（a）进行分析，可以发现乳腺钼靶 X 射线图像的背景区域（消除标签后）是比较单纯的。但是乳腺区域含有腺体组织、肌肉、皮下脂肪，且可能

含有钙化点和肿块等，因此其灰度分布较广。这样就会造成背景区域的类内方差小，而乳腺区域的类内方差大。类内方差越大，该类灰度数据就越散，灰度数据与类中心的平均距离也越大，边缘数据与类中心的距离就越远。显然，如果两类的边缘数据与相应的类中心的距离接近，则其类内方差也会比较接近。由 Otsu 方法的原理可知，如果阈值与两类的类中心的距离相等，则分割得到的两类的类内方差会较为接近。由图 5-3（c）可知，对于乳腺钼靶 X 射线图像来说，乳腺区域方差大，采用 Otsu 方法进行分割就会将部分乳腺区域划分到背景区域，这样就产生了欠分割的情况。可以采用限定区域范围或限定灰度范围等方法对目标区域欠分割情况进行改进。

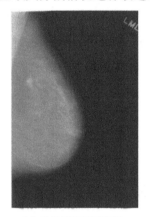 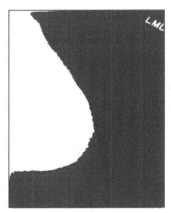 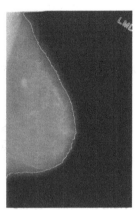

(a) 乳腺钼靶X射线图像　　　　　(b) Otsu方法的二值化图　　　　　(c) Otsu方法的分割结果

图 5-3　Otsu 方法的欠分割

5. 最小均方误差法

最小均方误差法假定图像中的目标模式和背景模式的灰度分布是独立的，且服从一定的概率分布。

假设图像中只包含两种模式：目标模式和背景模式，其先验概率分别为 $p_1(z)$ 和 $p_2(z)$，其中 z 为灰度值。设 P_1 和 P_2 分别是目标区域和背景区域灰度值为 z 的像素出现的概率，则 P_1 和 P_2 满足 $P_1 + P_2 = 1$。

描述图像整体灰度变换的混合密度函数为

$$P(z) = P_1 p_1(z) + P_2 p_2(z) \tag{5-4}$$

选择阈值 T，将灰度值不小于 T 的像素划到目标区域，将灰度值小于 T 的像素点划到背景区域。将把一个目标像素错划为背景像素的错误概率 $e_1(T)$ 定义为

$$e_1(T) = \int_{-\infty}^{T} p_2(z)\mathrm{d}z \tag{5-5}$$

将把一个背景像素错划为目标像素的错误概率 $e_2(T)$ 定义为

$$e_2(T) = \int_{T}^{\infty} p_1(z)\mathrm{d}z \tag{5-6}$$

总错误概率 $E(T)$ 定义为

$$E(T) = P_2 e_1(T) + P_1 e_2(T) \tag{5-7}$$

使总错误概率达到最小的阈值即最优阈值，$E(T)$ 对 T 求导并令其等于 0，则有

$$P_1 p_2(T) = P_2 p_1(T) \tag{5-8}$$

由式（5-8）可知，当 $P_1 = P_2$ 时，所求的最优阈值即 $p_1(z)$ 和 $p_2(z)$ 的交点对应的灰度值，如图 5-4 所示。

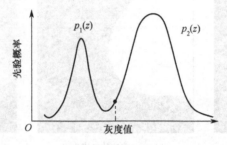

图 5-4　最优阈值

由式（5-8）可知，在求最优阈值时，除了需要知道 P_1 和 P_2，还需要知道 $p_1(z)$ 和 $p_2(z)$，其一般是未知的，需要估算。但是困难之处在于，对 $p_1(z)$ 和 $p_2(z)$ 的估算往往并不容易，这正是最小均方误差法的缺点。一般来说，可以通过假设各模式服从正态分布来简化估计，则 $p_1(z)$ 和 $p_2(z)$ 为

$$p_1(z) = \frac{1}{\sqrt{2\pi}\sigma_1} \exp\left[-\frac{(z-\mu_1)^2}{2\sigma_1^2} \right] \tag{5-9}$$

$$p_2(z) = \frac{1}{\sqrt{2\pi}\sigma_2} \exp\left[-\frac{(z-\mu_2)^2}{2\sigma_2^2} \right] \tag{5-10}$$

式中，μ_1 和 μ_2 分别为目标区域和背景区域的灰度均值；σ_1 和 σ_2 分别为均方误差。将式（5-9）和式（5-10）代入式（5-8），可得

$$AT^2 + BT + C = 0 \tag{5-11}$$

式中，$A = \sigma_1^2 - \sigma_2^2$，$B = 2(\mu_1\sigma_2^2 - \mu_2\sigma_1^2)$，$C = \sigma_1^2\mu_2^2 - \sigma_2^2\mu_1^2 + 2\sigma_1^2\sigma_2^2\ln\left(\dfrac{\sigma_2 P}{\sigma_1 P}\right)$。

式（5-11）一般有两个解，需要在两个解中找出最优解。当 $\sigma_1^2 = \sigma_2^2 = \sigma^2$ 时，只有一个最优阈值，即

$$T = \frac{\mu_1 + \mu_2}{2} + \frac{\sigma^2}{\mu_1 - \mu_2}\ln\left(\frac{P_2}{P_1}\right) \tag{5-12}$$

当 P_1 和 P_2 相等时，最优阈值为目标区域和背景区域的均值。使用最小均方误差法的难点在于，在现实中难以确定待分割模式的概率分布。

6. 小结

虽然阈值分割算法的优点是简单、快速，且在某些场景下有较好的效果，但存在以下挑战：①敏感度高。阈值的选择对分割结果的影响较大，如果阈值选择不合理，可能导致分割结果不准确或遗漏重要信息。②存在全局阈值限制，全局阈值分割无法应对局部区域灰度值变化的场景，可以考虑采用自适应阈值分割算法，根据局部区域的灰度分布计算阈值。③不能实现多目标分割，阈值分割算法只能将图像分为两个区域（前景区域和背景区域），对于多目标分割，需要采用其他算法来实现。阈值分割算法是一种简单且常见的图像分割算法，在完成一些简单的图像分割任务方面具有一定的实用性。然而，在复杂的场景中，可能需要借助更复杂的分割算法来获得更好的结果。

5.5.2　区域分割算法

阈值分割算法没有考虑像素的空间关系，使阈值的选择存在限制。区域分割算法可以在没有先验知识的情况下，充分考虑图像的空间特性，认为如果像素具备相似的性质，就可以将其划入一个区域。区域分割算法包括区域生长法、区域分裂合并分割算法等。

1. 区域生长法

区域生长法基于像素相似性进行图像分割，它将具有相同或相似特征的像素聚合起来，形成一个个分割区域。该算法从用户指定的种子点开始，逐渐将与种子像素相似的邻域像素划入同一区域，直到满足某个停止条件。区域生长法的主要步骤如下。

（1）种子点选择：用户需要根据实际需求选择一个或多个种子点，将其作为算法的起始点。可以手动选择或自动选择种子点。

（2）相似性度量：定义像素之间的相似性度量标准。可以考虑像素灰度值之差、多维信息空间距离之差、纹理特征描述符之差等。可以根据相似性度量结果决定是否将某个像素添加到当前区域。

（3）区域生长：从种子点开始考察相邻像素，并根据相似性度量判断是否将其添加到当前区域。如果判断为相似，则将该像素添加到当前区域，并将其作为新的种子点，继续生长。

（4）停止条件：当无法找到符合相似性度量标准的相邻像素或达到预设的停止条件时，结束区域生长。

使用区域生长法的例子如图 5-5 所示。将相似性度量标准定义为：如果所考虑的像素和种子点灰度值之差的绝对值不大于阈值，则将该像素划入种子点所在区域。选择 5 号像素为种子点，选择阈值为 1，图 5-5（c）显示了阈值为 1 时的区域生长情况。5 号像素的 4 邻域连通像素为 2 号、4 号、6 号和 8 号像素，其中 2 号和 8 号像素的灰度值符合相似性度量标准，则将这两个像素添加到 5 号像素的区域。接下来分别将 2 号像素和 8 号像素作为种子点，继续进行上面的过程。9 号像素符合标准，也被添加到这个区域。直到没有符合相似性度量标准的相邻像素时，结束这次区域生长。然后随机选择一个不属于这个区域的像素，将其作为种子点，继续上述过程，直到达到预定的停止条件。由图 5-5（c）可知，当阈值为 1 时，整个图像被分割为 3 个区域。由图 5-5（d）可知，当阈值为 4 时，整个图像被分割为 1 个区域。

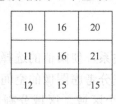
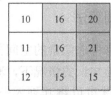
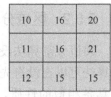

(a) 像素点序号　　　　(b) 灰度值　　　　(c) 阈值为1　　　　(d) 阈值为4

图 5-5　使用区域生长法的例子

2. 区域分裂合并分割算法

1）区域分裂法

如果一个区域的一些性质相差较大，无法满足一致性准则，则这个区域就需要分裂。分裂一般从最大的区域开始，需要解决分裂准则和分裂方法两个问题。分裂准则即一致性准则，分裂方法要考虑在区域分裂后，使子区域尽可能满足一致性准则。最好结合特定应用领域的知识来解决这些问题。设 P 为具有相同性质的逻辑谓词。区域分裂法的主要步骤如下。

（1）确定一致性准则。

（2）形成初始区域 R_i。

（3）计算 R_i 的 $P(R_i)$，如果为真，则表示性质相同，无须分裂；否则，表示性质不同，沿某个边界进行分裂。

（4）重复步骤（3），当没有区域需要分裂时结束。

2）区域合并法

区域合并法将相邻的具有相似性质的区域合并为一个区域，区域合并法的主要步骤如下。

（1）确定相似性度量标准。

（2）进行图像初始区域分割。在极端情况下，可以认为每个像素是一个小区域。

（3）考虑图像中的相邻区域是否满足相似性度量标准，如果满足则合并为一个区域。

（4）重复步骤（3），当没有区域可以合并时结束。

3）区域分裂合并分割算法

在区域分裂合并分割算法中，将图像的前景区域想象为由一些相互连通的像素组成。在这样的假设下，如果把图像分裂到像素级，就可以判定各像素是否属于前景区域。可以认为区域分裂合并分割算法是区域生长法的逆过程，其从整个图像出发，将图像不断分裂，以得到各子区域甚至像素，然后对子区域或像素进行判定，再把判定为前景区域的子区域或像素进行合并，在合并完成后就可以提取目标区域了。通常采用基于四叉树的表示方法。设 R 表示整个图像区域，P 表示具有相同性质的逻辑谓词。区域分裂合并分割算法的主要步骤如下。

（1）确定分裂合并准则。当标准差小于阈值时，定义 $P(R)$ 为真，否则为假。

（2）对于区域 R_i，如果 $P(R_i)$ 为假，则将其分裂成不重叠的 4 个子区域。

（3）重复步骤（2），直至没有区域需要分裂。

（4）对于相邻的两个区域 R_i 和 R_j，其大小可以不同，如果满足 $P(R_i \bigcap R_j)$ 为真，则将它们合并。

（5）重复步骤（4），直到没有区域可以合并。

下面用一个例子来说明区域分裂合并分割算法。设图像中的像素按照某种准则分为 1～4 四类，具有四类像素的图像如图 5-6 所示。

1	1	1	1	2	3	2	3
1	1	1	1	1	1	1	1
1	1	1	2	1	1	1	1
3	3	3	2	2	2	1	1
3	3	3	1	2	4	2	2
4	4	4	4	4	4	4	4
2	4	4	2	3	3	4	4
2	2	2	2	3	2	4	4

图 5-6 具有四类像素的图像

用区域分裂合并分割算法对图像 R 进行分裂。在具体实现中，一般采用基于四叉树的表示方式，如图 5-7 所示。将 R 分为 4 个子区域，即 $R_1 \sim R_4$。对 R_2 进行分裂，如图 5-8 所示。

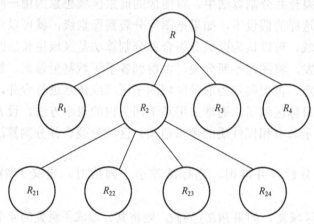

图 5-7 基于四叉树的表示方式

对于子区域 R_i，如果 $P(R_i)$ 为假，则将其分为 4 个不重叠的子区域。例如，R_2 中有三类像素，则 $P(R_2)$ 为假，将其分为 $R_{21} \sim R_{24}$ 4 个子区域。对于这 4 个区域，如果 $P(R_{zj})$ 为假，则继续将其 4 等分。例如，R_{21} 中有三类像素，则继续将其分为 $R_{211} \sim R_{214}$ 4 个子区域，直到得到真值或单像素，否则分裂会持续下去。

由图 5-5 和图 5-7 可知，R_{211} 已经是单像素了，则停止分裂。重复上面的步骤，直到没有区域需要分裂。接下来进行区域合并。如果相邻的两个区域满足 $P(R_i \cap R_j)$ 为真，则将它们合并。例如，子区域 R_{11} 和 R_{12} 都含 1 类像素，满足合并的条件，可以进行合并。R_{213} 和 R_{214}、R_{231} 和 R_{232} 等也可以进行合并，其得到的合并区域又可以与 R_{11} 和 R_{12} 合并得到的区域进行合并，部分区域合并结果如图 5-9 所示。在具体实施过程中，可以先分裂再合并，也可以同时进行，最终完成对图像的精确分割。

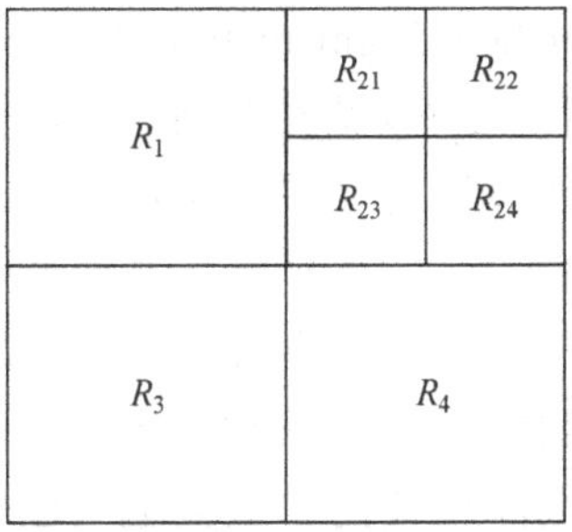

R_1		R_{21}	R_{22}
		R_{23}	R_{24}
R_3		R_4	

图 5-8　对 R_2 进行分裂

1	1	1	1	2	3	2	3
1	1	1	1	1	1	1	1
1	1	1	2	1	1	1	1
3	3	3	2	2	2	1	1
3	3	3	1	2	4	2	2
4	4	4	4	4	4	4	4
2	4	4	2	3	3	4	4
2	2	2	2	3	2	4	4

图 5-9　部分区域合并结果

3. 小结

区域生长法从某个或某些像素出发，按照一定的准则进行生长，从而得到性质相似的区域，实现目标提取。其优点是计算过程简单，一般对较为均匀的连通目标有较好的分割效果，适用于分割较小的结构，如医学图像中的小肿瘤或伤疤等。区域生长对噪声非常敏感，噪声可能导致提取的目标区域有空洞，而且需要通过人工交互来获取种子点。此外，区域生长法是一种串行算法，分割效率较低。区域分裂合并分割算法的关键是分裂合并准则的设计，可以基于相邻区域的灰度、纹理或颜色等比较相似性。该算法在复杂图像分割方面一般能取得较好的效果，但是也存在算法复杂、计算量大、区域的边界可能被破坏等缺点。

5.5.3　分水岭分割算法

分水岭分割算法（Watershed Segmentation Algorithm，WSA）将地形学和水文学中的概念引入图像分割，其基本思想是将灰度图像看作地形，用地形的高度代表灰度值，其中山峰或高地相当于高灰度值区域，山谷或集水盆地相当于低灰度值区域。分水岭分割算法如图 5-10 所示，在地形中有一些点，当雨水降落在这些点上后，不会流向别的地方，把这些点称为局部最小点（Regional Minima）或低洼；在一些点上，降落的雨水会沿表面从高处往低处流，最终流向同一个低洼，这些点被称为与这个低洼相关的集水盆地（Catchment Basin）；还有一些点，在这些点上，降落的雨水可以以相同的概率流向不同的低洼，由这些点组成的线被称为分水线（Watershed Line）。

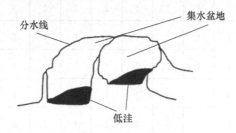

图 5-10　分水岭分割算法

分水岭分割算法的目标是找出集水盆地之间的分水线，常用的有降雨法（Rainfall）和淹没法（Flooding）。

1. 降雨法

降雨法的基本思想如下：找出图像中所有的低洼，并对每个低洼用不同的记号进行标记；让雨水降落在图像上，降落在那些没有被标记的点上的雨水会从高处往低处流，最终流到某个低洼，则将该低洼的记号赋予该点；如果在某个点上，降落的雨水能等概率地流向多个低洼，则将该点标记为分水线点。当处理完所有点后，就形成了具有不同标记的区域和不同区域之间的分水线。

2．淹没法

淹没法的基本思想如下：假设图像中的每个低洼的底部都有一个小孔，如果把整个图像沉入水中，则水会从小孔不断流入，逐渐把与低洼相关的集水盆地填满；当来自不同低洼的水将要在某些点上汇合或水将要从某个集水盆地溢出时，马上在这些点上筑坝（Dam Construction），以阻止水汇合或溢出；当水淹没地形的最高点时，筑坝过程停止，这样坝就形成了分水线，图像也被分成了不同的区域。筑坝过程如图 5-11 所示。

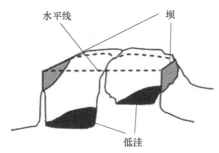

图 5-11　筑坝过程

比较简单的筑坝方法是形态学膨胀，从最低的灰度值开始，逐级膨胀各低洼，需要注意的是，膨胀要被限制在连通区域内。当膨胀到让两个集水盆地融合时，就得到了分水线点。最后找到的分水线就可以将不同的区域分开了。

3．分水岭分割算法的步骤

分水岭分割算法的步骤如下。

（1）预处理。对图像进行灰度化或将其转换到其他特征空间（如梯度、距离等），可以使用滤波器来平滑图像，以减小噪声的影响。

（2）计算梯度图像。通过计算图像的梯度向量场来寻找显著变化的边缘信息。

（3）标记区域。根据预处理结果，在图像中选择合适的标记点。通常前景和背景会被手动标记为不同的标签。

（4）漫水填充。从标记点开始，通过模拟水流的方式逐渐扩展，使水从较低的灰度值处流向较高的灰度值处。标记点处的水会汇集，并形成分割线。

（5）分割结果处理。根据分割线将图像分开。可以通过应用形态学操作来改善分割结果，如腐蚀和膨胀等。

分水岭分割算法的分割过程和结果如图 5-12 所示。

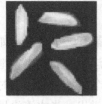
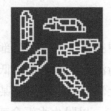
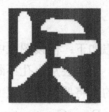
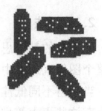

(a) 原始图像　　　　　(b) 分水岭　　　　　(c) 分割结果　　　　　(d) 局部极小值点

图 5-12　分水岭分割算法的分割过程和结果

由图 5-12 可知，分水岭分割算法分割出了大量的细小区域，这些细小区域不仅对图像的分析和处理没有任何意义，还造成了严重的过分割（Over-segmentation）现象，这是分水岭分割算法的主要缺点。分水岭分割算法出现过分割的可能原因有两个：一是图像存在噪声，导致出现很多低洼；二是在分割时直接将梯度图像中的极小值点作为集水盆地的标记点，而在梯度图像中有很多局部极小值点。对于这些情况，一般可以采用分割预处理和后处理等方法来解决。分割预处理即在应用分水岭分割算法前进行去噪、形态学重建或标记前景和背景等，目的是减少集水盆地。分割后处理指按照某种准则将分割后的区域合并。但是合并的运算量大、复杂度高，且合并准则不易确定，在不同的合并准则下会得到不同的分割结果。

基于标记的分水岭分割算法的分割过程和结果如图 5-13 所示。它使用内部标记（Internal Marker）和外部标记（External Marker），一个标记属于图像的一个连通成分。内部标记与某个感兴趣的目标相关，外部标记与背景相关。标记的选取包括预处理和定义选取准则（可以根据连通性、灰度值、形状、尺寸、纹理等特征来定义），将内部标记作为低洼进行分割，将分水线作为外部标记。与图 5-12 中直接利用分水岭分割算法进行对比，基于标记的分水岭分割算法避免了过分割，取得了更准确的结果。

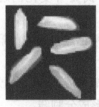
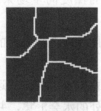

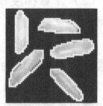

(a) 原始图像　　　　　(b) 外部约束　　　　　(c) 内部约束　　　　　(d) 分割结果

图 5-13　基于标记的分水岭分割算法的分割过程和结果

分水岭分割算法是一种强大且灵活的图像分割算法，特别适用于分割粘连区域。需要注意的是，分水岭分割算法对于存在遮挡、重叠、噪声等情况的图像可能不适用，且分割结果依赖对标记点的选择和预处理质量。在实际应用中，通常需要结合其他技术和算法进行优化和改进。

5.5.4　马尔可夫随机场分割算法

马尔可夫随机场（Markov Random Field，MRF）分割算法是一种基于统计的分割算法，主要利用马尔可夫随机场理论描述像素之间的关系，还引入了Bayes 理论，从而能有效利用先验知识来提高图像处理质量。该方法根据统计决策和估计理论中的最优准则来确定图像分割的目标函数，通过求解满足这些条件的最大可能分布，来将图像分割问题转化为优化求解问题。

1．邻域系统和势团

在 MRF 中，利用图像的邻域系统描述像素的位置关系。先构造一个大小为 $M \times N$ 的有限格点集合：$S = \{s \mid s = (i, j), 1 \leqslant i \leqslant N, 1 \leqslant j \leqslant M\}$，点 s 与待分割图像中的像素及随机场中的随机变量对应。在图像中，S 表示像素的位置集合，X 表示像素值集合。令 $X = \{x_s \mid s \in S\}$，则 x_s 表示点 s 的像素值。

1）邻域系统

定义在 S 上的点 s 的通用邻域系统的集合 $\delta_{(s)}$ 满足以下性质。

（1）$\delta_{(s)} \subset S$ 且 $s \notin \delta_{(s)}$，即一个点不能与其自身相邻。

（2）如果对于 $\forall s \in S$ 且 $\forall r \in S$，有 $s \in \delta_{(r)}$ 且 $r \in \delta_{(s)}$，则称点 r 为点 s 的邻点。

邻域系统满足相互性，即 $s \in \delta_{(r)}$ 等价于 $r \in \delta_{(s)}$。在图像中，点 s 的邻域一般定义为与点 s 的距离不超过点 r 与点 s 的距离的点的集合，可以表示为

$$\delta_{(s)}^{(n)} = \{r \mid d(s,r) \leqslant n, s \neq r\} \tag{5-13}$$

式中，n 表示邻域系统的阶次；$d(\cdot)$ 为距离函数，通常可以使用欧氏距离、街区距离或棋盘距离等。

为了更好地区分图像中点的邻域，可以对邻域进行分阶，方法是通过点与环绕其四周的点的距离将邻域分为不同等级。在马尔可夫随机场中，有一阶邻域和二阶邻域等，一阶邻域、二阶邻域和分阶邻域系统如图 5-14 所示。

由图 5-14 可知，$\delta_{(s)}^{(n)} \subset \delta_{(s)}^{(n+1)}$。

2）势团

在 S 中有很多不同的邻域。如果对于 S 的一个子集 c，c 中包含很多位置，任意两个位置都是相邻的，则称其为一个势团。势团是位置的集合。一种极端情

况是每个位置 s 是一个势团，此时可以认为该图像的像素不相互影响；另一种极端情况是 S 的所有子集都是势团，则认为所有像素间均有相互作用。势团的选择对图像的性质有重要影响，因此其是构建马尔可夫先验模型的关键。常见的一阶邻域和二阶邻域的势团如图 5-15 所示。

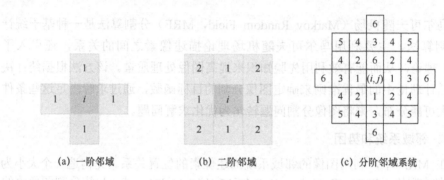

(a) 一阶邻域　　　　　(b) 二阶邻域　　　　　(c) 分阶邻域系统

图 5-14　一阶邻域、二阶邻域和分阶邻域系统

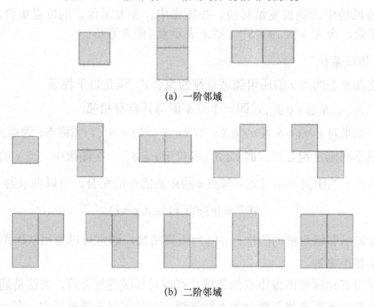

(a) 一阶邻域

(b) 二阶邻域

图 5-15　常见的一阶邻域和二阶邻域的势团

一般用 C 表示势团的集合。势团的能量即势能，可以描述点与邻域系统的空间相关性，势能越大，则相关性越强。

2．马尔可夫随机场分割算法

马尔可夫随机场包含两层意思：一层是马尔可夫性质，另一层是随机场。马尔可夫性质指当一个随机变量序列按时间排序时，第 $N+1$ 时刻的分布特性只与第 N 时刻的状态有关，而与第 N 时刻以前的随机变量的值无关。换句话说，对于一个随机过程来说，在给定现在状态及所有过去状态情况下，其未来状态的条件概率分布仅依赖当前状态，则该随机过程具有马尔可夫性质。

随机场可以看作在一个样本空间中的一组随机变量的集合。随机场中有两个要素：相空间和位置。如果一个位置在相空间中被赋予一个随机值，则其全体被称为随机场。对于图像来说，每个像素的灰度值可以用随机变量表示，所有像素灰度值的联合分布可以用随机场表示。

在基于 MRF 的图像分割中，常用标号场和观测场这两个随机场来描述待分割图像。标号场又称隐随机场，用先验分布描述标号场的局部相关性。观测场又称灰度场或特征场，一般以标号场为条件，用分布函数描述观测数据或特征向量的分布。设 $X = \{x_s \mid s \in S, x_s \in \{0, 1, \cdots, 255\}\}$ 表示一个观测图像，即观测场，是观测者实际看到的图像。设标号场 $Y = \{y_s \mid s \in S, y_s \in \Lambda\}$ 为定义在 $\forall s \in S$ 处的随机场，其中 Λ 为 y_s 的集合，L 表示分割的区域数量。y_s 表示在 Y 中状态空间为 Λ 的隐状态随机变量。每个 x_s 对应一个 y_s。标号场 Y 通过对观测场 X 中的不同区域赋予不同的标号得到。

在 MRF 框架下，认为标号场 Y 是一个二维随机过程，可以用邻域系统的概念将图像的局部区域内的像素联系起来，再利用图像的局部特性描述当前像素。但对于 MRF 来说，图像的局部特性往往不易描述，这阻碍了其在图像处理中的应用。1968 年，Hammersley 等提出 MRF 的局部特性与 Gibbs 随机场的全局性等价。1974 年，Besay 进一步证明了 Hammersley-Clifford 定理，并给出了 MRF 与 Gibbs 分布等价的条件：一个随机场是关于邻域系统的 MRF，当且仅当这个随机场是关于邻域系统的 Gibbs 分布。至此，MRF 中概率分布难以求解的问题被解决了，在图像处理中可以使用 Gibbs 分布来求解 MRF 中的概率分布，从而促进了 MRF 在图像处理中的应用。Hammersley-Clifford 定理使得 MRF 的局部特性可以由简洁的 Gibbs 分布函数描述。邻域系统 $\delta_{(s)}$ 的 MRF 与 Gibbs 分布的等价形式为

$$P(y_s \mid y_r, r \in \delta_{(s)}) = \frac{\exp\left[-\sum_{c \in C} V_c(y_s \mid y_r)\right]}{TZ} \qquad (5\text{-}14)$$

式中，$Z = \sum_y \exp[-V_c(y_s \mid y_r)/T]$ 是归一化因子，称为 Gibbs 分布的划分函数；$V_c(y_s \mid y_r)$ 为与势团 c 相关的势函数，$\sum_{c \in C} V_c(y_s \mid y_r)$ 为 Gibbs 能量函数，C 表示势

团的集合；T 是温度常数，可以控制概率分布 $P(y)$ 的形状。一般来说，势函数由势团确定。势团确定了，Gibbs 分布也就确定了。不同的势团和势函数产生不同的随机场。势团的阶数为 $|c|$，当 $|c|$ 不小于 3 时，MRF 为高阶 MRF。阶数过高会导致势函数较为复杂，从而导致运算复杂。此外，根据 MRF 的性质，距离越远的像素的相关性越弱，阶数过高也无太大意义，因此，在图像处理中一般选择阶数为 2。

在 Hammersley-Clifford 定理解决了 MRF 中的概率分布的求解难题后，人们进一步将 Bayes 理论和 MRF 结合，在图像处理中引入了先验知识，有效提高了图像处理的质量，进一步促进了 MRF 在图像处理领域的应用。一般来说，在图像处理中引入的先验知识越多，处理结果会越好。在给定标号场的先验分布 $P(Y)$，以及图像观测场的条件分布 $P(X|Y)$ 后，根据 Bayes 理论，可以将图像分割的后验概率分布描述为

$$P(Y|X) = \frac{P(X|Y)P(Y)}{P(X)} \qquad (5\text{-}15)$$

由于观测信息 X 是给定的，所以 $P(X)$ 是一个常量，因此有

$$P(Y|X) \propto P(X|Y)P(Y) \qquad (5\text{-}16)$$

这样，只要求出 $P(X|Y)$ 和 $P(Y)$，图像分割问题就转化为 MRF 分布的优化求解问题了。

在基于 Bayes 理论的图像处理方法中，经常使用的两个分割准则是最大后验（Maximum A Posterior，MAP）准则和最大边缘后验（Maximum Posterior Marginal，MPM）准则。MAP 估计使 MRF 模型的全局分布最大化，MPM 得到的是每个像素的最大后验分布。基于 MAP 准则，图像分割的全局最优估计为

$$Y^* = \arg\max_{Y \in \Lambda} P(Y|X) \qquad (5\text{-}17)$$

利用最小化后验分割的 Gibbs 自由能量 $E_G(Y|X)$ 可以得到上述模型的最大后验概率。这样，在解决了 MRF 中的概率分布的求解难题后，人们转而研究势函数 $V_c(Y)$，使 Gibbs 分布与能量函数建立了等价关系，由式（5-17）可得

$$Y^* = \arg\min_{Y \in \Lambda} E_G(Y|X) = \arg\min_{Y \in \Lambda}[E_d(Y|X) + E_s(Y)] \qquad (5\text{-}18)$$

式中，$E_s(Y) = \sum_{c \in C} V_c(y_s|y_r)$，表示标号场先验模型的平滑能量；$E_d(Y|X) = -\log P(X|Y)$，表示观测场模型的似然能量。

3．小结

马尔可夫随机场分割算法可以灵活地考虑像素之间的空间关系和上下文信息，适用于完成多种医学图像分割任务。然而，该算法需要对能量函数进行合理的设计和参数调优，且计算复杂度较高。

5.5.5　基于活动轮廓模型的分割算法

在图像分割领域，早期的算法通常利用图像的灰度、边缘等底层信息，缺少高层知识的指导，导致复杂图像分割结果不理想。目前，新出现的算法越来越注重利用图像的高层知识，如结合先验形状信息的活动轮廓模型（Active Contour Model，ACM）等。它们也构成一种易扩展的分割框架，基于这个框架，可以设计一些新的分割算法。

人们对物体的认识主要来自其外形，然而，无论是颜色、灰度还是纹理等，都基于图像本身的底层信息，与物体的外形无关。为了解决高层知识与底层信息存在矛盾的问题，ACM 打破了 Marr 理论严格分层的信息壁垒，既通过轮廓线承载高层知识，又利用轮廓线与图像的匹配融合底层信息。

活动轮廓模型一经提出就成为视觉研究领域的热点，被广泛应用于边缘检测、区域分割、图像匹配和目标跟踪等领域。经过多年的发展，在不同的应用背景下，其在 Snake 的基础上衍生出了多种模型，按照所使用的图像信息，可以分为基于边界的模型、基于区域的模型和混合模型；按照轮廓线的表达方式，可以分为参数模型和几何模型。

1．测地线活动轮廓模型

参数模型直接以轮廓线的参数化形式表示曲线的运动，这种形式的表达能力强且非常紧凑，但在处理轮廓的拓扑变化时较为不便，特别是对于一些结构复杂且有多个目标需要分割的图像，这需要初始轮廓能够分裂成多条封闭曲线。但是参数活动轮廓的表现形式使它很难满足这种需要。为了解决这个问题，研究人员提出了测地线活动轮廓（Geodesic Active Contours，GAC）模型。

GAC 模型的求解基于曲线理论和水平集方法，因而能自然地处理轮廓的拓扑变化。水平集方法用高维曲面 $\phi(x, y, t)$ 的零水平集间接表示低维曲线，二维图像中的轮廓线则由三维空间中的曲面与零水平切面的交集表示，即零水平集，此时有 $\{\phi = 0\}$。通过跟踪零水平集，可以得到曲线的演化过程。即使拓扑发生变化，如合并或分裂等，ϕ 也能保持光滑、连续。因此，这种模型具有很强的拓扑适应性，可以根据需要方便地处理轮廓的拓扑变化，对于具有多个目标或空洞目标的图像来说，也有较好的效果。

GAC 模型可以通过极小化能量泛函来定义，能量泛函为

$$E_{\text{GAC}}(C) = \int_0^{L(C)} g[|\nabla IC(s)|] \mathrm{d}s \qquad (5\text{-}19)$$

式中，$L(C)$ 是曲线 C 的周长；g 通常为一个用于边界制动的单调递减函数（Edge Stopping Function）；∇I 表示图像 I 的梯度；s 是欧氏曲线长度。按照变分原理，对式（5-19）进行极小化，可以得到相应的梯度下降流方程，即

$$\frac{\partial_t C}{\partial t} = \kappa g N - \nabla g N \qquad (5\text{-}20)$$

式中，t 是一个时间参数，表示曲线随时间的变化而演化；N 与 κ 分别表示曲线 C 的法向量与曲率。相应的水平集方程为

$$\frac{\partial \phi}{\partial t} = g|\nabla \phi| \left(\operatorname{div} \frac{\nabla \phi}{|\nabla \phi|} + \alpha \right) + \nabla g \nabla \phi \qquad (5\text{-}21)$$

式中，div 为散度算子；α 为常数。

在 GAC 中，轮廓线基于图像的边缘信息进行演化。当区域的边缘呈离散状或模糊状时，曲线可能会越过实际边缘。为了解决这个问题，可以在式（5-21）中加入一些约束，但是只能在某种程度上缓解这种情况，不能从根本上解决。

2. 基于区域信息的 C-V 模型

1985 年，D. Mumford 等提出了 Mumford-Shah 模型（M-S 模型），用光滑曲线表示灰度变化大的边界区域，分片光滑函数表示灰度变化小的同质区域，从而建立一个能量函数，然后使其最小化。这样让不连续的点逼近目标边界，原图像被分割为连通的同质区域，实际上是一个变分问题，基本形式为

$$E_{\text{MS}}(I_0, C) = \alpha \int_\Omega |I - I_0|^2 \, \mathrm{d}x\mathrm{d}y + \beta \int_{\Omega/C} |\nabla I|^2 \, \mathrm{d}x\mathrm{d}y + \text{length}(C) \qquad (5\text{-}22)$$

式中，I_0 表示初始图像，图像 I 的定义域为 Ω，表示逼近 I_0 的一个分片光滑图像，α 和 β 为加权系数。这个模型基于区域灰度对比，不依赖梯度信息，因而对边缘模糊或不连续的情况都适用，正好可以解决 GAC 模型无法解决的问题。但是其计算量很大，而且对于复杂的图像，length(C) 难以计算。为此，经过多年的努力，Chan 和 Vese 提出了一种基于区域信息的 C-V 模型。

C-V 模型利用变分的方法演化曲线，其能量函数为

$$E_{\text{CV}}(C, c^+, c^-) = \text{Length}(C) + \lambda^+ \int_{\text{inside}(C)} (I - c^+)^2 \, \mathrm{d}x\mathrm{d}y + \lambda^- \int_{\text{outside}(C)} (I - c^-)^2 \, \mathrm{d}x\mathrm{d}y \qquad (5\text{-}23)$$

C-V 模型是 M-S 模型的二相常量简化形式，闭合曲线 C 将图像划分为 inside(C) 和 outside(C) 两个区域，c^+ 和 c^- 分别表示这两个区域的灰度均值。λ^+ 和 λ^- 是两个取值为正的参数。由于 C-V 模型基于 M-S 模型，也假设图像是分片光滑的，所以需要对能量函数进行规范化，使用的 Heaviside 函数 $H(z)$ 和 Dirac 函数 $\delta(z)$ 分别为

$$H(z) = \begin{cases} 1, & z \geqslant 0 \\ 0, & z < 0 \end{cases} \tag{5-24}$$

$$\delta(z) = \frac{\mathrm{d}[H(z)]}{\mathrm{d}z} \tag{5-25}$$

$$\begin{cases} \text{Length}(C) = \int_{\Omega} \left| \nabla H[\phi(x,y)] \right| \mathrm{d}x\mathrm{d}y = \int_{\Omega} \delta[\phi(x,y)] \left| \nabla \phi(x,y) \right| \mathrm{d}x\mathrm{d}y \\ \int_{\text{inside}(C)} (I - c^+)^2 \mathrm{d}x\mathrm{d}y = \int_{\Omega} (I - c^+)^2 H[\phi(x,y)] \mathrm{d}x\mathrm{d}y \\ \int_{\text{outside}(C)} (I - c^-)^2 \mathrm{d}x\mathrm{d}y = \int_{\Omega} (I - c^-)^2 \{1 - H[\phi(x,y)]\} \mathrm{d}x\mathrm{d}y \end{cases} \tag{5-26}$$

inside(C) 对应水平集函数 $\phi < 0$ 的区域，outside(C) 对应 $\phi > 0$ 的区域，而边界 C 对应 $\phi = 0$。由于 Heaviside 函数不具有可导性，所以在实际中常用正则化后的 Heaviside 函数 $H_\varepsilon(\cdot)$ 表示。利用变分法得到与能量函数对应的偏微分演化方程，即

$$\frac{\partial \phi}{\partial t} = H_\varepsilon'(\phi) \left\{ \text{div}\left(\frac{\nabla \phi}{|\nabla \phi|} \right) - [\lambda^+ (I - c^+)^2 - \lambda^- (I - c^-)^2] \right\} \tag{5-27}$$

5.5.6　基于深度学习的分割算法

基于深度学习的分割算法是近年来在计算机视觉领域取得显著进展的图像分割算法。该算法利用深度学习中的神经网络模型，通过学习大量标注好的图像数据，实现准确而高效的图像分割，与传统的分割算法相比，其具有以下优势：①表达能力强，神经网络可以学习丰富和复杂的特征，能够处理具有变化性的图像场景；②能够充分利用上下文信息，通过多尺度感受野获取全局和局部的语义信息，从而提高分割的准确性和一致性；③具有可迁移性，可以通过迁移将训练好的模型用于新的任务，减小了对大规模标注数据的需求。

经过近十年的发展，AlexNet、VGG-16、GoogLeNet、ResNet、V-Net 和 3D U-Net 等模型的重要性在图像分割领域得到了越来越多的体现。其中，V-Net 模型和 3D U-Net 模型在医学图像分割中得到了广泛应用。

1. V-Net 模型

V-Net 模型是面向三维图像的端到端的基于全卷积神经网络的图像分割模型，分割效果较好。V-Net 模型由 Milletari 等于 2016 年提出。V-Net 模型利用卷积神经网络（Convolutional Neural Network，CNN）方法，使用卷积层从三维图像中自动学习图像特征，使用池化层进行下采样，使用全连接层对输出结果进行分类，从而实现高质量的语义分割。

V-Net 模型采用类似 U 形的结构，主要包括编码路径、解码路径和跳跃连接。编码路径通过下采样逐渐增加通道数，同时逐渐降低图像的空间分辨率。编码路径不仅能提取低层特征，随着网络层数的增加，还能将输入数据转化为更抽象的特征，捕捉高层语义信息。解码路径通过上采样将编码器输出的低分辨率特征图恢复至原始的输入尺寸并将其输出。跳跃连接将编码路径和解码路径中相应层的特征图融合，同时保留低层和高层特征，有助于提高分割性能。

在训练 V-Net 模型时，会用损失函数衡量预测结果与真实标签之间的差异。在深度学习的分类分割任务中，常用的损失函数包括交叉熵损失（Cross-Entropy Loss）函数、对数损失（Log Loss）函数、Dice 损失函数。在训练 V-Net 模型时，通常使用 Dice 损失函数来优化训练。它衡量了预测结果和真实标签的相似度，可以很好地处理前景和背景数据数量严重不平衡的情况。

V-Net 模型如图 5-16 所示，左侧为编码路径，右侧为解码路径。在编码路径中，主要包括 5 个模块（1 个输入模块和 4 个下采样模块）。在输入模块中，卷积层（卷积核为 5×5×5，步距为 1）将输入的单通道图像数据的通道数升为 16，然后在通道维度上使卷积层的输出与输入数据融合。每个下采样模块都由 2~3 个卷积核为 5×5×5、步距为 2 的卷积层组成，每个下采样模块的输出特征尺寸减半，通道数加倍，这种卷积策略与池化层有类似的目的——减少参数，降低内存的占用率，以提高训练效率。上采样部分与下采样部分相反，输出特征尺寸是输入特征尺寸的 2 倍，通道数减半。通过卷积（卷积核为 1×1×1）将最后一个上采样模块的输出通道数降为分割类别数，在本实验中将通道数降为 2，最后完成 Softmax 操作。跳跃连接是 V-Net 模型的重要特点，有助于避免由层数增加导致的梯度消失问题，并且能有效促进信息流动，实现高层和低层特征的融合，以避免由上采样导致的低层语义信息丢失，不仅可以提取目标的空间位置信息，还可以保留图像的边缘信息。

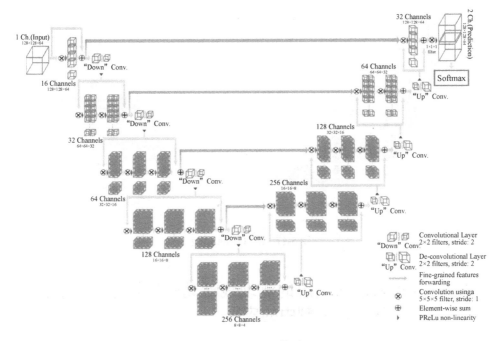

图 5-16　V-Net 模型

2．3D U-Net 模型

U-Net 模型是医学图像分割的常用模型，由 Ronneberger 等提出，特别适用于进行器官分割、细胞分割、肺结节分割等。

3D U-Net 模型是 U-Net 模型的扩展版本，专门用于处理三维数据。3D U-Net 模型在医学图像分割任务中表现出色，特别是器官分割、病变检测等任务。它使用 3D 卷积操作和 3D 池化操作来处理三维数据。它主要包括编码器（Encoder）和解码器（Decoder），编码器通过下采样提取多尺度特征信息，而解码器通过上采样恢复图像尺寸，并融合不同层次的特征，以生成分割结果。与 2D U-Net 模型相比，3D U-Net 模型有很多优势。首先，3D U-Net 模型可以直接处理三维数据，而无须将其分解为多个切片进行处理，这有助于保留三维数据的空间关系和连续性，在某些任务中，如肿瘤分割、结节分割或器官定位，三维数据中的结构信息非常重要。其次，3D U-Net 模型可以减少信息丢失。在 2D U-Net 模型中，将三维数据分解为多个二维切片，可能导致信息丢失。最后，3D U-Net 模型可以实现准确的边界处理。

3D U-Net 模型如图 5-17 所示。

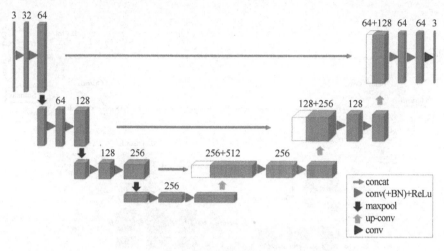

图 5-17   3D U-Net 模型

5.6   一种加入区域信息的测地线活动轮廓模型及在乳腺钼靶 X 射线摄片分割中的应用

乳腺癌是乳腺导管上皮细胞发生异常恶性增殖而形成的一种恶性肿瘤。世界卫生组织于 2022 年发布的数据显示，2020 年全球女性乳腺癌新发病例为 226 万例，首次超过肺癌新发病例（220 万例），成为目前全球发病率第一的癌症。2020 年，我国乳腺癌新发病例为 42 万例，占我国女性癌症新发病例（209 万例）的 19.9%，位居女性癌症新发病例的首位，对我国女性的生命健康构成了严重威胁。乳腺钼靶 X 射线摄影检查被认为是目前最简便、最可靠的乳腺疾病无创检测手段。对乳腺钼靶 X 射线摄片中的可疑肿块进行精确分割，对放疗中多源图像的靶区确定有重要作用。本节以活动轮廓模型为基础，得到一种加入区域信息的测地线活动轮廓模型。该模型定义一个初始曲线，将其作为轮廓，混合使用图像边缘信息和区域信息，然后将初始轮廓推移、变形，最终得到可疑乳腺肿块边缘，完成分割。将其与 GAC 模型和 C-V 模型的分割结果进行对比，发现该模型取得了较好的分割效果。

5.6.1   一种加入区域信息的测地线活动轮廓模型

从水平集演化方程的角度对 GAC 模型和 C-V 模型进行分析，可以发现，它们的主要差别在外力项和边界制动函数两个方面。关于边界制动函数，在 GAC 模型中，是一个与图像梯度有关的项 g，而在 C-V 模型中，是一个与图像信息

无关的函数 $H_\varepsilon'(\phi)$。在 GAC 模型中，由于 g 利用了图像的梯度信息，当目标有明显边界时，$|\nabla I| \to \infty$，$g \to 0$，曲线将停止演化。但在一般图像中，目标轮廓处的梯度往往有界，导致 g 在边界处不为 0，因此曲线在演化时可能越过目标的弱边界而无法停止在正确的边缘上。关于外力项，在 GAC 模型中，固定的参数 α 代表的气球力驱动曲线的演变，气球力的大小难以掌控，过大和过小都会使曲线难以停止在目标处。在 C-V 模型中，驱动模型演变的是用区域信息表示的外力，该模型的抗干扰能力强于 GAC 模型，且不易受初始轮廓的影响，但是由于 C-V 模型利用同质区域的统计信息，对于目标杂乱或灰度不均匀的图像难以取得理想效果。

由前面的分析可知，GAC 模型搜寻边界的精度较高，而 C-V 模型用区域信息控制曲线的演化，表现较好。由于很多医学图像（如乳腺 ROI 图像）中的可疑肿块具有弱边界，所以基于上面的启发，考虑在 GAC 模型中加入区域信息，将梯度信息和区域统计信息综合使用，可能会有更好的分割效果。我们不从能量函数出发，而是直接设计新的演化方程，构造新的模型，称之为加入区域信息的 GAC（RGAC）模型。

令 $\lambda^+ = \lambda^- = \lambda$，则区域外力函数可以表示为

$$\mathrm{RF}(x, y) = 2\lambda(c^+ - c^-)\left[I(x, y) - \frac{c^+ + c^-}{2} \right] \tag{5-28}$$

假设 $c^+ > c^-$，$\rho = 2\lambda(c^+ - c^-)$，$f(x, y) = I(x, y) - \dfrac{c^+ + c^-}{2}$，则式（5-28）可以简化为

$$\mathrm{RF}(x, y) = \rho f(x, y) \tag{5-29}$$

式中，γ 为正值参数。得到演化方程

$$\frac{\partial \phi}{\partial t} = g \mathrm{div}\left(\frac{\nabla \phi}{|\nabla \phi|} \right) |\nabla \phi| + \rho f |\nabla \phi| + \nabla g \nabla \phi \tag{5-30}$$

模型的求解步骤如下。

（1）初始化水平集函数 ϕ。

（2）计算边缘函数 g，即

$$g\left(|\nabla I_0|\right) = \mathrm{e}^{-\alpha |\nabla I_0|^{\beta}} \tag{5-31}$$

（3）计算 c^+ 和 c^-，即

$$\begin{cases} c^+(\phi) = \dfrac{\displaystyle\int_\Omega I(x,y)H(\phi)\mathrm{d}x\mathrm{d}y}{\displaystyle\int_\Omega H(\phi)\mathrm{d}x\mathrm{d}y} \\[4mm] c^-(\phi) = \dfrac{\displaystyle\int_\Omega I(x,y)[1-H(\phi)]\mathrm{d}x\mathrm{d}y}{\displaystyle\int_\Omega [1-H(\phi)]\mathrm{d}x\mathrm{d}y} \end{cases} \tag{5-32}$$

用正则化函数 $H_\varepsilon(z)=\dfrac{1}{2}\left[1+\dfrac{1}{\pi}\arctan\left(\dfrac{z}{\varepsilon}\right)\right]$ 和 $\delta_\varepsilon(z)=\dfrac{\varepsilon}{\pi(z^2+\varepsilon_2)}$ 代替 $H(z)$ 和 $\delta(z)$，这样能使式（5-30）更好地作用于全局水平集，获得全局最小的能量函数。

（4）按照式（5-30）对水平集函数进行演化。

（5）如果 $\phi>0$，则令 $\phi=1$；否则令 $\phi=-1$。

（6）使用高斯滤波函数对水平集函数进行处理。

（7）检验水平集函数的演化是否达到终止条件，如果达到，则停止；否则返回步骤（3）。

水平集函数演化的终止条件有两种：一是达到规定的最大迭代次数 η；二是判断相邻迭代的零水平集变化情况，可以用阈值 τ 来判断，当步进值 $\varepsilon<\tau$ 时，认为水平集函数的演化达到终止条件。

5.6.2 实验及结果分析

1. 实验数据

选取 483 个含有肿块的 ROI 图像，将其作为实验数据，这些数据源于 DDSM 数据库。

ROI 图像中含有 269 个恶性（Malignant）肿块和 214 个良性（Benign）肿块。为了更详细地描述所用的实验数据，对这些肿块的边界类型、大小进行统计。边界类型包括 Circumscribed（清晰）、Obscured（浸润）、Ill-defined（不规则）、Microlobulated（小分叶）和 Spiculated（毛刺）等。肿块边界类型分布如表 5-1 所示。

表 5-1　肿块边界类型分布

病　理	清　晰	浸　润	不　规　则	小　分　叶	毛　刺	总　计
良性（个）	94	43	54	19	4	214
恶性（个）	11	4	87	60	107	269
总计（个）	105	47	141	79	111	483

对肿块的有效半径进行统计，肿块大小分布如图 5-18 所示。

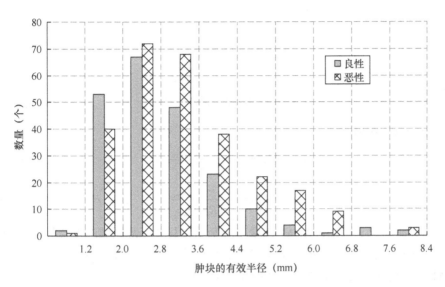

图 5-18　肿块大小分布

2. 实验结果评价方法

本节使用基于区域的方法和基于边界距离的方法中的 6 个指标评价分割算法的性能。基于区域的方法把分割算法得到的目标区域和标准图像中的目标区域进行比较，包含 4 个指标：面积重叠率（Area Overlap Metric，AOM）、面积欠分割度量（Area Under-Segmentation Measure，AUM）、面积过分割度量（Area Over-Segmentation Measure，AVM）、综合度量（Combination Measure，CM）。下面分别给出这 4 个指标的描述。

AOM 指金标准区域和分割结果的重叠区域面积占两者合并区域面积的比率，即

$$\text{AOM} = \frac{(R_t \bigcap R_s)_{\text{Area}}}{(R_t \bigcup R_s)_{\text{Area}}} \tag{5-33}$$

式中，R_s 表示分割算法得到的肿块区域；R_t 表示对应的金标准区域，ROI 图像中的 R_s 和 R_t 如图 5-19 所示。$(\cdot)_{\text{Area}}$ 表示相关区域的面积，实际上是相关区域中的像素数。

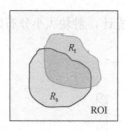

图 5-19　ROI 图像中的 R_s 和 R_t

AUM 和 AVM 为

$$\mathrm{AUM} = \frac{(R_t - R_s)_{\mathrm{Area}}}{(R_t)_{\mathrm{Area}}} \tag{5-34}$$

$$\mathrm{AVM} = \frac{(R_s - R_t)_{\mathrm{Area}}}{(R_s)_{\mathrm{Area}}} \tag{5-35}$$

由上面的定义可知，AOM 衡量了分割结果与金标准区域的重合程度，AOM 越大，表明分割结果与金标准区域的重合程度越高，分割效果越好。AUM 和 AVM 分别反映了欠分割和过分割情况，AUM 和 AVM 值越小，表明分割质量越高。综合考虑这 3 个指标，通过加权可以得到综合度量 CM，定义为

$$\mathrm{CM} = \alpha\,\mathrm{AOM} + \beta(1 - \mathrm{AUM}) + \gamma(1 - \mathrm{AVM}) \tag{5-36}$$

CM 越大，表明分割效果越好。

在乳腺 ROI 图像的分割中，受分割算法的性质、ROI 图像的特征等因素的影响，分割结果一般难以与金标准区域具有相同的形状。肿块的轮廓包含丰富的性质信息，非常重要，上述 4 个指标不足以很好地评价分割算法的性能。因此，引入基于边界距离的方法中的 2 个指标：豪斯多夫距离（Hausdorff Distance，HD）和平均最小欧氏距离（Average Minimum Eulidean Distance，AMED）。

设 $T = \{t_1, t_2, \cdots, t_m\}$ 表示金标准区域中的肿块边界点集合，分割算法得到的肿块边界点集合表示为 $S = \{s_1, s_2, \cdots, s_n\}$，则 HD 定义为

$$\mathrm{HD}(S, T) = \max\{D(S, T), D(T, S)\} \tag{5-37}$$

式中，$D(S, T) = \max\limits_{i \in \{1, \cdots, m\}} \left\{ \min\limits_{j \in \{1, \cdots, n\}} \left\| t_i - s_j \right\|_2 \right\}$。孤立的点对两个集合的边界距离度量产生了较大的干扰，造成该指标的鲁棒性不够强。因此，使用 AMED，定义为

$$\mathrm{AMED}(S, T) = [\mathrm{AD}(S, T) + \mathrm{AD}(T, S)]/2 \tag{5-38}$$

式中，$\mathrm{AD}(S, T) = \dfrac{1}{m}\sum\limits_{i=1}^{m} \min\limits_{j \in \{1, \cdots, n\}} \left\| t_i - s_j \right\|_2$。一般来说，HD 和 AMED 越小，分割结果与金标准区域越接近，分割算法的性能越好。

　　基于区域的方法中的 4 个指标反映了分割算法在区域上的分割效果，而基于边界的方法中的两个指标反映了分割算法对边界的提取效果，结合这 6 个指标可以全面地评价分割算法对乳腺 ROI 图像的分割效果。

3．实验结果及分析

　　对传统的动态规划（TK-DP）算法、基于候选点的动态规划（CB-DP）算法、RGAC 算法、GAC 算法、C-V 算法及一种基于标记控制的分水岭分割（MCW-S）算法的分割性能进行比较。

　　各种分割算法的分割结果如图 5-20 所示。黑色轮廓为金标准区域，白色轮廓为分割结果。

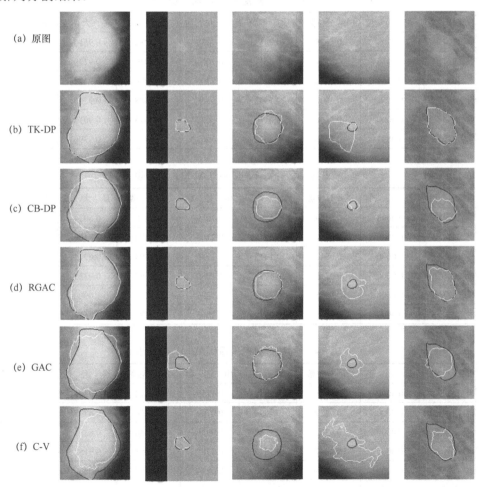

图 5-20　各种分割算法的分割结果

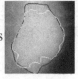

图 5-20　各种分割算法的分割结果（续）

为了进一步定量分析各种算法的分割结果，用 AOM、AUM、AVM、CM、HD 和 AMED 进行度量，得到统计表，分别如表 5-2 到表 5-7 所示。肿块在各 AOM 和 CM 区间的数量分别如表 5-8 和表 5-9 所示。

表 5-2　面积重叠率（AOM）统计表

算　法	最　小　值	1/4 分位数	均　　值	中　位　数	3/4 分位数	最　大　值	方　　差
TK-DP	0.0703	0.6335	0.7053	0.7538	0.8286	0.9510	0.0306
CB-DP	0.1174	0.5584	0.6611	0.7056	0.7910	0.9229	0.0284
RGAC	0.1169	0.6044	0.6905	0.7306	0.8016	0.9271	0.0234
GAC	0.0661	0.3902	0.5348	0.5536	0.6888	0.9266	0.0370
C-V	0.0000	0.5262	0.6170	0.6622	0.7615	0.9070	0.0375
MCW-S	0.0897	0.5726	0.6672	0.6963	0.7890	0.9396	0.0250

表 5-3　面积欠分割度量（AUM）统计表

算　法	最　小　值	1/4 分位数	均　　值	中　位　数	3/4 分位数	最　大　值	方　　差
TK-DP	0.0000	0.0449	0.1308	0.1019	0.1848	0.6024	0.0131
CB-DP	0.0000	0.0901	0.2568	0.2148	0.3894	0.8406	0.0407
RGAC	0.0000	0.0547	0.1613	0.1336	0.2394	0.6914	0.0192
GAC	0.0000	0.0215	0.1738	0.1050	0.2655	0.9335	0.0370
C-V	0.0000	0.0865	0.2160	0.1899	0.3208	1.0000	0.0299
MCW-S	0.0000	0.1215	0.2330	0.2063	0.3280	0.7614	0.0223

表 5-4　面积过分割度量（AVM）统计表

算　法	最　小　值	1/4 分位数	均　　值	中　位　数	3/4 分位数	最　大　值	方　　差
TK-DP	0.0000	0.0375	0.1870	0.1159	0.2472	0.9296	0.0428
CB-DP	0.0000	0.0229	0.1094	0.0702	0.1650	0.8733	0.0153
RGAC	0.0000	0.0303	0.1689	0.0938	0.2480	0.8831	0.0361
GAC	0.0000	0.0877	0.3292	0.2785	0.5655	0.9152	0.0685
C-V	0.0000	0.0165	0.2056	0.0874	0.3256	1.0000	0.0648
MCW-S	0.0000	0.0169	0.1344	0.0598	0.1866	0.9100	0.0324

表 5-5 综合度量（CM）统计表

算 法	最 小 值	1/4 分位数	均 值	中 位 数	3/4 分位数	最 大 值	方 差
TK-DP	0.3614	0.7429	0.7958	0.8272	0.8823	0.9670	0.0147
CB-DP	0.2859	0.6918	0.7650	0.7965	0.8554	0.9482	0.0139
RGAC	0.4112	0.7270	0.7868	0.8146	0.8634	0.9505	0.0109
GAC	0.3401	0.5742	0.6773	0.6824	0.7795	0.9508	0.0172
C-V	0.0000	0.6712	0.7318	0.7619	0.8336	0.9380	0.0211
MCW-S	0.1578	0.7041	0.7666	0.7893	0.8548	0.9594	0.0135

表 5-6 豪斯多夫距离（HD）统计表　　　　　　单位：mm

算 法	最 小 值	1/4 分位数	均 值	中 位 数	3/4 分位数	最 大 值	方 差
TK-DP	0.8000	2.0000	4.3780	3.2000	5.4406	21.1092	13.3584
CB-DP	0.8000	2.1541	4.5527	3.6000	6.0926	17.8213	10.5477
RGAC	0.4000	2.1541	3.8397	3.3941	4.8662	28.8500	6.3291
GAC	1.1314	4.4000	6.0597	6.0000	7.2111	19.8716	6.5611
C-V	0.8000	2.5613	6.4018	4.4721	8.2365	31.3968	28.3475
MCW-S	0.8000	2.4331	4.5618	3.6878	5.9464	19.2083	9.2058

表 5-7 平均最小欧氏距离（AMED）统计表　　　　　　单位：mm

算 法	最 小 值	1/4 分位数	均 值	中 位 数	3/4 分位数	最 大 值	方 差
TK-DP	0.1468	0.4962	1.2611	0.8282	1.3862	10.9259	1.8955
CB-DP	0.1596	0.6195	1.3827	1.0417	1.7760	8.0814	1.3308
RGAC	0.1547	0.6489	1.2130	1.0025	1.5341	5.5956	0.6634
GAC	0.2970	1.2086	2.1341	1.9070	2.7554	12.5318	1.7174
C-V	0.1951	0.7225	1.7325	1.3228	2.2311	8.5725	2.0150
MCW-S	0.1788	0.6563	1.2693	1.0039	1.6489	6.3097	0.7542

表 5-8 肿块在各 AOM 区间的数量

算 法	数量（个）									
	≥0.9	≥0.8	≥0.7	≥0.6	≥0.5	≥0.4	≥0.3	≥0.2	≥0.1	≥0
TK-DP	23	165	303	389	426	445	459	471	480	483
CB-DP	5	105	249	337	393	441	465	479	483	483
RGAC	10	120	288	364	428	451	473	479	483	483
GAC	4	34	109	204	282	355	410	463	480	483
C-V	4	73	199	302	383	410	438	462	474	483
MCW-S	8	107	236	348	413	449	469	479	481	483

表 5-9 肿块在各 CM 区间的数量

算 法	数量（个）									
	≥0.9	≥0.8	≥0.7	≥0.6	≥0.5	≥0.4	≥0.3	≥0.2	≥0.1	≥0
TK-DP	79	294	403	442	459	479	483	483	483	483
CB-DP	45	234	353	429	471	482	482	483	483	483
RGAC	46	268	393	449	477	483	483	483	483	483
GAC	13	93	228	336	430	476	483	483	483	483
C-V	26	192	326	401	444	473	478	478	480	483
MCW-S	37	216	365	438	469	478	482	482	483	483

下面对实验结果进行分析。

（1）RGAC 算法的鲁棒性较强。

CB-DP 算法将 11 个梯度最大的点作为初始边缘候选点，并将那些与 ROI 图像中心点的距离超出平均距离 1.5 倍的候选点删除，这可以在一定程度上消除非边缘点的强梯度点干扰，但也可能会将实际的边缘点删除或将其排除在候选点集外，从而导致误分割。观察图 5-20 中的第 4 个例子，肿块较小，且嵌入到一些亮度较高的腺体组织中，周围还有丰富的血管组织，与背景的对比度也不高，背景比较复杂，CB-DP 算法取得了较好的结果。RGAC 算法加入了区域信息，基于 M-S 模型使用分片光滑函数表示灰度变化很小的同质区域的特点，其在几个目标与背景相对光滑的例子中，取得了较好的效果。总的来说，在各指标的方差统计项上，RGAC 算法较好，表明其具有较强的鲁棒性。

（2）RGAC 算法的综合性能较好。

从 AOM、AUM、AVM 和 CM 来看，TK-DP 算法和 RGAC 算法的性能排在前 2 位。本实验在 TK-DP 算法中，使用 CPSO 算法训练了各部分权重，稍作改进，因此 TK-DP 算法的分割结果的 3 个指标（AOM、AUM、CM）优于 RGAC 算法。一般认为 AOM 高于 0.6 的分割结果"较好"，AOM 低于 0.4 的分割结果"较差"。对于 CM，虽然 RGAC 算法的 1/4 分位数和均值略差于 TK-DP 算法，但是其 CM 大于 0.6 的数量多于 TK-DP 算法。

从 HD 和 AMED 来看，RGAC 算法的均值低于其他算法，这说明其分割结果更接近金标准区域。需要说明的是，RGAC 算法在 GAC 算法中加入了区域信息，结合原本使用的梯度信息，其各种指标优于 C-V 算法和 GAC 算法。但是由于肿块的背景复杂、大小不一，难以用一套参数适应所有 ROI 图像，尽管通过采用统计分析的方法使用了多种参数，也有少量 ROI 图像没有分割成功，对没有分割成功的 ROI 图像进行手工微调，将微调后的结果作为算法的分割结果。这显示了活动轮廓类算法的缺点，如何针对不同类型的 ROI 图像找到合适的参数值得进一步探索。

5.7 一种改进的 V-Net 模型及其在肺结节分割中的应用

肺癌是在全球范围内常见的恶性肿瘤，也是致死率最高的癌症。世界卫生组织 2022 年发布的数据显示，全球癌症新发病例为 1929 万例，其中肺癌新发病例为 220 万例（占比 11.4%），位居第二。肺癌死亡病例为 180 万例（占比 18.0%），是导致癌症患者死亡的主要原因。我国 2020 年癌症新发病例为 457 万例，其中肺癌新发病例为 82 万例，占比 17.9%，远超其他癌症类型。我国 2020 年癌症死亡病例为 300 万例，其中肺癌死亡病例为 71 万例，占比达到 23.8%，同样位居首位。肺结节（Pulmonary Nodule，PN）指肺内直径不大于 3cm 的类圆形或不规则病灶，在影像学上表现为密度增大的阴影，可单发或多发。肺结节的密度不同，则其恶性概率也不同。根据肺结节的密度，可以把肺结节分为实性结节（Solid Nodule，SN）、部分实性结节（Part-Solid Nodule，PSN）和磨玻璃结节（Ground Glass Nodule，GGN）3 类。其中部分实性结节的恶性概率最高，对肺结节及时进行筛查是早期防治肺癌的有效手段。但是肺结节在肺部出现的位置不同、形状各异、体积小且种类繁多，因此在临床上精确分割肺结节有较大的难度。特别是在人工勾画肺结节的情况下，医生的经验、主观意识及光线都会影响对肺结节的精确勾画。本节介绍一种改进的 V-Net 模型，对肺结节进行自动化的 3D 精确分割，可以有效减轻医生的工作负担，提高分割精度与效率，为肺癌的筛查及后续的放疗提供依据。

5.7.1 一种改进的 V-Net 模型

GoogLeNet 模型是 Google 公司 Inception 系列的开山之作，本实验受 GoogLeNet 相关论文中的 InceptionV1 的启发，提出多尺度特征提取 Multiscale 模块。Multiscale 模块通过并行地使用多个不同尺寸的卷积核和池化层，来捕获不同尺度下的数据特征，并将其融合，从而实现丰富的特征表示。

在肺结节分割任务中，V-Net 模型使用的都是 $5 \times 5 \times 5$ 的卷积核，只能在一个尺度上对数据进行特征提取，Multiscale 模块除了使用 $5 \times 5 \times 5$ 的卷积核，还添加了 $3 \times 3 \times 3$ 和 $7 \times 7 \times 7$ 的卷积核，在多个尺度上提取输入数据的特征图，并在通道维度上进行特征图融合。

Multiscale 模块如图 5-21 所示，其有 4 个分支，1 个分支是卷积核为 3×3×3、步距为 1、填充为 1 的 avg_pool。在其余的 3 个分支中，先使用 1×1×1 的卷积核做卷积操作，再使用 3 个不同的卷积核做卷积操作，实现多尺度特征提取，最后在通道维度上进行 Cat 融合。卷积核为 1×1×1 的卷积操作用于减少通道数，从而降低计算成本，平均池化可以实现局部特征提取，能够提高模型的抗噪声能力。平均池化还可以提取局部区域的平均特征，这有助于捕获三维数据中的通用特征。因为池化操作会将池化区域内的值平均化，所以可以减小噪声对模型的影响。

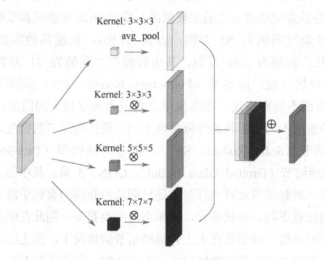

图 5-21　Multiscale 模块

ASPP（Atrous Spatial Pyramid Pooling）模块是一种用于图像语义分割的神经网络模块，旨在捕获不同感受野尺度下的语义信息。ASPP 模块在不同的空洞卷积率下进行特征提取，以捕获不同尺度的上下文信息，然后将这些特征融合，有助于模型更好地理解图像中不同尺度的对象和结构。

改进的 ASPP 模块如图 5-22 所示，其主要解决传统的卷积网络在分割任务中可能会忽略大范围上下文信息，导致存在较大的物体被分割得不够准确的问题。ASPP 模块通过并行地在不同膨胀率下进行卷积操作，从而获得多尺度的上下文信息，增强模型的感受野，进而改进分割结果。较低的膨胀率用于捕获局部细节，居中的膨胀率用于捕获局部结构和目标，较高的膨胀率用于捕获全局上下文信息。在 DeepLabv V2 模型中，ASPP 模块主要对 2D 图像数据进行操作，为适应 3D 分割模型，改进的 ASPP 模块将 DeepLabv V2 模型中的 ASPP 模块中的 2D 卷积改成 3D 卷积，由于肺结节分割任务中的输入图像尺寸较小，所以将膨

胀率设为 1、6、12、18，去掉膨胀率为 24 的分支，以确保感受野不会过大，使
模块的注意力集中在图像的重要区域。

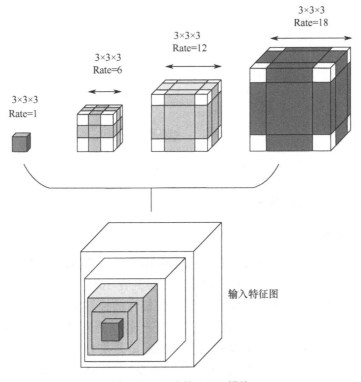

图 5-22 改进的 ASPP 模块

改进的 V-Net 模型如图 5-23 所示。改进的 V-Net 模型以 V-Net 模型为主干，
在尺寸为 16 × 96 × 96 的数据进入输入模块前添加一个 Multiscale 模块，随后做
卷积操作和第 1 次下采样操作，此时特征图尺寸变为 8 × 48 × 48。然后添加一个
Multiscale 模块，做卷积操作和第 2 次下采样操作，此时特征图尺寸变为
4 × 24 × 24。由于 Multiscale 模块包含 7 × 7 × 7 的卷积核，卷积核尺寸在深度上
大于特征图尺寸，所以在下采样阶段不再添加 Multiscale 模块。在解码路径中，
经过第 3 次上采样，在特征图尺寸恢复 8 × 48 × 48 后添加一个 Multiscale 模块。
编码器用来捕获输入数据的特征，通过解码器将这些特征映射回原始输入尺寸，
编码器和解码器之间的位置在模型中是关键，将 ASPP 模块添加在编码器和解码
器之间的主要目的是在特征提取的过程中引入更大范围的上下文信息，以提高分
割性能。

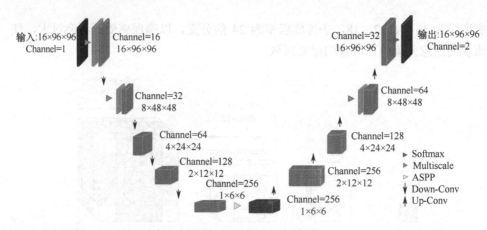

图 5-23　改进的 V-Net 模型

5.7.2　实验及结果分析

1. 实验数据

实验采用 LUNA16（Lung Nodule Analysis 16）数据集。LUNA16 数据集是 LIDC-IDRI 数据集的子集。LIDC-IDRI 数据集共有 1018 个病例的 CT 图像，各 CT 图像都有对应的 XML 格式的医学专家标注的标签文件。将切片厚度大于 3mm 的 CT 图像取出，同时去除切片厚度不一致及缺失部分切片的 CT 图像，最后得到 888 张 CT 图像，构成 LUNA16 数据集。在 LUNA16 数据集中，只将直径大于 3mm 的结节作为样本，并且选取至少由 3 位专家标注的样本。

根据专家标注的 XML 文件和 CT 图像，可以得到肺结节的中心和直径，经过处理可以为每个肺结节样本制作对应的类球形的标签图像。然后进行预处理操作，如数据重采样、数据归一化和图像分割。最后得到 1186 个大小为 $16 \times 96 \times 96$ 的肺部 CT 数据块和对应的肺结节标签数据块，每个数据块至少包含一个肺结节和相应的肺结节标签。图像预处理流程如图 5-24 所示。

2. 实验结果评价方法

在肺结节分割实验中，使用多个模型评价指标来评价所使用的分割模型的性能。这些指标包括精确率（Precision）、Dice 系数、IoU（Intersection over Union）和灵敏度（Sensitivity）。混淆矩阵（Confusion Matrix）如表 5-10 所示，其用于评价模型性能。在混淆矩阵中，行表示实际类别，列表示模型的预测类别。

表 5-10 中的参数如下。

TP（True Positive）：将正类预测为正类数，真实值为 1，预测值也为 1。

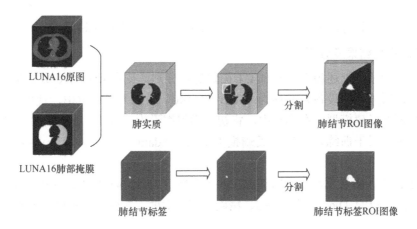

图 5-24　图像预处理流程

表 5-10　混淆矩阵

实际类别	预测类别	
	True	False
True	TP	FN
False	FP	TN

FN（False Negative）：将正类预测为负类数，真实值为 1，预测值为 0。

FP（False Positive）：将负类预测为正类数，真实值为 0，预测值为 1。

TN（True Negative）：将负类预测为负类数，真实值为 0，预测值也为 0。

精确率又称阳性预测值（Positive Predictive Value，PPV），可以表示为

$$PPV = \frac{TP}{TP + FP} \tag{5-39}$$

Dice 系数可以表示为

$$Dice = \frac{2\,TP}{2\,TP + FP + FN} \tag{5-40}$$

IoU 又称 Jaccard 指数，可以表示为

$$IoU = \frac{TP}{TP + FP + FN} \tag{5-41}$$

灵敏度又称真阳性率（True Positive Rate，TPR）或召回率（Recall），是在统计学和机器学习中用于评估模型性能的指标之一。灵敏度衡量了分类器正确识别所有正样本的能力，可以表示为

$$SEN = \frac{TP}{TP + FN} \tag{5-42}$$

上述 4 个指标的值为 0~1，值越高表示模型的分割效果越好。

3．实验结果及分析

本实验使用上述模型对肺部 CT 图像进行分割，使用 LUNA16 数据集进行模型训练，所采用的设备是显存为 45GB 的 A40，内存为 62.75GB，使用 PyTorch 1.12.1 框架搭建模型。在实验中，将初始学习率设为 0.001，数据集的 10%用于测试，90%用于训练，采用交叉熵损失函数，Adam 优化器，统一训练 100 个 epoch。

在 LUNA16 数据集上同时训练 V-Net 模型、3D U-Net 模型、改进的 V-Net 模型，得到各自的 Dice 系数、IoU、精确率和灵敏度，各模型的实验结果如表 5-11 所示。

表 5-11　各模型的实验结果

模　型	Dice 系数	IoU	精　确　率	灵　敏　度
V-Net 模型	0.789	0.661	0.756	0.8505
3D U-Net 模型	0.8009	0.6733	0.7961	0.8173
改进的 V-Net 模型	0.825	0.702	0.795	0.8618

在表 5-11 中，改进的 V-Net 模型和 3D U-Net 模型的效果明显优于 V-Net 模型。在 Dice 系数和 IoU 的比较中，改进的 V-Net 模型的分割效果更好；在精确率的比较中，改进的 V-Net 模型和 3D U-Net 模型水平相当，说明这两个模型对正样本的预测能力相当且效果优于 V-Net 模型；在灵敏度的比较中，V-Net 模型和改进后的 V-Net 模型水平相当，说明这两个模型正确识别所有正样本的能力相当，且这两个模型对正样本的正确识别能力高于 3D U-Net 模型。

各模型在训练过程中的损失率如图 5-25 所示。从图 5-25 中可以看出，V-Net 模型的收敛速度最快，其次是改进后的 V-Net 模型，3D U-Net 模型的收敛速度最慢，说明 V-Net 模型的训练速度最快，改进后的 V-Net 模型次之，3D U-Net 模型的训练速度最慢。从图 5-25 中还可以看出，3D U-Net 模型在训练过程中的损失率波动较大，说明 3D U-Net 模型的训练不稳定。

各模型的分割效果如图 5-26 所示。由图 5-26 可知，各模型对肺结节的整体把握都较好，能准确分割不同大小的结节，然而各自有一些不足之处。V-Net 模型对小结节较为敏感，分割较为准确，但当存在多个结节时会出现漏检的情况，分割效果不理想。3D U-Net 模型对大结节较为敏感，且边缘细节处理效果较好，但是对小结节的分割效果不够理想。改进后的 V-Net 模型对不同大小的结节有较强的分割能力，但是对细节的处理较为粗糙，在边缘细节处理方面有提升空间。

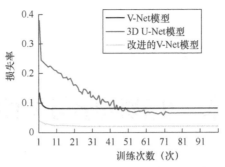

图 5-25 各模型在训练过程中的损失率

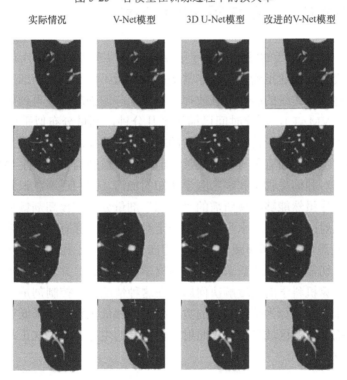

图 5-26 各模型的分割效果

第6章 生物医学与硬件约束

6.1 回归本质——临床医学目标问题

经历了一代又一代的发展，放疗不仅能够提供理想的剂量分布，还具有快速、准确等优点。快速指治疗过程非常快；准确指不仅能杀灭癌细胞，还能有效保护正常细胞。从传统的静态调强放疗发展到动态调强放疗，再到如今流行的容积调强放疗（VMAT），治疗时间已缩短至几分钟，剂量分布似乎达到了完美的水平。然而，近年来基于传统物理剂量的临床调强放疗遇到了瓶颈。尽管调强放疗在危险器官保护方面有了一定的改善，但对于多数肿瘤来说，生存率的提高并不明显。随着对肿瘤生物学和临床医学认知的加深，我们逐渐意识到仅从物理剂量角度考虑放疗虽然能够实现所需的"理想"剂量分布、提高剂量覆盖水平并尽可能降低非照射区域的剂量水平，但不一定对患者的生存有益。如果无法从生物医学角度提高患者生存率和减轻痛苦，逆向计划研究将永远停留在形而上的层面。因此，迫切需要将临床需求与肿瘤生物学行为结合，并从临床生物的角度提出问题，从计算机科学的角度解决问题。在这种情况下，控制剂量分布并非终极目标，以临床医学目标为基础建立的数学模型能够最大程度地降低对危险器官的辐射剂量，确保目标区域受到精确照射，对患者的生存有益，这正是调强放疗根本的临床需求。

6.2 逆向计划的发展阶段及目前存在的问题

调强放疗基于三维适形放疗，通过调整射野角度、射束能量、子野数量、射束权重及目标区域的剂量分布等，来增大肿瘤控制概率，并尽可能降低正常组织并发症发生概率。同时，调强放疗还致力于将与计划靶区（Planning Target Volume，PTV）接近的危险器官（Organ at Risk，OAR）的受照剂量限制到最低，以有效保护危险器官，从而提高患者的生存率。研究人员一直在努力寻求方法来实现这一目标。

逆向计划又称逆向求解，是调强放疗设备的主要任务之一，逆向计划包括优化目标函数和设置各种约束条件。目标函数用于优化逆向计划并评价其质量，它将约束条件和输出的剂量分布关联，并对优化算法的性能产生影响，因此其具有重要的指示作用。目前，逆向计划中使用的目标函数主要基于物理剂量表达，如最高剂量、最低剂量、剂量体积约束和均匀剂量等。然而，这种基于物理剂量的准则不能准确刻画肿瘤或正常组织对放射剂量的非线性效应。因此，可以从仅考虑满足物理剂量转向考虑肿瘤控制概率（TCP）和正常组织并发症发生概率（NTCP）的角度进行优化，结合肿瘤和正常组织的性质和潜在放射生物非线性效应，精确预测各组织的生物效应。以 TCP 和 NTCP 为基础建立的数学模型被称为生物医学模型，这是继物理模型后的重要发展，也是调强放疗方案优化的必然趋势。

现代调强放疗逆向计划的发展大致可分为基于解剖学的半逆向计划、基于通量图优化的两段式计划和基于直接子野的一体化计划 3 个阶段。

（1）基于解剖学的半逆向计划阶段。该阶段最简单的实现方式是通过布尔运算来对目标区域和非目标区域进行投影，然后利用目标函数和约束条件对投影区域进行优化求解。这种方式常常能够产生比较理想的计划，但对于一些形状特殊的区域，可能难以解决问题。

（2）基于通量图优化的两段式计划阶段。该阶段分为通量图优化和子野分割两个步骤。根据所建立的目标函数和约束条件，对以通量图为求解变量的优化问题进行求解。在获得各射野的最优通量图后，根据特定的优化算法进行子野分割，子野分割依赖所采用的剂量调制设备，由于不同的剂量调制设备具有不同的性能参数和约束条件，所以会影响子野分割优化的约束条件。

（3）基于直接子野的一体化计划阶段。该阶段取消了通量图的生成和子野分割过程，直接将子野的形状和照射剂量作为优化变量，建立优化模型。该模型兼顾了生物医学信息和硬件信息，采用了快速和便捷的求解算法。

逆向计划研究在剂量需求、模型设计、优化速度、剂量调制手段和逆向计算等方面取得了重要进展，如医科达推出的容积调强放疗系统 ERGO++TPS 已被国内外许多医疗机构使用。然而，从癌症治愈率和并发症发生概率等角度来看，调强放疗的发展相对缓慢。这主要是因为放疗的生物医学研究尚未被系统地纳入调强放疗。

逆向计划系统的发展与放疗设备的发展相适应，获得的物理剂量分布可以用精雕细琢来形容。然而，调强放疗的临床应用仍然高度依赖医生对病例的勾画和临床设定。逆向计划系统仍然没有在放疗的生物医学信息与临床治疗效果之间建立直接联系。

6.3　临床放疗物理剂量特性

在临床试验中，肿瘤控制概率和正常组织并发症发生概率的比值被称为治疗增益。调强放疗的临床目标是在尽可能降低正常组织并发症发生概率的同时保障肿瘤控制概率，即提高治疗增益。然而，这两者通常是矛盾的。在临床剂量学中，将正常组织无并发症发生的剂量与使肿瘤完全受控的剂量之比称为治疗剂量比。显然，在不同的肿瘤类型和肿瘤特性下，治疗剂量比往往有较大差异。肿瘤控制概率、正常组织并发症发生概率与照射剂量的关系如图 6-1 所示。

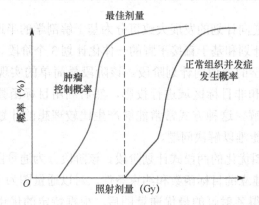

图 6-1　肿瘤控制概率、正常组织并发症发生概率与照射剂量的关系

不同肿瘤对放射剂量的需求差异很大，一般将能导致 95%以上肿瘤组织被杀灭的剂量称为肿瘤致死剂量。根据细胞存活理论，肿瘤的杀灭控制情况与其受照剂量密切相关，肿瘤分为三类：第一类为较易杀灭肿瘤，控制剂量一般为35～60Gy，包括精原细胞瘤、组织细胞肉瘤、神经母细胞瘤等；第二类为中等难度杀灭肿瘤，控制剂量一般为 60～75Gy，包括二、三期口腔癌和宫颈癌等；第三类为较难杀灭肿瘤，控制剂量一般在 80Gy 以上，包括三、四期头颈部肿瘤和乳腺癌等。

在临床上通过分次照射和控制剂量率来提高治疗增益。当肿瘤体积较大时，需要提高照射剂量以杀灭细胞，并扩大照射范围以覆盖潜在的转移区域。还需要注意剂量分布的均匀性，一般要求肿瘤受照剂量变化在±5%以内。在实现肿瘤控制的同时，需要尽可能规避正常组织，特别是要在肿瘤和危险器官之间形成陡峭的剂量边缘。肿瘤靶区（Gross Target Volume，GTV）指在临床上实际可见的肿瘤范围，可以通过 CT、MRI 等医学成像技术直观地展现和勾画。在其基础上，考虑亚临床病灶区和肿瘤周围侵犯组织，即临床靶区（Clinical Target Volume，CTV）。临床靶区不考虑治疗过程中的位置误差和治疗过程中靶区的位置和大小变化等。因此，在临床靶区的基础上，可以根据最大概率覆盖待照射区域来确定治疗外边界区域，这部分区域被称为内部靶区（Internal Target Volume，ITV）。ITV 通常是在临床靶区的基础上按照一定规则进行范围扩大后生成的，对于位置变化较小的肿瘤，ITV 与 CTV 区别不大；对于位置变化较大的肿瘤，ITV 需要定义较大的运动边界以进行扩展。在确定了 ITV 后，根据临床计划误差、分次治疗中的靶区位置和大小变化等因素，得到计划靶区（Planning Target Volume，PTV）。PTV 建立了患者肿瘤位置和治疗设备之间的坐标关系，可作为逆向计划设计、实施和质量验证的输入参数。在确定计划靶区后，计算实际剂量分布。理论上，临床剂量分布应与计划靶区完全一致。一般而言，将内部靶区受照剂量低于临床靶区处方剂量下限的区域称为冷剂量区，将受照剂量高于临床靶区处方剂量上限的区域称为热剂量区。

靶区剂量分布可以用剂量均值和剂量标准差描述。剂量均值表示肿瘤的平均受照剂量，描述了剂量的整体水平；剂量标准差表示肿瘤受照剂量的离散程度，描述了剂量的均匀性。对于均匀肿瘤，剂量分布均匀，靶区控制概率主要受剂量均值影响；对于不均匀肿瘤，剂量分布不均匀会使靶区控制概率主要受制于剂量最低值。对于不均匀肿瘤，往往还需要将其分解为多个靶区成分并单独确定所需剂量。

正常组织的并发症受正常组织对放射线的敏感度特点的影响。危险器官（Organ at Risk，OAR）包括串行器官、并行器官和串并混行器官。串行器官的正常功能依赖各功能单元的串行工作，即一个功能单元被破坏会对整个器官的正常功能产生严重影响，如脊髓、神经等。并行器官的正常功能依赖各功能单元的并行工作，即一个功能单元被破坏对整个器官的正常功能没有致命影响，如肺、肝脏等。串并混行器官介于两者之间。

6.4 细胞杀灭存活理论

细胞杀灭存活理论认为放射线与细胞的相互作用是随机发生的，并符合泊松分布。泊松分布描述了在单位时间或空间内随机事件发生的概率分布情况。这意味着放射线与细胞的相互作用在时间和空间上是随机的，而不是固定的或可预测的。泊松分布揭示了这种不确定性，为人们理解放射线对细胞的杀灭过程提供了重要的数学基础。通过研究和理解这种规律，能够更好地优化放疗计划，以增大肿瘤控制概率和减少对正常组织的损伤。设细胞受放射线击打的概率为 p，则受照后细胞的存活概率为 $\text{SF} = \exp(-p)$，设细胞受放射线单次击打的剂量为 D_0，实际照射剂量为 D，则细胞存活概率可以改写为 $\text{SF} = \exp\left(-\dfrac{D}{D_0}\right)$。显然，当实际照射剂量 $D = 0\,\text{Gy}$ 时，存活概率为 1，当 D 趋于无穷大时，存活概率为 0，当 $D = 1\,\text{Gy}$ 时，存活概率为 0.37。按照多靶击打理论，细胞内有多个靶点，放射线可能击打其中的一个或多个靶点，只有当所有靶点都被击打时，细胞才被杀灭。设细胞内的靶点数量为 n，单靶点被击打的概率为 $1 - \exp\left(-\dfrac{D}{D_0}\right)$，细胞内所有靶点被击打的概率为 $\left[1 - \exp\left(-\dfrac{D}{D_0}\right)\right]^n$，则细胞存活概率可以改写为

$$\text{SF} = 1 - \left[1 - \exp\left(-\frac{D}{D_0}\right)\right]^n$$

根据多靶击打理论，当使用低线性能量传递放射线时，细胞可能产生亚致死性损伤。如果在一段时间内没有再次照射，则这些细胞可能会自我修复并继续存活。当将多靶击打理论和原始击打理论结合时，就产生了新的细胞存活概率概念。多靶击打理论认为，细胞存活概率不仅受一次击打的影响，还受多次击打的累积效应和时间间隔的影响。这意味着在放疗过程中，照射时长和间隔的选择可以显著影响细胞的存活概率。深入研究和理解多靶击打理论对于优化放疗计划、最大限度地提高治疗效果和减少对正常组织的损伤具有重要意义。D_0^1 为直接致死平均剂量，D_0^n 为亚致死平均剂量，则 SF 可以定义为

$$\text{SF} = \exp\left(-\frac{D}{D_0^1}\right)\left\{1 - \left[1 - \exp\left(-\frac{D}{D_0^n}\right)\right]^n\right\} \tag{6-1}$$

1. 基于多靶击打理论的线性二次模型

线性二次模型是一种常用的近似模型，用于描述放射剂量与细胞杀灭概率之间的关系。根据线性二次模型，单位剂量的细胞杀灭概率与电离粒子的相互作用有关。该模型假设放射线通过与细胞内的分子相互作用，引发电离粒子的释放，从而杀灭细胞。该模型中的线性部分表示每个电离事件对细胞的杀灭贡献是线性的，而二次部分表示多个电离事件对细胞杀灭的增强作用。线性二次模型提供了

一种简化的方式，以估计单位剂量对细胞杀灭概率的贡献，为放疗计划优化奠定了基础。然而，需要注意的是，这只是一个近似模型，在实际应用中还需要结合具体的生物效应和临床试验进行综合分析和验证。设一个电离粒子的平均细胞杀灭概率为 α，两个电离粒子的平均细胞杀灭概率为 β，则细胞存活概率为

$$SF = \exp[-(\alpha D + \beta D^2)] \tag{6-2}$$

可以近似认为式（6-2）中的前项为不可修复损伤，后项为亚致死损伤。α 和 β 分别表示细胞受照后的损伤修复能力，当 $\dfrac{\alpha}{\beta}$ 较大时，偏向不可修复；当 $\dfrac{\alpha}{\beta}$ 较小时，偏向容易修复。

2. 放疗照射的 4R 原则

放疗照射的 4R 原则指细胞的存活与放射损伤、再群体化、细胞周期和乏氧细胞再氧化等因素相关。

细胞的放射损伤包括染色体损伤、细胞繁殖延迟、敏感度下降、细胞死亡、分裂次数减少等。根据细胞的放射损伤响应速度，可以将组织分为快反应组织和慢反应组织。快反应组织在早期照射时就会表现出损伤，如黏膜细胞、上皮细胞和大多数肿瘤细胞等；慢反应组织在较晚的照射阶段才表现出损伤，如肺组织、脑组织等。常用半修复周期来表示细胞的修复速度。

肿瘤克隆源性细胞可能会出现再群体化现象，即已经受到照射的肿瘤细胞可能会继续分裂。快反应组织的细胞分裂增殖对照射敏感，而慢反应组织所受的影响较小。在照射过程中，要充分考虑细胞分裂增殖对治疗增益的影响。

细胞周期指从一次细胞分裂形成子细胞到下一次细胞分裂形成子细胞的过程。受照细胞在整个细胞周期内的敏感度是变化的。快增殖细胞在 DNA 合成期、慢增殖细胞在后期对放射线不敏感。快反应组织在早期照射时会表现为敏感度提高。因此，在放疗过程中，利用细胞周期中的敏感度变化规律，不仅可以缩短治疗时间，还可以提高治疗增益。

乏氧细胞的再氧化过程也受放射线的影响。乏氧细胞指被放射线照射后，由于血液供应不足而处于缺氧状态的细胞。乏氧细胞对放射线的敏感度较低，因此在分次治疗过程中，放射线易杀灭外围氧合细胞，从而使肿瘤内部的乏氧细胞暴露出来并重新氧合。这些细胞在下一次的放疗中被杀灭。这种乏氧细胞的再氧化过程在治疗后期形成了良性循环，从而加快了治疗进程。因此，在整个治疗过程中，充分利用乏氧细胞的再氧合过程对于提高治疗增益非常重要。

在细胞的损伤和修复过程中，需要考虑一些重要的因素，其中之一是肿瘤微环境的影响。肿瘤内部存在不均匀的氧气和营养供应，这导致肿瘤细胞的代谢水平、增殖能力和敏感度呈空间异质性。缺氧区域的肿瘤细胞往往具有较强的耐受性，这是因为缺氧环境下的细胞代谢状态会发生变化，影响细胞的 DNA 修复能力和细胞凋亡途径。因此，在放疗计划中需要充分考虑肿瘤微环境的空间异质性，以针对缺氧区域采取相应的增敏策略，提高肿瘤细胞对放射线的敏感度。

此外，机体的免疫系统也在放疗中发挥着重要的作用。放射线能够激活机体的免疫系统，从而诱导肿瘤进行特异性的免疫应答。结合免疫治疗和放疗，可以产生协同效应。

3. 大数据和机器学习的应用

富含生物学信息的大数据和机器学习等技术也被用于放疗。通过利用这些技术，可以挖掘和整合不同的肿瘤特征信息，如基因组学、转录组学、代谢组学等，以个性化方式指导治疗决策和预测治疗结果。这种个性化放疗策略有助于更好地匹配患者的生物学特征和治疗需求，提高放疗效果和个性化治疗的准确性。

细胞的损伤和修复是一个复杂的生物学过程，涉及各种因素的相互作用。了解和研究这些因素对于优化放疗方案、提高放疗效果和减少患者的不适应反应至关重要。未来的研究将继续深入探索放疗的分子机制、肿瘤生物学和肿瘤微环境的关系，以及新技术的应用，为个性化放疗策略和放疗方案的发展提供更多理论依据。

6.5 分次治疗及生物医学剂量

快反应组织和慢反应组织的线性二次曲线的交点剂量为 $\dfrac{\alpha_1 - \alpha_2}{\beta_2 - \beta_1}$（下角标 1 和 2 分别代表快反应组织和慢反应组织），该剂量一般为 2～5Gy。提高肿瘤细胞的杀灭率有两种可行途径：一是尽量降低对正常细胞的照射剂量，同时提高对肿瘤细胞的照射剂量；二是采用分次照射方法，将每次的照射剂量控制在交点剂量范围内，通过多次快反应细胞的杀灭和慢反应细胞的恢复，提高治疗增益。从线性二次模型的角度来看，理论上对分次剂量的规划越细越好。

1. 分次治疗方案

在临床试验中，常见的分次放疗方案包括 5 种：①常规分次治疗，即总疗程为几周，每周治疗 5 天，每天进行一次照射，每次的照射剂量为 1.8～2.0Gy；

②超分次治疗，总疗程不变，每天的照射次数不小于两次，每次的照射剂量小于常规分次治疗的剂量，但每天的总照射剂量大于常规分次治疗的剂量；③快速分次治疗，用常规分次治疗的剂量进行照射，缩短总疗程，总照射剂量保持不变；④加速超分次治疗，在超分次治疗的基础上缩短总疗程；⑤低分次治疗，每周照射次数比常规分次治疗少，但每周的照射剂量保持不变。不同的分次放射治疗方案适用于不同的病例和临床条件。

设分次数量为 N，单位照射剂量为 d，细胞存活概率表示为

$$\text{SF} = \exp[-(\alpha d + \beta d^2)N] \tag{6-3}$$

对于分次治疗而言，当 $\dfrac{\alpha}{\beta}$ 较大时，细胞的损伤主要受总剂量影响，受分次剂量的影响较小；当 $\dfrac{\alpha}{\beta}$ 较小时，细胞的损伤不仅受总剂量影响，还受分次剂量的影响。

2．细胞动力学模型

考虑细胞增殖函数 $\exp(LT)$，延长总疗程，形成细胞动力学模型，细胞存活概率表示为

$$\text{SF} = \exp[-(\alpha d + \beta d^2)^N]\exp(LT) \tag{6-4}$$

3．LPL 模型

LPL（Lethal and Potentially Lesions）模型也考虑了细胞修复和亚致死损伤等因素。然而，这些因素无法准确获知，设修复常数为 μ，照射时间间隔为 Δt，则不可修复率为 $\theta = \exp(-\mu\Delta t)$，在经过单次照射剂量为 d 的 N 次照射后，细胞存活概率表示为

$$\text{SF} = \exp\left[-\alpha dN - \beta d^2 N - \frac{2\theta}{N(1-\theta)}\left(N - \frac{1-\theta^N}{1-\theta}\right)\right] \tag{6-5}$$

4．亚损伤修复模型

亚损伤修复模型的细胞存活概率表示为

$$\text{SF} = \exp(-\alpha D - G\beta D^2) \tag{6-6}$$

式中，G 为修复参数。

5．生物等效剂量

在线性二次模型的基础上，引入生物等效剂量（Biologically Effective Dose，BED），可以表示为

$$\text{BED} = Nd\left(1 + \frac{d}{\alpha/\beta}\right) \tag{6-7}$$

生物等效剂量可以表示为分次剂量的线性相加，即 $\text{BED} = \text{BED}_1 + \cdots + \text{BED}_N$。设 R 为剂量率，T 为单次照射时间，μ 为修复常数，则近距生物等效剂量为

$$\text{BED} = RT\left[1 + \frac{2R}{\mu(\alpha/\beta)}\left(1 - \frac{1 - \exp(-\mu T)}{\mu T}\right)\right] \tag{6-8}$$

设 $K = \exp(-\mu T)$，则不完全修复的生物等效剂量为

$$\text{BED} = Nd\left[1 + \frac{d}{N(\alpha/\beta)}\frac{N(1 - K^2) - 2K(1 - K^N)}{(1 - K)^2}\right] \tag{6-9}$$

考虑细胞增殖的生物等效剂量为

$$\text{BED} = Nd\left[1 + \frac{d}{(\alpha/\beta)}\right] - KT \tag{6-10}$$

6. 正则化等效剂量

为便于比较各分次治疗方案，正则化等效剂量（Normalized Isoeffective Dose，NID）实现了归一化，即

$$\text{NID} = D\frac{(d + \alpha/\beta)}{(d_{\text{ref}} + \alpha/\beta)} - \frac{\ln 2(T - T_{\text{ref}})}{\beta T_{\text{pot}}(d_{\text{ref}} + \alpha/\beta)} \tag{6-11}$$

式中，d、d_{ref} 分别表示单次剂量和参考单次剂量；T、T_{ref} 分别表示分次治疗的总时间和参考总时间；T_{pot} 为细胞倍增所需时间。

7. 逻辑模型

逻辑模型包含两个参数：一个是细胞组织特征参数 k；另一个是 50%细胞体积杀灭剂量 D_{50}。细胞存活概率可以表示为

$$P = \frac{1}{1 + (D_{50}/D)^k} \tag{6-12}$$

对于该模型，当照射剂量为 0Gy 时，细胞存活概率为 1；当照射剂量趋于无穷大时，细胞存活概率为 0Gy。该模型认为所有细胞都是克隆源细胞。

用生物等效剂量代替逻辑模型中的剂量，即 $\text{BED} = D\left[1 + \frac{d}{(\alpha/\beta)}\right]$，$\text{BED}_{50} = D_{50}\left[1 + \frac{d}{(\alpha/\beta)}\right]$，则得到 $P = \frac{1}{1 + (\text{BED}_{50}/\text{BED})^k}$。在设定肿瘤控制概率和正常组织并发症发生概率后，即可通过逻辑模型的剂量区间界定照射窗口，物理师可以

在该窗口中寻找合适的处方剂量。设上角标 1 和 2 分别代表正常组织和肿瘤组织，可以得到窗口剂量与分次剂量的关系为

$$D = \frac{\mathrm{BED}_{50}^1}{\left(\dfrac{1-\mathrm{NTCP}}{\mathrm{NTCP}}\right)^{1/K^1}\left[1+\dfrac{d}{(\alpha^1/\beta^1)}\right]} - \frac{\mathrm{BED}_{50}^2}{\left(\dfrac{1-\mathrm{NTCP}}{\mathrm{NTCP}}\right)^{1/K^2}\left[1+\dfrac{d}{(\alpha^2/\beta^2)}\right]} \tag{6-13}$$

通过分析窗口剂量与分次剂量的关系可以得到，分次剂量越低则窗口剂量越高，分次剂量越高则窗口剂量越低。显然，窗口剂量越高，物理师的剂量选择越多，而当窗口剂量较低甚至产生负窗口时，处方剂量危险系数显著增大，此时只能对肿瘤控制概率和正常组织并发症发生概率进行权衡，否则无法给出合适的治疗方案。

8. 等效均匀生物有效剂量

基于泊松分布的剂量不均匀的肿瘤控制概率 $\mathrm{TCP} = \prod\limits_i \exp[-n_i \mathrm{SF}(D_i, d_i)]$，其中，$n_i$ 为克隆源细胞数量，D_i 为克隆源细胞的总受照剂量，d_i 为克隆源细胞的单次受照剂量。然而，在考虑肿瘤细胞再群体化、再周期化、再氧合化等因素后，泊松分布不能表示剂量不均匀的肿瘤控制概率，此时引入等效均匀剂量（EUD），定义为

$$\mathrm{EUD} = -\frac{1}{\alpha}\sum v_i \exp(-\alpha D_i) \tag{6-14}$$

式中，v_i 为 D_i 下的细胞体积。在此基础上，将生物等效剂量引入等效均匀剂量，得到在不均匀生物等效剂量下的等效均匀生物有效剂量（Equivalent Uniform Biological Effective Dose，EUBED），表示为

$$\mathrm{EUBED} = -\frac{1}{\alpha}\sum v_i \exp(-\alpha\,\mathrm{BED}_i) \tag{6-15}$$

一般采用 Lyman 模型和组织经验模型对正常组织并发症发生概率进行计算。Lyman 模型为 $\mathrm{NTCP} = \dfrac{1}{\sqrt{2\pi}}\displaystyle\int_{-\infty}^{\frac{D-D_{50}}{mD_{50}}} \exp\left(-\frac{t^2}{2}\right)\mathrm{d}t$，其中 $t = \dfrac{D-D_{50}}{mD_{50}}$，$m$ 为经验参数。

剂量体积直方图映射还原计算采用有效剂量 $D_{\mathrm{eff}} = \left[\sum v_i (D_i)^{\frac{1}{\tau}}\right]^{\tau}$，有效体积 $V_{\mathrm{eff}} = \sum v_i \left(\dfrac{D_i}{D_{\max}}\right)^{\frac{1}{\tau}}$。其中，$D_{\max}$ 表示最高剂量。当 $\tau = 1$ 时，映射为平均剂量，

当 τ 较小时，映射为高剂量。

组织经验模型将组织分为串行组织、并行组织及串并混行组织。对于串行组织，所有功能单元完整串行才能表现出生物活性，因此，$\mathrm{NTCP} = 1 - [1 - p(D)]^N$，其中 $p(D)$ 为单功能单元的损伤概率。对于剂量不均匀的组织，有 $\mathrm{NTCP} = 1 - \prod_i [1 - p(D_i)]$。而对于并行组织，单功能单元的功能丧失一般不会导致整体生物活性的丧失。因此，相对来说，计算正常组织并发症发生概率需要考虑的因素较多，而对于串并混行组织，则计算更为复杂。

6.6 一种基于等效生物剂量和硬件约束的一体化逆向计划模型

6.6.1 等效生物剂量及模型设计

对于某组织细胞，如果获取某剂量下的细胞成活概率等效于获取某均匀剂量下的细胞成活概率，则将该均匀剂量称为等效均匀剂量。

1. 物理剂量模型向生物医学模型的转变

符合临床要求的等效均匀剂量的数学表达，是将传统的物理剂量模型转化为生物医学模型的初步探索。如前所述，等效均匀剂量研究曾出现多种数学表达，包括指数形式的表达、线性形式的表达等。

一种典型的等效均匀剂量是根据单细胞受照后的成活概率满足泊松分布设定的。细胞在受照后，如果以固定的平均密度随机且独立地死亡，则这个事件在单位时间内出现的次数就近似服从泊松分布。从表面上看，肿瘤或正常器官的死亡概率等于等效均匀剂量照射下的细胞群死亡概率，但是从生物医学层面来看，这个说法是不成立的。因为对于某个器官而言，细胞的存活往往与周围细胞的存活相关，而不是独立的。典型的是脊髓细胞，小部分细胞的死亡，往往会导致整个脊髓神经功能丧失。肿瘤控制概率和正常组织并发症发生概率等评价指标是生物医学模型的核心。生物医学目标取决于生物学因素，如肿瘤细胞分布的异质性、正常细胞的敏感度差异及耐受程度、肿瘤细胞复发和转移的概率，以及危险器官可能产生的生物学性态变化等。

2. 商用调强放疗系统的不足

当前，商用调强放疗系统采用致死剂量覆盖，以确保肿瘤控制概率，即认为只有达到致死剂量，肿瘤细胞才有可能被全部杀灭。为了达到这个目的，不惜损伤周围的正常细胞。然而，在实际的临床治疗中，考虑癌症发展的阶段、患者的年龄和身体状况、肿瘤区域，致死剂量是需要动态调整的。对于正常组织，普遍认为只要不影响其正常功能就达到了控制并发症的目的。由此医生依据临床经验针对不同的器官给出不同的剂量体积约束或平均剂量约束等。但是，不同年龄、不同健康状态患者的剂量耐受程度是不同的。

3. 等效生物剂量

为了在生物医学目标与放射剂量之间建立合理的联系，我们提出等效生物剂量概念：当肿瘤细胞（或正常细胞）在某剂量分布下的肿瘤控制概率（或正常组织并发症发生概率）等于受某给定剂量照射后的概率，则该给定剂量为等效生物剂量。

等效生物剂量与等效均匀剂量的最大区别在于，其刻画的是组织的功能活性概率，而不是细胞群的存活概率。下面详细介绍等效生物剂量的计算方法。

对给定的组织所获取的剂量进行升序排列，剂量体积曲线为 $g(x)$，设该组织的体积百分比权重参数曲线为 $f(x)$，则等效生物剂量 $\tilde{D} = \int_0^1 g(x)f(x)\mathrm{d}x$。

体积百分比权重参数曲线采用带有参数的逻辑斯谛函数进行表达。广义的逻辑斯谛曲线可以描述某些情况下的人口增长趋势。

标准的逻辑斯谛函数为 $f(x) = \dfrac{1}{1+\mathrm{e}^{-x}}$，标准的逻辑斯谛曲线如图 6-2 所示。

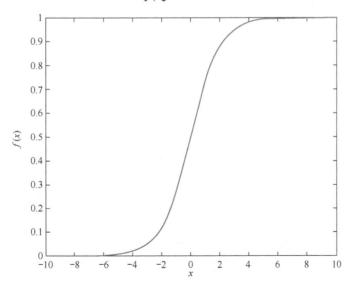

图 6-2　标准的逻辑斯谛曲线

带有可调参数的逻辑斯谛函数可以设计为 $f(x) = \dfrac{1}{1+e^{-2k(x-0.5-b)}}$，$x \in (0,1)$，计算该函数在定义区间内的积分，即

$$
\begin{aligned}
\int_0^1 f(x)\mathrm{d}x &= \int_0^1 \frac{1}{1+e^{-2k(x-0.5-b)}}\mathrm{d}x \\
&= \int_0^1 \frac{e^{2k(x-0.5-b)}}{e^{2k(x-0.5-b)}+1}\mathrm{d}x = \int_0^1 \frac{1}{2k}\frac{1}{e^{2k(x-0.5-b)}+1}\mathrm{d}[e^{2k(x-0.5-b)}+1] \\
&= \frac{1}{2k}\ln[e^{2k(x-0.5-b)}+1]\Big|_0^1 = \frac{1}{2k}\{\ln[e^{2k(0.5-b)}+1]-\ln[e^{2k(-0.5-b)}+1]\} \quad (6\text{-}16) \\
&= \frac{1}{2k}\left[\ln\left(\frac{e^k}{e^{2kb}}+1\right)-\ln\left(\frac{1}{e^k e^{2kb}}+1\right)\right] \\
&= \frac{1}{2k}\ln\frac{e^k(e^k+e^{2kb})}{1+e^k e^{2kb}}
\end{aligned}
$$

对该函数进行归一化处理，得到

$$
f(x) = \frac{2k}{1+e^{-2k(x-0.5-b)}}\ln\left[e - \frac{e^k(e^k+e^{2kb})}{1+e^k e^{2kb}}\right], \quad x \in (0,1) \quad (6\text{-}17)
$$

该函数有两个可调参数，不同参数下的逻辑斯谛曲线如图 6-3 所示。

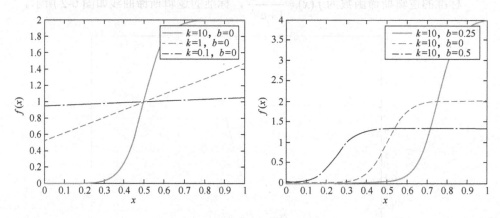

图 6-3　不同参数下的逻辑斯谛曲线

任意组织的体积百分比权重参数可以描述为

$$
F(x) = \sum_i w_i f_i(x) \quad (6\text{-}18)
$$

式中，w_i 为权重系数；$\sum_i w_i = 1$；$f_i(x)$ 表示参数 k_i 和 b_i 的归一化函数。

4．基于不同参数的表达

用不同参数对典型肿瘤组织、典型敏感器官、典型并行器官、典型串并混行器官进行表达，如图 6-4 所示。

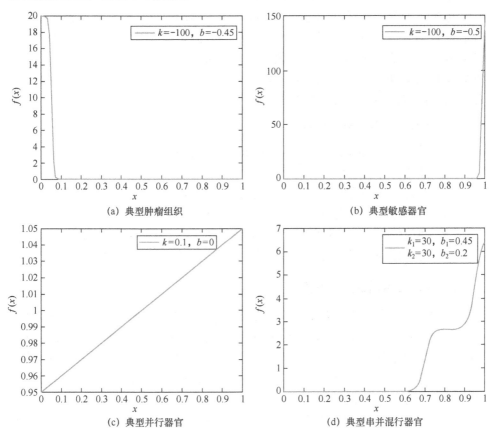

(a) 典型肿瘤组织　　　　　　　　(b) 典型敏感器官

(c) 典型并行器官　　　　　　　　(d) 典型串并混行器官

图 6-4　不同参数对各类组织的表达

显然，对于典型肿瘤组织，低剂量区是导致肿瘤控制失败的关键区域；对于典型敏感器官，高剂量区是导致并发症控制失败的关键区域；对于典型并行器官，平均剂量是重要指标；对于典型串并混行器官，高剂量区和次高剂量区均可能导致并发症控制失败。

6.6.2　基于多叶准直器的硬件约束设计

目前，在临床上用于对放疗过程进行剂量调制的设备大多为多叶准直器。多叶准直器的主要原理是利用独立电机驱动两排铅质叶片的闭合，形成各种形状的子野，从而让放射线只通过子野孔，其余放射线则被叶片遮挡。

1. 多叶准直器的硬件差别

不同型号的多叶准直器在硬件设计上往往有较大差别，如叶片尺寸、叶片对数、电机驱动叶片的运动加速能力、叶片最大运动速度、叶片运动行程、电机控制叶片的到位精度、机架角运动加速能力及到位精度等。这些硬件条件决定了多叶准直器的剂量调制能力。调强放疗设备的使用周期一般为 10 年以上，在整个使用周期内，硬件仅进行一些保养，调强放疗性能的提高主要靠软件升级实现。所有调制算法必须严格满足硬件约束。

2. 多叶准直器的硬件约束

（1）总照射时长约束（患者暴露在放射线下的时间）。

（2）相邻叶片交叠约束。

（3）叶片的运动速度和运动加速度约束。

（4）凸凹槽咬合约束。

（5）单射野的子野数量约束（减少叶片移动次数，从而缩短治疗时间）。

（6）叶片运动行程约束（缩短叶片运动距离，从而减少叶片磨损）。

3. 多叶准直器的建模方案

显然，将所有硬件约束加入基于直接子野的一体化计划中，会导致求解难度过大、求解收敛慢。如果将硬件约束条件放在基于通量图优化的两段式计划中，则前期优化很难兼顾后面的硬件需求。基于上述考虑，我们提出了基于多叶准直器的硬件约束的一体化计划模型，将部分关键的硬件需求提前纳入目标函数或约束条件中。有针对性地给出解决方案。

叶片单向运动，定义前驱叶片运动矩阵和后驱叶片运动矩阵分别为 I^L 和 I^T。通量图 $\bar{X} = I^T - I^L$。

总照射时长约束为 $\sum_j \max I^T(j,n) \leqslant MU_0$。

相邻叶片交叠约束为 $I^T(j+1,k) \geqslant I^L(j+1,k)$，$I^T(j+1,k) \geqslant I^L(j,k)$，$I^T(j+1,k) \geqslant I^T(j,k)$，$I^L(j+1,k) \geqslant I^L(j,k)$，$I^T(j,k) \geqslant I^L(j,k)$。

叶片的运动速度和运动加速度约束为 $I^L(j,k+1) - I^L(j,k) \geqslant t_0$，$I^T(j,k+1) - I^T(j,k) \geqslant t_0$，$I^L(j,k+1) + 2I^L(j,k) - I^L(j,k-1) \leqslant a_0$，$I^T(j,k+1) + 2I^T(j,k) - I^T(j,k-1) \leqslant a_0$。

凸凹槽咬合的理想情况为中心线严格同步，即任意位置开闭的中间时刻保持一致，凸凹槽咬合约束为 $I^T(j,k) + I^L(j,k) = I^T(j+1,k) + I^L(j+1,k)$。

通过通量图的梯度方向约束限制子野数量，包括水平方向、竖直方向和对角方向，以水平方向为主，其次是对角方向，最后是竖直方向。

考虑不同方向的噪声，将 $\sum_j [\bar{X}(j,k+1) - \bar{X}(j,k)]^2$、$\sum_k [\bar{X}(j+1,k) - \bar{X}(j,k)]^2$、

$\sum_j \sum_k [\bar{X}(j+1,k+1) - \bar{X}(j,k)]^2 + \sum_j \sum_k [\bar{X}(j+1,k) - \bar{X}(j,k+1)]^2$ 以不同权重分别加

入目标函数中。

6.6.3　调强放疗一体化逆向计划模型构建

典型的线性规划模型为

$$\text{obj} \min \left\{ \sum_i w_i \left| D_i^R - D_i^P \right|_- + \sum_j u_j \left| N_j^R - N_i^M \right|_+ \right\} \tag{6-19}$$

$$\text{s.t.} \quad x \geq 0, D_i^R \geq D_i^L, N_j^R \leq N_j^U, \cdots$$

典型的线性约束二次规划模型为

$$\text{obj} \min \left\{ \sum_i w_i (D_i^R - D_i^P)^2 + \sum_j u_j (N_j^R)^2 \right\} \tag{6-20}$$

$$\text{s.t.} \quad x \geq 0, D_i^R \geq D_i^L, N_j^R \leq N_j^U, \cdots$$

式中，D_i^R 为肿瘤区域实际照射剂量；D_i^P 为肿瘤区域处方剂量；N_j^R 为正常组织区域实际照射剂量；N_i^M 为正常组织区域最低损伤剂量；w_i、u_j 为权重系数；D_i^L 为肿瘤区域处方剂量下限；N_j^U 为正常组织区域耐受剂量上限。

典型的商用系统为两段式逆向计划系统和直接子野逆向计划系统，如 Philips 推出的 Pinnacle3 TPS 和 Pinnacle3 SmartArc。这些系统不仅对肿瘤细胞设置剂量下限，对正常组织设置剂量上限（或平均剂量上限），还对敏感器官设置相应的剂量体积约束等。

将生物医学需求及多叶准直器的子野分割约束等纳入一体化逆向计划的考虑范围，建立数学模型，不仅能快速获取最优解，还能很好地满足剂量调制的硬件需求。

系统设置肿瘤细胞的等效生物剂量下限、正常细胞的等效生物剂量上限，以及相应的硬件约束。设定目标函数为肿瘤细胞杀灭概率与正常组织并发症发生概率之差，并适当调节两者的权重系数。由于等效生物剂量与肿瘤细胞杀灭概率成正比，与正常组织并发症发生概率成反比，所以调强放疗一体化逆向计划模型可以描述为

$$\text{objmin}\left\{\sum_i w_i F_i(x) - \sum_j u_j G_j(x)\right\} \tag{6-21}$$

$$\text{s.t.} \quad x \geq 0, F_i(x) \geq F_i^{\mathrm{L}}, G_j(x) \leq G_j^{\mathrm{U}}, \cdots$$

式中，$F_i(x)$ 和 w_i 分别为肿瘤细胞的等效生物剂量及其权重系数，$F_i(x)$ 的下限为 F_i^{L}；$G_j(x)$ 和 u_j 分别为正常细胞的等效生物剂量及其权重系数，$G_j(x)$ 的上限为 G_i^{U}。

基于上述结果，带有临床需求和硬件约束的调强放疗一体化逆向计划模型可以描述为

$$\begin{aligned} \text{objmin}\Big\{ &\sum_i w_i F_i(x) - \sum_j u_j G_j(x) + \alpha\sum_j [X(j,k+1) - X(j,k)]^2 + \\ &\beta\sum_k [X(j+1,k) - X(j,k)]^2 + \\ &\gamma\sum_j\sum_k [X(j+1,k+1) - X(j,k)]^2 + \gamma\sum_j\sum_k [X(j+1,k) - X(j,k+1)]^2 \Big\} \end{aligned} \tag{6-22}$$

$$\text{s.t.} \quad x \geq 0, F_i(x) \geq F_i^{\mathrm{L}}, G_j(x) \leq G_j^{\mathrm{U}}, \cdots$$

目标函数中既包括 TCP 和 NTCP，又包括通量图的二阶去噪项。约束条件中既包括等效生物剂量约束，又包括硬件约束。

可以采用基于遗传算法和内点法的优化求解算法进行计算。对基于临床需求的等效生物剂量进行离散化表达，利用内点法对分治模型进行局部寻优，利用遗传算法对局部最优解进行迭代再寻优，直到满足约束条件。

6.6.4 等效生物剂量模型验证和分析

为了验证所建立模型的有效性，我们在美国华盛顿大学开发的 CERR 中进行了验证。实验数据为头颈部病例和前列腺病例，头颈部病例和前列腺病例的剂量需求分别如表 6-1 和表 6-2 所示。

表 6-1 头颈部病例的剂量需求

组　　织	物理剂量需求	等效生物剂量需求
肿瘤组织 1	最低剂量 66Gy	最低剂量 66Gy，等效生物剂量 75Gy
肿瘤组织 2	最低剂量 60Gy	最低剂量 60Gy，等效生物剂量 70Gy
肿瘤组织 3	最低剂量 57Gy	最低剂量 57Gy，等效生物剂量 65Gy
脑干	最高剂量 55Gy	最高剂量 55Gy，等效生物剂量 40Gy
颌骨	最高剂量 70Gy	最高剂量 70Gy，等效生物剂量 60Gy
腮腺	最高平均剂量 40Gy	等效生物剂量 55Gy
脊髓	最高剂量 45Gy	最高剂量 45Gy，等效生物剂量 40Gy
其他正常组织	最高平均剂量 55Gy	最高剂量 55Gy，等效生物剂量 50Gy

表 6-2　前列腺病例的剂量需求

组　织	物理剂量需求	等效生物剂量需求
肿瘤组织 1	最低剂量 76Gy	最低剂量 76Gy，等效生物剂量 77Gy
肿瘤组织 2	最低剂量 68Gy	最低剂量 68Gy，等效生物剂量 74Gy
直肠	最高剂量 75Gy	最高剂量 75Gy，等效生物剂量 35Gy
膀胱	最高剂量 75Gy	最高剂量 75Gy，等效生物剂量 50Gy
股骨	最高剂量 60Gy	最高剂量 60Gy，等效生物剂量 40Gy
其他正常组织	最高剂量 78Gy	最高剂量 78Gy，等效生物剂量 50Gy

对带有临床需求和硬件约束的调强放疗一体化逆向计划模型和基于 Pinnacle3 TPS 的两步法逆向计划模型进行比较，得到头颈部病例的剂量分布情况和剂量体积曲线分别如图 6-5 和图 6-6 所示，前列腺病例的剂量分布情况和剂量体积曲线分别如图 6-7 和图 6-8 所示。

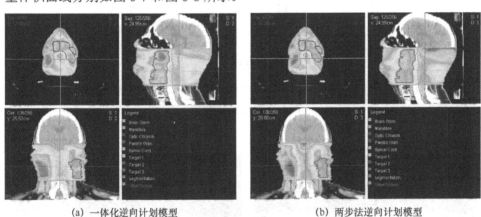

(a) 一体化逆向计划模型　　　　　　　　　(b) 两步法逆向计划模型

图 6-5　头颈部病例的剂量分布情况

由图 6-6 和图 6-8 可知，一体化逆向计划模型得到的肿瘤区域剂量分布更均匀，对敏感器官的保护能满足临床剂量需求。对于肿瘤组织，一体化逆向计划模型的效果优于两步法逆向计划模型；对于非肿瘤组织，两者较为接近。由图 6-5 和图 6-7 可知，一体化逆向计划模型对串行器官（如脊髓等）的保护更到位，给出的剂量更能满足临床需求。

肿瘤控制概率和正常组织并发症发生概率是矛盾的，传统的逆向计划系统过多地关注肿瘤区域和非肿瘤区域的剂量分布，忽略了对这两个概率的权衡。新的等效生物剂量概念结合射线调制设备的硬件约束，形成一体化逆向计划，能够在保障正常组织并发症发生概率的同时，尽可能增大肿瘤控制概率。一体化逆向计划很好地满足了基于多叶准直器的硬件约束，能够较好地应用于目前的 IMRT 和 VMAT 设备中。

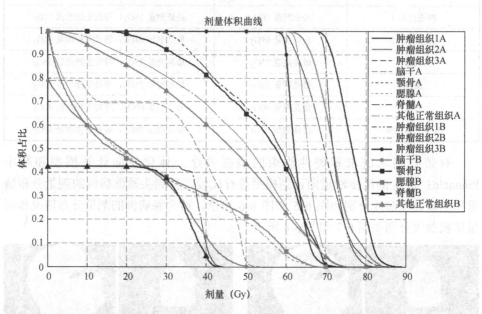

图 6-6　头颈部病例的剂量体积曲线（A 表示一体化逆向计划模型，B 表示两步法逆向计划模型）

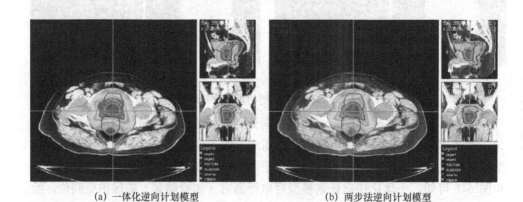

(a) 一体化逆向计划模型　　　　　　　(b) 两步法逆向计划模型

图 6-7　前列腺病例的剂量分布情况

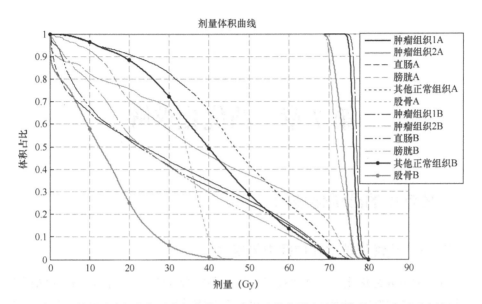

图 6-8　前列腺病例的剂量体积曲线（A 表示一体化逆向计划模型，B 表示两步法
逆向计划模型）

第 7 章　凸优化求解

7.1　放疗中的凸优化技术

7.1.1　凸优化技术在放疗中的应用

（1）剂量分配优化：凸优化技术可用于确定合理的剂量分配策略，以最大限度地控制或杀灭肿瘤细胞，并最小化对正常组织的损伤。需要将剂量约束、生物学指标和辐射参数等纳入考虑。

（2）模态选择和组合优化：凸优化技术可以用于优化模态选择，找到最优模态及相应参数。

（3）轮廓优化：轮廓优化指在合理控制剂量分布的前提下，通过优化放疗区域的形状和轮廓，更好地包裹肿瘤区域，同时最小化对正常组织的损伤。凸优化技术可以用于轮廓优化，通过降低轮廓与剂量分布的不一致性来提高治疗效果。

7.1.2　凸优化技术的优点

（1）数学性质良好：凸优化技术具有良好的数学性质，可通过算法高效求解，可以在合理的时间内得到可行、最优或接近最优的解决方案。

（2）确保满足剂量约束和生物学指标：凸优化技术可以确保满足剂量约束和生物学指标等，从而确保剂量投放的安全性和有效性，还可以平衡对肿瘤的控制与对正常组织的保护，最大程度地减小治疗引起的副作用。

（3）具有可调节性、灵活性强：凸优化方法可以根据特定的临床需求进行调整，实现个性化治疗。

7.1.3　凸优化技术的局限性

（1）复杂度高：放疗涉及多个因素和多个目标的协同优化，如剂量分配、器官保护、时间和设备约束等。将这些因素纳入凸优化模型，可能导致问题变得复杂，增大计算难度。

（2）数据需求大：凸优化技术需要大量的输入数据，包括影像数据、器官轮廓、剂量约束和生物学参数等。获取和处理这些数据可能需要额外消耗时间和资源。

（3）只能提供近似最优解：面对高维、非线性和多目标的放疗计划优化问题，凸优化技术往往只能提供近似最优解。在时间和计算资源有限的情况下，利用凸优化技术可能无法找到全局最优解。

尽管凸优化技术在放疗规划中具有许多优点，但在应用中需要综合考虑上述因素，以帮助医生做出更好的决策。

7.2　凸集的概念

凸集的定义：在集合 C 中，任意两点的连线仍在集合 C 中，即对于任意两点 $u_1, u_2 \in C$，以及任意 $0 \leqslant \theta \leqslant 1$，满足 $\theta u_1 + (1-\theta)u_2 \in C$，则集合 C 为凸集。形象地说，凸集中的任意点都可以被其他点沿着一条无障碍的路径穿过。

如果 $\theta_1 + \theta_2 + \cdots + \theta_k = 1$，则称 $\theta_1 u_1 + \theta_2 u_2 + \cdots + \theta_k u_k$ 为 $u_1, u_2, \cdots, u_k$ 的凸组合。一个集合为凸集的充要条件是该集合中任意点的凸组合都在该集合中。同时，称集合 C 中所有点的凸组合所形成的集合为凸包，即

$$\text{conv}\, C = \left\{ \theta_1 u_1 + \theta_2 u_2 + \cdots + \theta_k u_k \middle| \theta_1 + \theta_2 + \cdots + \theta_k = 1, u_i \in C, \theta_i \geqslant 0 \right\} \qquad (7\text{-}1)$$

如果集合 C 为锥，且对于任意 $u_1, u_2 \in C$ 和 $0 \leqslant \theta$ 均满足 $\theta_1 u_1 + \theta_2 u_2 \in C$，则集合 C 为凸锥。定义满足 $\theta_1 u_1 + \theta_2 u_2 + \cdots + \theta_k u_k$（$0 \leqslant \theta$）的点为点集 $u_1, u_2, \cdots, u_k$ 的锥组合。集合 C 为凸锥的充要条件是该集合包含所有点集的锥组合。

7.3　凸函数和保凸运算

7.3.1　凸函数

如果函数 f 的定义域是凸集，且对于定义域中任意的 x 和 y，以及任意 $0 \leqslant \theta \leqslant 1$，均满足 $f[\theta x + (1-\theta)y] \leqslant \theta f(x) + (1-\theta)f(y)$，则 f 为凸函数。

从图像上看，上述条件表明凸函数上任意两点的连线均在该函数曲线的上方。当不满足上述凸函数条件中的等式条件时，称函数 f 为严格凸函数。

如果函数一阶可微，则上述函数为凸函数的充要条件是对于定义域中任意的 x 和 y，满足 $f(y) - f(x) \geqslant \nabla f(x)(y - x)$，同样，当把等号去掉后，即为严格凸函

数的充要条件。显然该式可以通过一阶泰勒展开得到。

如果函数二阶可微，则上述函数为凸函数的充要条件是对于定义域中任意的 x 和 y，满足 $\nabla^2 f(x) \geqslant 0$（Hessian 矩阵半正定）。当 Hessian 矩阵正定时，称其为严格凸函数。函数半正定的几何解释为曲线的曲率非负。当函数变量为一维变量时，要求该函数的二阶导数不小于 0。

下面给出几种比较典型的凸函数，这些已知的凸函数可以指导我们进行建模。

（1）max 函数，即 $f(x) = \max\{x_1, x_2, \cdots, x_n\}$。

（2）线性函数，即 $f(x) = c^{\mathrm{T}} x + b$。

7.3.2 保凸运算

在凸函数的基础上，通过一定的运算可以构造新的凸函数，将这样的运算称为保凸运算，具体如下。

对于凸函数集 $f_1, f_2, \cdots, f_n$，非负加权和 $f = w_1 f_1 + w_2 f_2 + \cdots + w_n f_n$ 仍为凸函数。

对于凸函数 f，设线性矩阵 $A \in \mathbf{R}^{n \times m}, v \in \mathbf{R}^n$，则仿射函数 $g(x) = f(Ax + v)$ 仍为凸函数。

对于凸函数集 $f_1, f_2, \cdots, f_n$，$f = \max[f_1, f_2, \cdots, f_n]$ 仍为凸函数。

对于函数 $f(x, y)$，如果该函数关于 x 是凸的，则上确界函数 $g(x) = \sup_y f(x, y)$ 仍为凸函数。

对于凸函数 $f(x)$，$f(x) = \sup[g(x) | g(\cdot)$为仿射函数$, g(z) \leqslant f(z)]$ 仍为凸函数。

对于凸函数 $h(x)$ 及 $g(x)$，复合函数 $f(x) = h[g(x)]$ 仍为凸函数。

对于凸函数 $h(x)$ 及 $g_i(x)$，复合函数 $f(x) = h[g(x)] = h[g_1(x), \cdots, g_k(x)]$ 仍为凸函数。

对于凸函数 $f(x/t)$，透射变换函数 $g(x, t) = tf(x/t)$ 仍为凸函数。

7.4 凸优化问题

7.4.1 凸优化的概念

凸优化指在给定约束下，求解最小化凸函数。该问题的目标函数和约束函数都是凸函数。凸优化具有良好的性质，这使得它在许多领域有广泛应用，包括工程、经济学、机器学习等。凸优化能够提供全局最优解，且有高效的求解算法。

一般优化模型定义为

$$\min\{f_0(\boldsymbol{x})\}$$
$$\text{s.t.}\begin{cases} f_i(\boldsymbol{x}) \leqslant 0, & i=1,2,\cdots,m \\ h_i(\boldsymbol{x})=0, & i=1,2,\cdots,p \end{cases} \tag{7-2}$$

式中，$f_0(\boldsymbol{x})$ 为目标函数；$f_i(\boldsymbol{x}) \leqslant 0$，$i=1,2,\cdots,m$ 为不等式约束条件；$h_i(\boldsymbol{x})=0$，$i=1,2,\cdots,p$ 为等式约束条件；$\boldsymbol{x}$ 为优化参数。将满足所有约束条件的 $\boldsymbol{x}$ 的集合称为优化参数的可行域。

7.4.2　全局最优解和局部最优解

如果 $\boldsymbol{x}$ 在可行域中，则认为 $\boldsymbol{x}$ 满足约束条件，记 $p^* = f_0(\boldsymbol{x})$，可行域为

$$\boldsymbol{x}_{\text{opt}} = \left\{ \boldsymbol{x} \big| f_i(\boldsymbol{x}) \leqslant 0, h_i(\boldsymbol{x})=0, f_0(\boldsymbol{x})=p^* \right\} \tag{7-3}$$

如果一般优化模型存在最优解，则称该问题的最优解可达；如果 $\boldsymbol{x}_{\text{opt}}$ 是空的，则称该问题的最优解不可达。如果解 $f_0(\boldsymbol{x}) \leqslant p^* + \varepsilon$，则称该解为次优解。

如果 $f_0(\boldsymbol{x}) = \inf \left\{ f_0(\boldsymbol{z}) \big| f_i(\boldsymbol{z}) \leqslant 0, h_i(\boldsymbol{z})=0, \|\boldsymbol{z}-\boldsymbol{x}\|_2 \leqslant R \right\}$，即

$$\min\{f_0(\boldsymbol{x})\}$$
$$\text{s.t.}\begin{cases} f_i(\boldsymbol{x}) \leqslant 0, & i=1,2,\cdots,m \\ h_i(\boldsymbol{x})=0, & i=1,2,\cdots,p \\ \|\boldsymbol{z}-\boldsymbol{x}\|_2 \leqslant R \end{cases} \tag{7-4}$$

称可行解 $\boldsymbol{x}$ 为 $R>0$ 时的局部最优解。

可行性问题模型为

$$\text{find}(\boldsymbol{x})$$
$$\text{s.t.}\begin{cases} f_i(\boldsymbol{x}) \leqslant 0, & i=1,2,\cdots,m \\ h_i(\boldsymbol{x})=0, & i=1,2,\cdots,p \end{cases} \tag{7-5}$$

引入松弛变量的等价优化模型可以通过对一般优化模型进行简单变换得到。设 $s_i \geqslant 0$，则 $f_i(\boldsymbol{x}) \leqslant 0$ 可以用 $f_i(\boldsymbol{x})+s_i=0$ 表示。等价优化模型为

$$\min\{f_0(\boldsymbol{x})\}$$
$$\text{s.t.}\begin{cases} s_i \geqslant 0, & i=1,2,\cdots,m \\ f_i(\boldsymbol{x})+s_i=0, & i=1,2,\cdots,m \\ h_i(\boldsymbol{x})=0, & i=1,2,\cdots,p \end{cases} \tag{7-6}$$

设存在 $\phi(\boldsymbol{z})$，满足 $h[\phi(\boldsymbol{z})]=0$，$i=1,2,\cdots,p$，则可以消去一般优化模型中的

等式约束，优化参数由 x 变为 z，即

$$\min\{f_0[\phi(z)]\}$$
$$\text{s.t.} \quad f_i[\phi(z)] \leqslant 0, \quad i = 1, 2, \cdots, m \tag{7-7}$$

如果将目标函数设为线性函数，则一般优化模型可以改写为上镜图形式，如图 7-1 所示，可以表示为

$$\min\{t\}$$
$$\text{s.t.} \begin{cases} f_0(x) - t \leqslant 0 \\ f_i(x) \leqslant 0, \quad i = 1, 2, \cdots, m \\ h_i(x) = 0, \quad i = 1, 2, \cdots, p \end{cases} \tag{7-8}$$

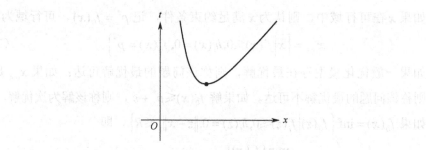

图 7-1　一般优化模型的上镜图形式

在介绍一般优化模型后，下面给出凸优化模型，定义为

$$\min\{f_0(x)\}$$
$$\text{s.t.} \begin{cases} f_i(x) \leqslant 0, \quad i = 1, 2, \cdots, m \\ a_i^{\mathrm{T}} x = b_i, \quad i = 1, 2, \cdots, p \end{cases} \tag{7-9}$$

式中，f_i 为凸函数，即对于任意的 x 和 y，以及任意 $0 \leqslant \theta \leqslant 1$，均满足 $f[\theta x + (1-\theta) y] \leqslant \theta f(x) + (1-\theta) f(y)$。凸优化模型中的目标函数是凸函数，不等式约束中的函数也是凸函数，等式约束中的函数是仿射函数。显然，凸优化模型中的可行域是凸集，该凸集由 m 个凸水平集和 p 个超平面求交集得到。需要指出的是，凸优化模型是在凸集上求凸函数最小化问题的模型。

凸优化模型的一个很好的特性是其局部最优解就是全局最优解。设 x 为上述凸优化模型的局部最优解，x 在可行域中，存在 $R > 0$，则有 $f_0(x) = \inf\{f_0(z)|z$ 可行,$\|z - x\|_2 \leqslant R\}$，下面用反证法证明该局部最优解即为全局最优解。假设解 x 不是全局最优解，则存在一个解 y 满足 $f_0(y) \leqslant f_0(x)$ 且 $\|y - x\| > R$。设 $z = \theta y + (1-\theta) x$，$\theta = \dfrac{R}{2\|y - x\|_2}$，可以得到 $\|z - x\| = R/2 < R$，显然 z 在可行域

中，由于 $f_0(x)$ 是凸函数，所以有 $f_0(z) \leqslant (1-\theta)f_0(x)+\theta f_0(y) \leqslant f_0(x)$，这与解 x 不是全局最优解矛盾。

凸优化模型虽然没有确切的解析解，但是目前有许多有效的算法可以对这类模型进行求解，如内点法（Interior Point Method）等，内点法较为稳定和可靠。对于调强放疗这样的大规模或超大规模凸优化模型，可以用计算机求得全局最优解。可以毫不夸张地说，如果调强放疗中的优化问题用凸优化模型成功进行了表达，那么可以说需要求解的逆向计划问题已经得到了解决。因此，在建模过程中，需要尽可能采用一些已知的模型或已知的技巧来避免产生非凸优化模型。下面介绍一些典型的凸优化模型。

7.5　典型的凸优化模型

（1）线性规划（Linear Programming）模型。线性规划是一种最小化或最大化线性目标函数的凸优化问题，且约束条件是线性不等式和线性等式。线性规划模型在资源分配、生产计划、运输等方面得到了广泛应用。

（2）线性约束二次规划（Quadratic Programming）模型。线性约束二次规划是在线性目标函数上加二次项得到的凸优化问题，约束条件也是线性不等式和线性等式。线性约束二次规划模型常用于控制系统设计、金融投资组合优化等。

（3）半定规划（Semidefinite Programming）模型。半定规划是一种针对半定矩阵变量进行最小化线性目标函数的凸优化问题，约束条件是一些线性等式和半定矩阵不等式。半定规划模型在信号处理、图论、组合优化等领域有广泛应用。

（4）凸二次约束优化（Convex Quadratically Constrained Quadratic Programming）模型。凸二次约束优化是带有凸二次约束的优化问题，包括凸二次约束最小化和凸二次约束最大化问题。它的目标函数和约束条件都是二次函数。

7.5.1　线性规划模型

线性规划模型为

$$\min\{c^{\mathrm{T}}x+d\}$$
$$\text{s.t.}\begin{cases} Gx \leqslant h \\ Ax = b \end{cases} \qquad (7\text{-}10)$$

式中，G 为 $m \times n$ 矩阵，A 为 $p \times n$ 矩阵，h、b 为常数向量，d 为普通变量。由于目标函数中的常数向量不影响求最优解，所以可以将其省去。线性规划的直观解释为在可行域凸多面体上极小化目标函数 $c^T x$。线性规划的几何含义如图 7-2 所示。

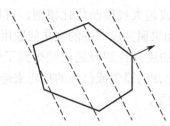

图 7-2　线性规划的几何含义

引入松弛变量，并引入两个非负变量，上述线性规划模型变为标准型。设 $Gx + s = h$，$x = x^+ - x^-$，$x^+ \geqslant 0$，$x^- \geqslant 0$，可以得到

$$\min\{c^T x^+ - c^T x^- + d\}$$

$$\text{s.t.} \begin{cases} Gx^+ - Gx^- + s = h \\ Ax^+ - Ax^- = b \\ x^+ \geqslant 0 \\ x^- \geqslant 0 \\ s \geqslant 0 \end{cases} \tag{7-11}$$

7.5.2　线性约束二次规划模型

线性约束二次规划模型为

$$\min\left\{\frac{1}{2} x^T P x + q^T x + r\right\}$$

$$\text{s.t.} \begin{cases} Gx \leqslant h \\ Ax = b \end{cases} \tag{7-12}$$

式中，P 为 $n \times n$ 的半正定矩阵，G 为 $m \times n$ 的矩阵，A 为 $p \times n$ 的矩阵，h、b 为常数向量，r 为普通变量。由于目标函数中的常数向量不影响求最优解，所以可以省去。线性约束二次规划的直观解释为在可行域凸多面体上极小化目标函数 $\frac{1}{2} x^T P x + q^T x$。线性约束二次规划的几何含义如图 7-3 所示。

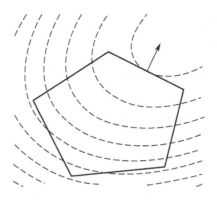

图 7-3　线性约束二次规划的几何含义

当目标函数为二次凸函数、约束条件为由二次凸函数构成的凸约束条件时，凸优化模型转化为二次约束二次规划模型，即

$$\min\left\{\frac{1}{2}\boldsymbol{x}^{\mathrm{T}}\boldsymbol{P}\boldsymbol{x}+\boldsymbol{q}^{\mathrm{T}}\boldsymbol{x}+r\right\}$$
$$\mathrm{s.t.}\begin{cases}\dfrac{1}{2}\boldsymbol{x}^{\mathrm{T}}\boldsymbol{P}_i\boldsymbol{x}+\boldsymbol{q}_i^{\mathrm{T}}\boldsymbol{x}+r_i\leqslant0,\ \ i=1,2,\cdots,m\\[2mm]\boldsymbol{A}\boldsymbol{x}=\boldsymbol{b}\end{cases}\tag{7-13}$$

式中，$\boldsymbol{P}$ 和 $\boldsymbol{P}_i$ 为半正定矩阵，$\boldsymbol{A}$ 为矩阵。由于目标函数中的常数向量不影响求最优解，所以可以省去。

当约束条件为由二阶锥函数构成的凸约束条件时，凸优化模型转化为二阶锥规划模型，即

$$\min\{\boldsymbol{j}^{\mathrm{T}}\boldsymbol{x}+r\}$$
$$\mathrm{s.t.}\begin{cases}\left\|\boldsymbol{A}_i^{\mathrm{T}}\boldsymbol{x}+\boldsymbol{b}_i\right\|_2\leqslant\boldsymbol{c}_i^{\mathrm{T}}\boldsymbol{x}+d_i,\ \ i=1,2,\cdots,m\\[2mm]\boldsymbol{F}\boldsymbol{x}=\boldsymbol{g}\end{cases}\tag{7-14}$$

式中，$\boldsymbol{A}_i$ 和 $\boldsymbol{F}$ 为矩阵，$\boldsymbol{c}$、$\boldsymbol{g}$ 为常数向量。由于目标函数中的常数向量不影响求最优解，所以可以省去。当 $\boldsymbol{c}_i=\boldsymbol{0}$，$i=1,2,\cdots,m$ 时，二阶锥规划模型退化为二次约束二次规划模型；当 $\boldsymbol{A}_i=\boldsymbol{0}$，$i=1,2,\cdots,m$ 时，二阶锥规划模型退化为线性约束二次规划模型。因此，二阶锥规划模型是泛化的凸优化模型。

7.5.3　几何规划模型

定义单项式函数

$$f(\boldsymbol{x})=cx_1^{a_1}x_2^{a_2}\cdots x_n^{a_n}\tag{7-15}$$

式中，$c > 0$，$a_i \in \mathbf{R}$。单项式函数中的指数是任意值，系数非负。将多个单项式函数的和定义为正多项式函数。

当目标函数为正多项式函数，约束条件也为正多项式时，一般优化模型转化为几何规划模型，即

$$
\min\{f_0(\boldsymbol{x})\}
$$
$$
\text{s.t.}\begin{cases} f_i(\boldsymbol{x}) \leqslant 1, & i=1,2,\cdots,m \\ h_i(\boldsymbol{x}) = 1, & i=1,2,\cdots,p \end{cases} \tag{7-16}
$$

式中，$f_i(\boldsymbol{x})$ 为正多项式函数；$h_i(\boldsymbol{x})$ 为单项式函数。

几何规划模型通常不是凸优化模型，但是有时可以转化为凸优化模型。

设 $y_i = \log x_i$，$x_i = \exp y_i$，对于单项式函数，有

$$
f(\boldsymbol{x}) = c x_1^{a_1} x_2^{a_2} \cdots x_n^{a_n} = c(\mathrm{e}^{y_1})^{a_1}(\mathrm{e}^{y_2})^{a_2}\cdots(\mathrm{e}^{y_n})^{a_n} = \mathrm{e}^{\boldsymbol{a}^{\mathrm{T}}\boldsymbol{y}+b} \tag{7-17}
$$

对于正多项式函数，有

$$
\sum_k c_k x_1^{a_{1k}} x_2^{a_{2k}} \cdots x_n^{a_{nk}} = \sum_k c_k (\mathrm{e}^{y_1})^{a_{1k}}(\mathrm{e}^{y_2})^{a_{2k}}\cdots(\mathrm{e}^{y_n})^{a_{nk}} = \sum_k \mathrm{e}^{\boldsymbol{a}_k^{\mathrm{T}}\boldsymbol{y}+b_k} \tag{7-18}
$$

式中，$\boldsymbol{a}_k = (a_{1k}, a_{2k}, \cdots, a_{nk})$，$b_k = \log c_k$。因此，上述几何规划模型可以表示为

$$
\min\left\{\sum_{k=1}^{K_0} \mathrm{e}^{a_{0k}y_n+b_{0k}}\right\}
$$
$$
\text{s.t.}\begin{cases} \displaystyle\sum_{k=1}^{K_i} \mathrm{e}^{a_{ik}y_n+b_{ik}} \leqslant 1, & i=1,2,\cdots,m \\ \mathrm{e}^{g_i y_n+h_i} = 1, & i=1,2,\cdots,p \end{cases} \tag{7-19}
$$

通过适当变换，上述模型可以转化为

$$
\min\left\{\tilde{f}_0(y_n) = \ln\left(\sum_{k=1}^{K_0} \mathrm{e}^{a_{0k}y_n+b_{0k}}\right)\right\}
$$
$$
\text{s.t.}\begin{cases} \displaystyle\tilde{f}_i(y_n) = \ln\left(\sum_{k=1}^{K_i} \mathrm{e}^{a_{ik}y_n+b_{ik}}\right) \leqslant 0, & i=1,2,\cdots,m \\ \tilde{h}_0(y_n) = \ln\left(\mathrm{e}^{g_i y_n+h_i}\right) = g_i y_n + h_i = 0, & i=1,2,\cdots,p \end{cases} \tag{7-20}
$$

由于目标函数是凸函数，不等式约束中的函数也是凸函数，等式约束是线性的，所以该几何规划模型是凸优化模型。需要指出的是，当目标函数和不等式约束中的凸函数均为单项式函数时，上述几何规划模型退化为线性规划模型。

7.6　多目标优化中的帕累托最优

在调强放疗的多目标优化问题中，通常存在多个冲突的目标函数，无法简单地将其转化为一个目标函数进行优化。这时，我们希望找到一组解，使得任意一个目标函数的改善都会导致至少一个其他目标函数变差。这样的一组解被称为帕累托最优解（Pareto Optimal Solution）或非支配解（Non-dominated Solution）。

与帕累托最优解对应的目标函数取值被称为帕累托最优值（Pareto Optimal Value）。帕累托最优值表示每个目标函数在考虑其他目标函数的情况下，该目标函数所能达到的最优值。需要注意的是，帕累托最优解和帕累托最优值是相对的概念，即它们依赖目标函数和解集。在不同的目标函数和解集下，帕累托最优解和帕累托最优值可能会发生变化。

为了找到帕累托最优解，可以使用多种算法，包括遗传算法、多目标粒子群优化算法、多目标模拟退火算法等。这些算法通过搜索解空间中的非支配解来逐步逼近帕累托前沿（Pareto Front），即由所有帕累托最优解构成的集合。在多目标优化问题中，帕累托最优解是一组在所有目标函数上都不被其他解支配的解，而帕累托最优值表示每个目标函数在考虑其他目标函数的情况下所能达到的最优值。通过寻找帕累托最优解和帕累托最优值，可以得到可行的、平衡的解决方案，为决策者提供参考。

7.7　凸优化中的内点法

1. 内点法

凸优化中的内点法（Interior Point Method）与传统的基于外点（如单纯形算法）的方法不同，内点法的基本思想是在可行域内沿着内点不断逼近最优解，在迭代过程中以保持可行性和逐渐接近最优解为目标来求解凸优化问题。

内点法的核心是构造一个中心路径（Central Path），即从初始可行解到最优解的路径。该路径位于可行域内，包含一系列满足约束条件的内点。

2. 迭代过程

（1）初始化：选择初始可行解，将其作为起点，并选择合适的初始参数。

（2）构建目标函数：引入一个罚函数或势函数，将原始的凸优化问题转化为目标函数优化问题。

（3）迭代求解：根据当前点的梯度和 Hessian 矩阵（二阶导数），计算搜索方向并更新当前点。通常采用牛顿法或 Mehrotra 型预估—校正算法。在迭代过程中，要保证每次更新后的点仍在可行域内。

（4）收敛判断：根据一定的停止准则判断算法是否已经收敛。常见的准则包括目标函数变化量、对约束的不满足程度等。

（5）输出结果：当得到最优解时，输出最优解及对应的目标函数值。

3．内点法的优点

与外点法相比，内点法具有以下优点。

（1）内点法在迭代过程中可以维持可行性，不需要额外添加防止目标函数变差的规则。

（2）内点法通常能够以较少的迭代次数获得较高的精度，尤其适用于求解规模较大的问题。

（3）内点法可以利用问题的结构信息，加快求解过程。

虽然内点法在实践中取得了广泛的成功，但它也有一些限制。例如，在高维问题中，计算和存储 Hessian 矩阵可能会带来挑战，需要采用一些特殊的技术。

第 8 章　剂量验证

8.1　放射线电离辐射特性差异

临床放疗使用的放射线主要包括 3 类：放射性同位素放出的 α 射线、β 射线和 γ 射线；医用加速器产生的高能 X 射线和高能电子束；质子和重粒子加速器产生的质子束和重粒子束。

放射性同位素包括钴-60、铱-192 和碘-125。钴-60 主要用于外照射，因结构简单和经济实用，在经济欠发达地区得到了广泛使用。铱-192 是后装治疗机常用的放射源，可用于天然腔内的近距离治疗，如治疗宫颈癌、食管癌和鼻咽癌，也可用于组织间的近距离治疗，如治疗前列腺癌、舌癌、乳腺癌和妇科肿瘤。碘-125 常用于粒子植入治疗，如治疗肺癌和前列腺癌。

医用加速器产生的放射线主要有高能 X 射线和高能电子束。高能 X 射线具有很强的穿透能力，适用于治疗较深部位的肿瘤，约 70% 的肿瘤需要使用高能 X 射线进行放疗。医用加速器还可以产生不同能量的电子束，电子束在进入人体后迅速衰减，因此，可将肿瘤置于电子束的高剂量区域，保护肿瘤后面的正常组织。电子束适用于一些浅层肿瘤（如皮肤癌和转移性皮肤癌）的放疗。

质子束和重粒子束是带电粒子，其能量在进入人体后被完全吸收，形成剂量沉积区。质子束和重粒子束具有较强的生物效应，尤其是对于对含氧量依赖较小的组织。调节质子束和重粒子束的能量，使其在肿瘤的指定部位停止，可以最大程度地杀灭肿瘤细胞，同时对肿瘤前方和后方的正常组织损伤较小。对于一些对光子束不太敏感的肿瘤（如黑色素瘤）来说，质子束或重粒子束是有效的治疗选择。此外，对于儿童来说，选择质子束或重粒子束进行治疗，可有效保护肿瘤周围的正常组织。

8.2　质量控制误差分配

剂量验证问题非常重要，在调强放疗中，影响最终剂量的因素较多。例如，多叶准直器伺服机构的系统误差、随机误差，以及摆位的标定误差、成像误差等；另外，在分次治疗中，每次的摆位软组织位移会产生照射偏差，还会因细胞增殖和分化产生生物剂量偏差等。此外，在多叶准直器的调制过程中，实际输出的剂量也会有偏差，这些偏差都会对最终的放疗质量产生较大影响。

根据国际辐射单位和测量委员会第 50 号文件，如果靶区的实际照射剂量与处方剂量的偏差超过±5%，那么原发肿瘤控制概率会明显减小，同时治疗过程中的并发症发生概率也会显著增大。因此，剂量验证的重要性可见一斑。当然，最理想的调强放疗质量保证应该建立在肿瘤控制概率和正常组织存活概率的临床基础上，目前在实际临床操作层面，仍主要通过剂量验证来描述和控制放疗的准确性。

为了实现靶区调制剂量不超过±5%的目标，需要对容许误差进行合理分配。一般包括以下几个方面：处方剂量的不确定性应不超过 2.5%。在计划设计过程中，靶区剂量计算的不确定性应不超过 4.2%。肿瘤位置和形状对剂量的影响应不超过 2%。同时，根据每厘米百分深度剂量下降 4%的计算规则，靶区和外部组织轮廓的确定精度应不低于 5mm。另外，当不考虑组织非均匀性的影响时，剂量分布计算精度应至少为 3%。射野中心线上的相应系数计算精度应不低于 2%。在考虑治疗摆位（包括分次治疗过程中治疗设备参数的变化，以及待治疗体位移导致的照射不确定因素）时，射野的偏移容许度应不超过 5mm，器官位移容许度应不超过 8mm（可以分解为摆位容许误差不超过 6mm、呼吸导致的组织偏移误差不超过 4mm、身体及其他器官（如软组织）的位移偏差不超过 4mm）。在治疗过程中，使用的多叶准直器中心点精度应不低于 2mm、灯光野与射野的重合度应不高于 2mm、多叶准直器精度应不高于 2mm。

8.3　多级质量保证和验证

近十年，随着调强放疗技术的发展，静态调强、动态调强和容积调强得到了应用。然而，动态调强和容积调强比静态调强复杂，对剂量控制的准确性要求更高，进行质量保证非常重要。常用的剂量验证手段包括体模法、胶片成像法和探测器成像法等，相应的质量保证软件也有很多。

1. 第一级质量保证——纯设备的运行

第一级质量保证主要关注设备的实际运行准确性是否与设计的一致。商用多叶准直器的控制精度已经达到了 0.1mm，剂量控制精度也很高。因此，第一级质量保证主要在出厂前对系统进行整体标定，进行系统误差修正，并在临床运行过程中再次对实际误差进行修正。随着生产商对系统标定的准确性的提高，第一级产生的质量偏差越来越小。

2. 第二级质量保证——给定的输出

第二级质量保证主要关注调制后输出的实际动态二维剂量是否与设定的输出剂量一致。静态调强相对简单，因为采用了停射模式，所以比较容易保证质量。而动态调强和容积调强较为复杂，需要考虑同步机架旋转、叶片移动和剂量率调节等因素，对于动态调强和容积调强来说，第二级质量保证非常关键。第二级产生的质量偏差主要与各物理设备的控制精度和同步性等有关，随着控制系统的逐渐完善，第二级产生的质量偏差越来越小。

3. 第三级质量保证——计划的输出

第三级质量保证主要关注逆向计划系统所期望的剂量与实际设备输出剂量是否一致。现有的调强放疗设备在实际输出剂量之前都会对治疗计划进行质量分析，以将剂量偏差控制在一定范围内。商用逆向计划系统考虑了大部分物理因素，因此，在第一级和第二级质量得到保证的前提下，第三级质量保证主要与放疗系统获取信息的准确度有关。特别是对于图像引导放疗，外部医学图像获取和处理误差会影响输出图像的质量。随着成像精度的提高，以及多叶准直器分辨率的提高，第三级产生的质量偏差也在逐渐减小。

4. 第四级质量保证——计划的设计

第四级质量保证主要关注逆向计划系统所设计的治疗方案与临床需求是否一致。逆向计划系统根据临床医生和物理师的输入（包括治疗剂量、治疗区域和保护剂量等）得到可执行的治疗方案。即使在前 3 级质量得到严格保证的情况下，治疗方案仍可能与临床需求有偏差。第四级质量保证与逆向计划系统中数学物理模型的准确性和求解算法的优化程度有关。商用逆向计划系统往往采用某种近似模型，这可能导致治疗方案的质量降低。当然，随着逆向计划系统的逐渐完善及计算机算力的提升，第四级质量保证的影响会越来越小。

5. 第五级质量保证——临床治疗

第五级质量保证主要关注设定的临床治疗方案与治疗期望是否一致。调强放疗的临床治疗过程包括临床医学数据采集、数据交互处理、临床治疗方案的确定及分次治疗方案的修正。治疗期望是最大程度地控制和杀灭肿瘤细胞，同时提升患者的生活质量。由于临床经验的不同和治疗理念的差异，临床治疗方案的输入可能存在差异，这会导致实际治疗效果有很大差异。因此，如何减小由临床医生和物理师造成的临床治疗效果差异是第五级质量保证需要考虑的问题。在调强放疗系统软硬件完全一致的情况下，利用人工智能消除人为因素的影响是目前业界采用的主要方法。可以说，在以剂量模型为主的逆向计划系统中，第五级质量保证需要得到更多关注。

各级的质量控制是递进的关系，且难度逐渐增大，软件模型、算法及决策越来越重要，而硬件的重要性则越来越低。这并不意味着硬件不重要，而是表明对于后续质量控制来说，硬件不再是瓶颈。商用逆向计划系统的质量保证主要集中在第二级到第四级。相应的质量验证也主要针对这3级进行。

8.4 剂量验证方法和工具

（1）利用电离室进行单点剂量验证。电离室利用电离辐射效应测量辐射强度。电离室由电极和介质组成。电离辐射在介质中产生离子对，在电场的作用下，离子向负极和正极漂移，形成电离电流。通过测量电流，可以得到电离辐射强度。虽然电离室对剂量的测量精度较高，但只能用于较小范围的测量，无法测量面状区域或三维空间。

（2）利用胶片、电离矩阵及电子射野影像装置进行面状区域的剂量验证。这是目前最常用的剂量验证手段。通过获取某个平面上的射束强度和轮廓来进行质量控制。具有高分辨率的电子射野影像装置（Electronic Portal Imaging Device，EPID）已经被大多数调强放疗设备生产商使用。EPID 由放射线探测和计算机处理两部分组成。目前最常用的是非晶硅 EPID。非晶硅影像阵列可以提供大面积、高效率、高分辨率的影像系统，其性能参数包括空间分辨率、对比分辨率、信噪比、扫描时间、FOV 和显示矩阵等。

（3）利用立体排列的半导体探测阵列、平面探测软件三维重构进行立体剂量验证。典型的产品包括 ArcCHECK、Compass、Delta4 和 OCTAVIUS 等。这些产品可以对任意截面或三维空间的剂量进行评估，特别适用于动态调强和容积调强。通常可以将其分为两类：一类直接通过立体分布的半导体探测器测量三维剂量分布，另一类在面状区域剂量测量设备的基础上通过多角度通量移植方法获取三维剂量分布。

（4）利用独立放疗计划系统进行独立计算式剂量验证。为了加快求解速度，会对参数和模型进行简化。但在验证过程中，需要采用更严格、准确、通用的模型和参数，独立进行剂量验证。例如，一些放疗计划系统采用笔射束卷积叠加算法进行剂量计算，而独立计算式剂量验证系统可以采用更精确的蒙特卡洛剂量计算方法对放射过程进行建模，并得到相应的剂量验证结果。常见的蒙特卡洛剂量验证系统有 Mobius3D 和 EGSnrc 等。

在实际临床应用中，依赖加速器的剂量验证手段会占用过多的设备和人力资源，严重限制质量控制的发展，因此，医院必须考虑提高设备使用效率、减少设备磨损，并在尽可能多治疗患者的同时确保放疗能够保质保量的实施。目前主要采用分层方法来解决这个问题。首先，在算法模型层面进行质量保证，即采用独立计算式剂量验证系统对所有临床病例进行软件控制；其次，在此基础上选取部分病例进行立体剂量验证或简单的点、面测量验证；最后，在一定的周期内对整个治疗系统的设备运行质量和给定剂量进行验证，以确保治疗的准确性。这种分层方法能够提高效率，并有效保障质量控制的实施。

8.5　独立计算式剂量验证方法

当电离辐射进入人体后，生物分子吸收辐射能量，导致原子电离和重排，造成原子初始损伤。同时，细胞中的水分子也吸收辐射能量，导致水分子中的原子电离和重排，形成可扩散的自由基。这些自由基与生物分子相互作用后，也会造成原子初始损伤。此后，能量传递在分子之间进行，自由基形成继发反应，对分子造成损伤。这些损伤会影响增殖细胞，改变其遗传特性，也会使细胞产生代谢损伤，导致细胞异常甚至机体死亡。独立计算式剂量验证方法采用独立的模型和参数进行剂量验证。例如，常用的逆向计划系统采用笔射束卷积叠加算法进行剂量计算，这种算法的计算速度快，精度相对较高。在验证过程中，可以使用更精确的蒙特卡洛剂量计算方法对放射过程进行建模，并得到相应的剂量验证结果。

独立计算式剂量验证方法对放疗的质量控制非常重要，可以确保剂量控制的准确性，并避免对患者造成不必要的伤害。利用独立计算式剂量验证方法，可以在治疗过程中对剂量进行实时监控和调整，以确保治疗的准确性和安全性。因此，独立计算式剂量验证方法在放疗中不可或缺。

8.5.1　基于修正策略的剂量计算方法

百分深度剂量（Percentage Depth Dose，PDD）是在射野中心线上深度 d 处的吸收剂量与参考深度 d_0 处的吸收剂量之比的百分数，即 $\mathrm{PDD} = \dfrac{\dot{D}_d}{\dot{D}_{d_0}} \times 100\%$。

对于普通 X 射线，通常将体模表面作为参考点。对于高能 X 射线，参考点一般为射野中心线上的最大剂量点。从体模表面到最大剂量点，剂量逐渐提高，这个区域被称为剂量生成区域。剂量提高的原因是高能 X 射线在照射体模时，产生的高能次级电子需要到一定深度才能耗散能量。在接近射程的终点时，组织吸收剂量开始增加。在经过最大剂量点后，高能次级电子的数量减少，X 射线的强度降低，吸收剂量降低。一般来说，高能 X 射线的百分深度剂量衰减较慢。因此，在调强放疗中，使用 5MV 以上的高能放射线进行治疗更为常见。百分深度剂量会随射野面积和形状的变化而变化，特别是在普通 X 射线的情况下。随着射野面积的增大，放射线进入体模后发生的散射增强，导致沉积剂量提高。然而，对于高能 X 射线来说，由于其强度较大，散射集中在照射方向上，横向散射较少，所以高能 X 射线的百分深度剂量随射野面积和形状的变化而变化较小。为了准确计算百分深度剂量，应将放射线分为原射线和散射线进行计算。在实际应用中，常常使用面积周长比值法，即当射野的面积与周长之比相等时，认为具有等效射野，即百分深度剂量一致。基于这个理论，可以得到计算长方形射野的等效方形射野的方法，即 $\dfrac{ab}{2(a+b)} = \dfrac{s^2}{4s} \Rightarrow s = \dfrac{2ab}{a+b}$；计算圆形射野的等效方形射野的方法为 $s = 1.8r$。

　　百分深度剂量还会随源皮距离（Source-Skin Distance，SSD）的变化而变化，如图 8-1 所示。

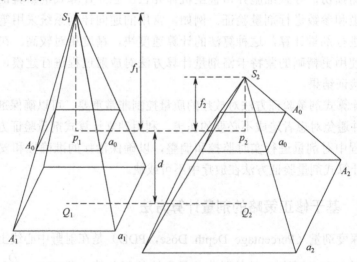

图 8-1　百分深度剂量随源皮距离的变化而变化

点 Q_1 的百分深度剂量为

$$\text{PDD}(d_1, f_1, A_0) = \left(\frac{A_0}{A_1}\right) e^{-\mu(d-d_\text{m})} K_\text{s} \qquad (8\text{-}1)$$

式中，K_s 为面积影响因子，d_m 为最大剂量深度，A_0 为深度 d_m 处的面积，A_1 为深度 d 处的面积，$e^{-\mu(d-d_\text{m})}$ 表示放射线按照指数规律衰减。当已知 f_1 时，点 Q_1 的百分深度剂量可以改写为

$$\text{PDD}(d_1, f_1, A_0) = \left(\frac{f_1 + d_\text{m}}{f_1 + d}\right)^2 e^{-\mu(d-d_\text{m})} K_\text{s} \qquad (8\text{-}2)$$

同理可得

$$\text{PDD}(d_1, f_2, A_0) = \left(\frac{f_2 + d_\text{m}}{f_2 + d}\right)^2 e^{-\mu(d-d_\text{m})} K_\text{s} \qquad (8\text{-}3)$$

显然，对于较短的源皮距离，百分深度剂量受深度的影响较大。

可以得到

$$\frac{\text{PDD}(d_1, f_2, A_0)}{\text{PDD}(d_1, f_1, A_0)} = \left(\frac{f_2 + d_\text{m}}{f_2 + d}\right)^2 \left(\frac{f_1 + d}{f_1 + d_\text{m}}\right)^2 = F \qquad (8\text{-}4)$$

在确定源皮距离和射野面积后，射野中心线上的任意剂量都可以按照上述算法以某种程度逼近计算。但是对于调强放疗，需要通过旋转机架形成不同角度的照射，此时源皮距离和射野面积会随角度的变化而变化。因此，引入组织空气比 $\text{TAR} = \dfrac{\dot{D}_\text{t}}{\dot{D}_\text{ta}}$，其中，分子为旋转中心的吸收剂量率，分母为统一位置的空气吸收剂量率。组织空气比受源皮距离的影响不大，受射野面积、能量及深度的影响与百分深度剂量类似。

将射野中心线上最大剂量深度处的组织空气比称为反散因数（Back-Scatter Factor，BSF），$\text{BSF} = \text{TAR}(d_\text{m}, \text{FSZ})$，其中 FSZ 为射野面积，其取决于体模厚度、能量及射野面积等。

根据前面的描述，可以得到

$$\text{PDD}(d, \text{FSZ}, f) = \text{TAR}(d_\text{m}, \text{FSZ}_d) \frac{1}{\text{BSF}(\text{FSZ})} \left(\frac{f + d_\text{m}}{f + d}\right)^2 \qquad (8\text{-}5)$$

这里建立了组织空气比与百分深度剂量的关系，结合不同源皮距离下的 F 因子，可以得到具有高精度的考虑射野面积的不同源皮距离下的百分深度剂量。设有

$$\text{PDD}_1(d,\text{FSZ},f_1) = \text{TAR}(d_\text{m},\text{FSZ}_1)\frac{1}{\text{BSF}(\text{FSZ})}\left(\frac{f_1+d_\text{m}}{f_1+d}\right)^2 \qquad (8\text{-}6)$$

$$\text{PDD}_2(d,\text{FSZ},f_2) = \text{TAR}(d_\text{m},\text{FSZ}_2)\frac{1}{\text{BSF}(\text{FSZ})}\left(\frac{f_2+d_\text{m}}{f_2+d}\right)^2 \qquad (8\text{-}7)$$

可以得到

$$\text{PDD}_2(d,\text{FSZ},f_2) = \text{PDD}_1\left(d,\frac{\text{FSZ}}{\sqrt{F}},f_1\right)\frac{\text{BSF}\left(\text{FSZ}\big/\sqrt{F}\right)}{\text{BSF}(\text{FSZ})}F \qquad (8\text{-}8)$$

散射空气比（Scatter Air Ratio，SAR）等于深度 d 处的组织空气比与原射线的组织空气比之差，即

$$\text{SAR}(d,\text{FSZ}_d) = \text{TAR}(d,\text{FSZ}_d) - \text{TAR}(d,0) \qquad (8\text{-}9)$$

射野中心线上的剂量 $D(d,\text{FSZ}_d) = D_\text{p}(d,0) + D_\text{s}(d,\text{FSZ}_d)$ ，原射线剂量 $D_\text{p}(d,0) = D_\text{ma}\,\text{TAR}(d,0)$ ，散射线剂量 $D_\text{s}(d,\text{FSZ}_d) = D_\text{ma}\sum_i \text{SAR}(d,r_i)\frac{\Delta\theta_i}{2\pi}$ ，其中 $\sum_i \text{SAR}(d,r_i)\frac{\Delta\theta_i}{2\pi}$ 即为 Clarkson 法，D_ma 为最高入射剂量。

在组织空气比的基础上，将体模中射野中心线上任意点的剂量率与空间同位置射野中心线上参考深度剂量率之比称为组织体模比（Tissue Phantom Ratio，TPR），$\text{TPR}(d,\text{FSZ}_d) = \dfrac{\dot{D}_d}{\dot{D}_{t_0}}$，其中，分子为深度 d 处的体模中射野中心线上的剂量率，分母为参考深度 t_0 处的射野中心线上的剂量率。当 $t_0 = d_\text{m}$ 时，TPR 即组织最大剂量比（Tissue Maximum Ratio，TMR），$\text{TMR}(d,\text{FSZ}_d) = \dfrac{\dot{D}_d}{\dot{D}_{t_0}} = \dfrac{\dot{D}_d}{\dot{D}_{d_\text{m}}}$ 。

组织最大剂量比与百分深度剂量之间的关系可以表示为

$$\text{TMR}(d,\text{FSZ}_d) = \text{PDD}(d,\text{FSZ},f)\left(\frac{f+d}{f+d_\text{m}}\right)^2\frac{S_\text{p}(\text{FSZ}_\text{m})}{S_\text{p}(\text{FSZ}_d)} \qquad (8\text{-}10)$$

式中，$f = \text{SSD}$，$\text{FSZ}_d = \text{FSZ}\left(\dfrac{f+d}{f}\right)$，$\text{FSZ}_\text{m} = \text{FSZ}\left(\dfrac{f+d_\text{m}}{f}\right)$，$S_\text{p}$ 为体模散射

因子。

相应的散射最大剂量比（Scatter Maximum Ratio，SMR）为

$$\mathrm{SMR}(d,\mathrm{FSZ}_d)=\mathrm{SMR}(d,\mathrm{FSZ}_d)\frac{S_\mathrm{p}(\mathrm{FSZ}_d)}{S_\mathrm{p}(0)}-\mathrm{TMR}(d,0) \qquad (8\text{-}11)$$

平面内的剂量率如图 8-2 所示。

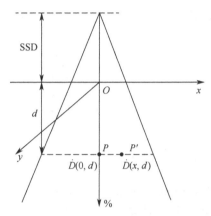

图 8-2　平面内的剂量率

平面内任意点的剂量率 $\dot{D}(x,d)=\dot{D}(0,d)R(x,d)$ ，其中，$\dot{D}(0,d)$ 为射野中心线上同深度的剂量率，$R(x,d)$ 为剂量率偏移值。

射野离轴比用于描述垂直射野截面的剂量分布状况。在三维情况下，任意点的射野离轴比可以表示为垂直方向的两个射野离轴比的积。射野离轴比如图 8-3 所示。

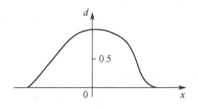

图 8-3　射野离轴比

理论上可以通过查表的方式来获取射野内任意点的剂量，只需要知道射野离轴比即可。然而，并非总是能够获取这样的查找表。可以采用 Day 法，该方法根据射野中心线上的百分深度剂量计算射野内外任意点的剂量率。矩形射野如图 8-4 所示，任意点的百分深度剂量等于这 4 个矩形射野百分深度剂量的平均值。Day 法计算简单且相对准确，但不适用于不规则射野。

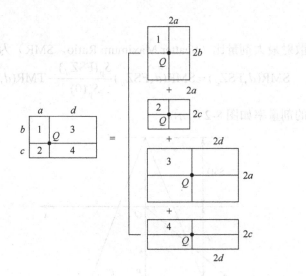

图 8-4　矩形射野

对于不规则射野，Clarkson 法是通用算法，涉及的参数较多。一般还是在近似形成规则射野后用 Day 法进行计算，但其精度较低。

基于修正策略的剂量计算方法包括面积周长法、Day 法和 Clarkson 法。从计算复杂度上来看，面积周长法比较简单，Clarkson 法比较复杂。面积周长法要求计算点位于射野中心，Day 法和 Clarkson 法均采用原射线和散射线分离计算的思想，计算精度相当，其衍生方法有针对性地解决了组织不均匀、叶片穿透率低等实际问题，可作为快速进行临床剂量计算的方法。

8.5.2　基于模型策略的剂量计算方法

基于修正策略的剂量计算方法通常需要建立射野中心线剂量分布的查找表。然而，查找表通常有大量参考数据，而且在应用于不同病例时需要进行大量的修正工作。模型策略也对原射线和散射线分别进行计算。X 射线穿过多叶准直器和射野均整装置，通过电离室形成治疗头的原发和散射 X 射线。这些 X 射线具有较高的能谱和较强的穿透能力，经过多叶准直器后输出。当放射线进入体模组织时，会产生散射线，这些散射线会更深地进入体模组织并产生剂量沉积。在放射线穿过一段空气介质并产生次级电子污染后，进入体模组织并产生次级电子电离。这些次级电子会沿放射线的入射方向继续前进，直到达到最大射程并在此形成剂量沉积。如前所述，尽管 X 射线在进入组织后的一段距离内会产生辐射电离，但次级电子携带的能量较低，剂量沉积较低，当次级电子达到最大射程时，剂量沉积达到峰值。在超过最大射程后，X 射线逐渐衰减，次级电子能量相应降低，剂量沉积也降低。需要注意的是，在进行剂量计算时特别要考虑肺等组织密度较低的器官，因为次级电子在穿过这些组织时的最大射程显著增大，可能是水模或正常软组织的数倍。当次级电子形成的剂量沉积与组织的空间位置无关时，可以通过确定三维剂量分布卷积核的方式进行计算。卷积过程具有良好的频域计算性质，可以将时域的卷积信号处理转化为频域的乘积处理。因此，只要确定了卷积模型，并给定输入通量分布和卷积核函数，就可以通过计算机快速生成剂量分布了。

考虑到组织任意点处的剂量是各方向原射线和所有散射线与组织发生电离辐射作用后所产生的所有次级电子剂量沉积之和，设 $K_c(r')$ 为任意点 r' 的碰撞动能，$H_c(r-r')$ 为源于点 r' 并被点 r 吸收的单位体积次级电子能量，则点 r 的剂量沉积可以用次级电子平衡卷积方程表示，即

$$D(r) = \iiint K_c(r')H_c(r-r')\mathrm{d}^3r' \tag{8-12}$$

把碰撞总能量中的散射线部分拿掉，设 $\dfrac{\mu}{\rho}$ 为衰减系数，$\Psi_p(r')$ 为原射线输入能量，则可以将式（8-12）改写为

$$D(r) = \iiint \frac{\mu}{\rho}\Psi_p(r')H_c(r-r')\mathrm{d}^3r' = \iiint T_p(r')H_c(r-r')\mathrm{d}^3r' \tag{8-13}$$

将原射线与物质作用释放的总能量设为比释动能，即

$$\mathrm{Terma}(r) = \int T_E(r)\mathrm{d}E = \int \frac{\mu}{\rho}E\Psi_E(r)\mathrm{d}E$$

式中，$T_E(r) = \dfrac{\mu}{\rho}E\Psi_E(r)$ 为比释动能微分项。定义单位体积的转换能量为点扩散函数 $\mathrm{PSF}(r) = \dfrac{\mathrm{d}^3\varepsilon(r)}{E\mathrm{d}r^3}$，作为核函数，点扩散函数在三维空间的积分为 1。通过密度标定可以将点扩散函数用于其他类型的组织。在确定了比释动能和点扩散函数后，任意点的剂量沉积可以表示为

$$D(r) = \iiint\int T_E(r')\mathrm{PSF}(E, r-r')\mathrm{d}^3r'\mathrm{d}E \tag{8-14}$$

在具有不同密度的组织中，设 $c(r-r')$ 为组织密度系数，式（8-14）转化为

$$D(r) = \iiint\int T_E(r')\frac{\rho(r)}{\rho_0}c^2(r-r')\mathrm{PSF}[E, c(r,r')(r-r')]\mathrm{d}^3r'\mathrm{d}E \tag{8-15}$$

考虑到组织密度不均匀会导致卷积核变化，通常需要将卷积核修正后使用，

还可以利用有效照射长度进行密度修正，将式（8-15）改写为卷积叠加方程。卷积叠加方程中的卷积核是随组织密度变化的函数，因此计算复杂度较高。在商用逆向计划系统中，常用的卷积模型为笔射束模型，可以通过对笔射束模型在不同组织和不同射野上进行修正来实现卷积计算。有限笔射束模型计算简单，但是对射束核的剂量修正常采用近似计算，如基于蒙特卡洛的剂量核计算方法。

基于蒙特卡洛的剂量核一般分为主剂量卷积核和散射剂量卷积核，对其分别进行拟合，即 $\dfrac{P}{\rho} = \dfrac{A_z \mathrm{e}^{-a_z r}}{r} + \dfrac{B_z \mathrm{e}^{-b_z r}}{r}$，其中，$\rho$ 为组织密度，P 为单位能量，r 为点到射束中心线的距离，式中第一项为主剂量卷积核，第二项为散射剂量卷积核。在点与射束中心线有一定的距离时进入半影区，由于不具备电子能量守恒条件，该处的卷积核表示为 $\dfrac{P_{\mathrm{eff}}}{\rho} = \dfrac{1}{\pi \sigma_z^2} \mathrm{e}^{-\frac{r^2}{\sigma_z^2}} \otimes \dfrac{A_z \mathrm{e}^{-a_z r}}{r}$，其中 σ_z 为高斯参数。

测量体模中的相关参数，通过剂量拟合 $\displaystyle\int_0^R \dfrac{P}{\rho} \mathrm{d}r = \dfrac{A_z}{a_z}(1 - \mathrm{e}^{-a_z R}) + \dfrac{B_z}{b_z}(1 - \mathrm{e}^{-b_z R})$ 来获得卷积核的相关参数。

参 考 文 献

[1] Thariat J, Hannoun-Levi J M, Sun Myint A, et al. Past, Present, and Future of Radiotherapy for the Benefit of Patients[J]. Nature Reviews Clinical Oncology, 2013, 10(1):52-60.

[2] Chang J Y, Senan S, Paul M A, et al. Stereotactic Ablative Radiotherapy Versus Lobectomy for Operable Stage I Non-small-cell Lung Cancer: A Pooled Analysis of Two Randomised Trials[J]. Lancet Oncol, 2015(16):630-637.

[3] 徐笛, 张玉财, 周琪怡. 肿瘤硼中子俘获治疗的理论基础与近期研究进展[J]. 中华放射医学与防护杂志, 2021, 41(1):74-77.

[4] 司嵘嵘. 调强放疗的逆向计划研究[D]. 南京：东南大学, 2005.

[5] 郭彩萍. 调强放疗计划质量和效率提高的方法研究[D]. 太原：中北大学, 2018.

[6] 张烨, 易俊林, 姜威, 等. 2019 年中国大陆地区放疗人员和设备基本情况调查研究[J]. 中国肿瘤, 2020, 29(5):321-326.

[7] Tubiana M. The Role of Local Treatment in the Cure of Cancer[J]. European Journal of Cancer, 1992, 28(12):2061-2069.

[8] 刘宗超, 李哲轩, 张阳, 等. 2020 全球癌症统计报告解读[J]. 肿瘤综合治疗电子杂志, 2021, 7(2):1-13.

[9] 曾红梅, 陈万青. 中国癌症流行病学与防治研究现状[J]. 化学进展, 2013, 25(9):1415-1420.

[10] Wild C. World Cancer Report 2020[M]. World Health Organization, 2020.

[11] Sung H, Ferlay J, Siegel R L, et al. Global Cancer Statistics 2020: GLOBOCAN Estimates of Incidence and Mortality Worldwide for 36 Cancers in 185 Countries[J]. CA: A Cancer Journal for Clinicians, 2021, 71(3):209-249.

[12] 曹毛毛, 陈万青. GLOBOCAN 2020 全球癌症统计数据解读[J]. 中国医学前沿杂志, 2021, 13(3):63-69.

[13] 林小芳, 麦慧晓, 钟番香, 等. 基于患者需求的改良正念减压疗法对恶性肿瘤患者的影响[J]. 齐鲁护理杂志, 2021, 27(23):64-66.

[14] 刘佩, 蒲嘉泽, 黄雯. 晚期恶性肿瘤患者采用姑息治疗的临床效果[J]. 临床合理用药杂志, 2021, 14(8):169-170.

[15] 方贤春. 近距离后装放射治疗机器人结构设计与控制系统研究[D]. 天津：天津大学, 2017.

[16] 孙新臣, 陈德玉. 肿瘤放射治疗物理学[M]. 南京：东南大学出版社, 2014.

[17] 胡立宽. 放射治疗技术学[M]. 北京：人民军医出版社, 2006.

[18] 宫良平. 放射治疗设备学[M]. 北京：人民军医出版社, 2010.

[19] 王建坡. 2D 半导体阵列在调强验证中的应用研究[D]. 郑州：郑州大学, 2014.

[20] 吴燕. γ 辐照装置的辐射安全防护设计[D]. 绵阳：西南科技大学, 2018.

[21] 管吉, 杨树欣, 管叶, 等. 医用电子直线加速器的技术应用与研究[J]. 中国医学装备, 2014, 11(7):24-26.

[22] 张曦霞. 循证护理在宫颈癌后装治疗中的应用[J]. 护理实践与研究, 2011, 8(4):32-33.

[23] 冉亨勇, 彭海波, 蒲军. 肝癌立体定向体部放射治疗的剂量学研究[J]. 现代肿瘤医学, 2011, 19(8):1632-1636.

[24] 季洪兵, 吕光明, 钟南保, 等. 立体定向放射治疗胰腺癌的疗效分析[J]. 实用肝脏病杂志, 2010, 13(6):436-437.

[25] 王境生, 李丰彤, 董洋, 等. 射波刀 Xsight 患者六维方向数据分析[J]. 医疗卫生装备, 2012, 33(2):128-129.

[26] 刘万阳, 许青. 螺旋断层放射治疗技术在头颈部肿瘤中的应用[J]. 中国医疗器械信息, 2022, 28(1):52-54.

[27] 闵志方. 调强放疗中的数学规划问题研究[D]. 武汉：华中科技大学, 2010.

[28] 凌丹, 姚进. 放射治疗水箱系统吸收剂量数据测量与处理[J]. 实验科学与技术, 2005(3):30-32.

[29] 闵志方. 偏微分方程在图像处理中的应用[D]. 武汉：华中科技大学, 2006.

[30] 崔伟杰, 戴建荣. 多叶准直器的结构设计[J]. 医疗装备, 2009, 22(2):4-9.

[31] 崔伟杰. 多叶准直器的优化设计[D]. 北京：中国协和医学院, 2009.

[32] 张红红. IMRT 剂量学质量控制技术研究[D]. 中国疾病预防控制中心, 2015.

[33] 姚敏. 数字图像处理（第 3 版）[M]. 北京：机械工业出版社, 2021.

[34] Arnau O, Jordi F, Joan M, et al. A Review of Automatic Mass Detection and Segmentation in Mammographic Images[J]. Medical Image Analysis, 2010, 14(2):87-110.

[35] 何东健. 数字图像处理（第 3 版）[M]. 西安：西安电子科技大学出版社, 2015.

[36] 徐胜军, 韩九强, 刘光辉. 基于马尔可夫随机场的图像分割方法综述[J]. 计算机应用研究, 2013, 30(9):2576-2582.

[37] 李旭超, 朱善安. 图像分割中的马尔可夫随机场方法综述[J]. 中国图象图形学报, 2007, 12(5):789-798.

[38] Kass M, Witkin A, Terzopoulos D. Snakes: Active Contour Models[J]. International Journal of Computer Vision, 1988, 1(4):321-331.

[39] Casselle V S, Kimmel R, Sapiro C. Geodesic Active Contours[J]. International Journal of

Computer Vision, 1997, 22(1):61-79.

[40] Paragios N, Deriche R. Geodesic Active Contours and Level sets for the Detection and Tracking of Moving Objects[J]. IEEE Transactions on Pattern Analysis and Machine Intelligence, 2000, 22(3):266-280.

[41] Mumford D, Shah J. Boundary Detection by Minimizing Functionals[C]. I. Proc. IEEE Conf. On Computer Vision and Pattern Recognition, San Francisco, US, 1985:137-154.

[42] Chan T, Vese L. Active Contours Without Edges[J]. IEEE Trans. on Image Processing, 2001, 10(2):266-277.

[43] 李明. 面向计算机辅助诊断的胶囊内镜图像处理与分析技术研究[D]. 武汉：华中科技大学, 2011.

[44] Song E M, Jiang L, Jin R C, et al. Breast Mass Segmentation in Mammography Using Plane Fitting and Dynamic Programming[J]. Academic Radiology, 2009, 16(7):826-835.

[45] Shengzhou Xu, Hong Liu, Enmin Song, et al. Marker-Controlled Watershed for Lesion Segmentation in Mammograms[J]. Journal of Digital Imaging, 2011, 24(2):1-10.

[46] Ibrahim N, Fujita H, Hara T, et al. Automated Detection of Clustered Microcalcifications on Mammograms: CAD System Application to MIAS Database[J]. Physics in Medicine and Biology, 1997, 42(12):2577-2589.

[47] Matheus B R N, Schiabel H. Online Mammographic Images Database for Development and Comparison of CAD Schemes[J]. Journal of Digital Imaging, 2011, 24(3):500-506.

[48] Heath M, Bowyer K, Kopans D, et al. Proceedings of the Fifth International Workshop on Digital Mammography[M]. Medical Physics Publishing, 2001.

[49] Bin Zheng, Jules H. Sumkin, Walter F. Good, et al. Applying Computer-assisted Detection Schemes to Digitized Mammograms after JPEG Data Compression[J]. Academic Radiology, 2000, 7(8):595-602.

[50] Alberto O, Oliver G. On the Use of the Overlapping Area Matrix for Image Segmentation Evaluation: A Survey and New Performance Measures[J]. Pattern Recognition Letters, 2006, 27(16):1916-1926.

[51] Wang Q, Song E, Jin R, et al. Segmentation of Lung Nodules in Computed Tomography Images Using Dynamic Programming and Multidirection Fusion Techniques[J]. Academic Radiology, 2009, 16(6):678-688.

[52] 许向阳, 宋恩民, 金良海. Otsu 准则的阈值性质分析[J]. 电子学报, 2009, 37(12):2716-2719.

[53] 郭元卡. 基于 Level Set 的医学影像分割[D]. 西安：西安电子科技大学, 2011.

[54] 魏伟波, 潘振宽. 图像分割方法综述[J]. 世界科技研究与发展, 2009, 31(6):1074-1078.

[55] 贺亮. 双目视觉立体匹配算法研究[D]. 南昌：东华理工大学, 2012.

[56] 路石洁. CT 影像的肺叶组织分割算法研究与实现[D]. 沈阳：东北大学, 2017.

[57] 王媛妮. 顺序形态边缘检测及分水岭图像分割研究[D]. 武汉：武汉大学, 2010.

[58] 朱碧云, 陈卉. 医学图像纹理分析的方法及应用[J]. 中国医学装备, 2013, 10(8):77-81.

[59] 芮海田, 吴群琪, 袁华智, 等. 基于指数平滑法和马尔可夫模型的公路客运量预测方法[J]. 交通运输工程学报, 2013, 13(4):87-93.

[60] 李敏, 白晓刚. 基于 MRF 的图像分割方法实现与探究[J]. 电子世界, 2013(12):100.

[61] 宋一昕. 微型多叶光栅剂量学特性的研究[D]. 北京：清华大学, 2009.

[62] 张琦. 不同的放疗方法治疗原发性巨大肝癌的临床应用研究[J]. 数理医药学杂志, 2021, 34(7):958-960.

[63] 范杰清. 开关位置图像识别及其在电力系统中的应用[D]. 北京：华北电力大学, 2005.

[64] 陈俊生. 基于深度卷积神经网络的语义分割技术研究[D]. 广州：华南理工大学, 2018.

[65] 李忠. 3D 数字肺软件的研发及在低肺功能储备的多发肺内小结节患者术前规划中的运用[D]. 合肥：安徽医科大学, 2017.

[66] 王朝. 磨玻璃结节肺腺癌的 CT 影像学特征与病理的相关性研究[D]. 乌鲁木齐：新疆医科大学, 2021.

[67] Ana M, Barragán-Montero A, et al. Deep Learning Dose Prediction for IMRT of Esophageal Cancer: The Effect of Data Quality and Quantity on Model Performance[J]. Physica Medica, 2021, 83(2):52-63.

[68] Nagata Y, et al. Survey of IMRT in Japan[J]. International Journal of Radiation Oncology, Biology, Physics, 2021, 111(3):343.

[69] Mehrens, Hunter, et al. Survey Results of 3D-CRT and IMRT Quality Assurance Practice[J]. Journal of Applied Clinical Medical Physics, 2020, 21(7):70-76.

[70] Prasad V, Grunert M. PET Based Radiation Planning[J]. Der Nuklearmediziner, 2020, 43(2):115-132.

[71] Guo C, Zhang L, Peng J. A Novel Fuzzy Logic Guided Method for Automatic gEUD-based Inverse Treatment Planning[J]. International Journal of Circuits, 2021(15):525-532.

[72] Greber J, Polat B, Flentje M, et al. Properties of the Anisotropy of Dose Contributions: A Planning Study on Prostate Cases[J]. Medical Physics, 2019, 46(2):419-425.

[73] Haehnle J, Süss, Philipp, et al. A Novel Method for Interactive Multi-objective Dose-guided Patient Positioning[J]. Physics in Medicine & Biology, 2017, 62(1):165-185.

[74] Nguyen D, Lyu Q, Ruan D, et al. A Comprehensive Formulation for Volumetric Modulated Arc Therapy Planning[J]. Medical Physics, 2016, 43(7):4263-4272.

[75] Wu Q, Mohan R. Multiple Local Minima in IMRT Optimization Based on Dose-volume Criteria[J]. Medical Physics. 2002, 29(7):1514-1527.

[76] Spirou S V, Chui C S. A Gradient Inverse Planning Algorithm with Dose-volume Constraints[J]. Medical Physics, 1998, 25(3):321-333.

[77] Yang Y, Xing L. Inverse Treatment Planning with Adaptively Evolving Voxel-dependent Penalty Scheme[J]. Medical Physics. 2004, 31(10):2839-2844.

[78] Cotrutz C, Xing L. Using Voxel-dependent Importance factors for Interactive DVH-based Dose Optimization[J]. Physics in Medicine and Biology, 2002, 47(10):1659-1669.

[79] Zhou S M, Das S, Wang Z, et al. Relationship Between the Generalized Equivalent Uniform Dose Formulation and the Poisson Statistics-based Tumor Control Probability Model[J]. Medical Physics, 2004, 31(9):2606-2609.

[80] Djajaputra D, Wu Q. On Relating the Generalized Equivalent Uniform Dose Formalism to the Linear-quadratic Model[J]. Medical Physics, 2006, 33(12):4481-4489.

[81] Wu Q, Djajaputra D, Wu Y, et al. Intensity-modulated Radiotherapy Optimization with gEUD-guided Dose-volume Objectives[J]. Physics in Medicine & Biology, 2003, 48(3):279.

[82] Warkentin B, Stavrev P, Stavreva N, et al. A TCP-NTCP Estimation Module Using DVHs and Known Radiobiological Models and Parameter Sets[J]. Journal of Applied Clinical Medical Physics, 2004, 5(1):50-63.

[83] Deasy J O, Blanco A I, Clark V H. CERR: A Computational Environment for Radiotherapy Research[J]. Medical Physics, 2003, 30(5):979-985.

[84] Kalinowski T, Lim G J, Lee E K. Multileaf Collimator Shape Matrix Decomposition[J]. Optimization in Medicine and Biology, Auerbach Publications, Taylor & Francis Group, New York. 2008: 249-282.

[85] Coselmon M M, Moran J M, Radawski J D, et al. Improving IMRT Delivery Efficiency Using Intensity Limits During Inverse Planning[J]. Medical Physics, 2005, 32(5):1234-1245.

[86] Breedveld S, Storchi P R M, Keijzer M, et al. Fast, Multiple Optimizations of Quadratic Dose Objective Functions in IMRT[J]. Physics in Medicine & Biology, 2006, 51(14):3569-3579.

[87] Carlsson F, Forsgren A. Iterative Regularization in Intensity-modulated Radiation Therapy Optimization[J]. Medical Physics, 2006, 33(1):225-234.

[88] Spirou S V, Fournier-Bidoz N, Yang J, et al. Smoothing Intensity-modulated Beam Profiles to Improve the Efficiency of Delivery[J]. Medical Physics. 2001, 28(10):2105-2112.

[89] Matuszak M M, Larsen E W, Jee K W, et al. Adaptive Diffusion Smoothing: A Diffusion-based Method to Reduce IMRT Field Complexity[J]. Medical Physics. 2008, 35(4):1532-1546.

[90] Zhu L, Xing L. Search for IMRT Inverse Plans with Piecewise Constant Fluence Maps Using Compressed Sensing Techniques[J]. Medical Physics, 2009, 36(5):1895-1905.

[91] Chvetsov A V, Dempsey J F, Palta J R. Optimization of Equivalent Uniform Dose Using the

L-Curve Criterion[J]. Physics in Medicine & Biology, 2007, 52(19):5973-5984.

[92] Jin R, Min Z, Song E, et al. A Novel Fluence Map Optimization Model Incorporating Leaf Sequencing Constraints[J]. Physics in Medicine & Biology, 2010, 55(4):1243-1264.

[93] Webb S, Bortfeld T, Stein J, et al. The Effect of Stair-step Leaf Transmission on the Tongue-and-groove Problem in Dynamic Radiotherapy with a Multileaf Collimator[J]. Physics in Medicine & Biology, 1997, 42(3):595-602.

[94] Rangaraj D, Papiez L. Synchronized Delivery of DMLC Intensity Modulated Radiation Therapy for Stationary and Moving Targets[J]. Medical Physics. 2005, 32(6):1802-1817.

[95] Bortfeld T R, Kahler D L, Waldron T J, et al. X-ray Field Compensation with Multileaf Collimators[J]. International Journal of Radiation Oncology* Biology* Physics, 1994, 28(3): 723-730.

[96] Siochi R A C. Optimized Removal of the Tongue-and-groove Underdose Via Constrained Partial Synchronization and Variable Depth Recursion[J]. Physics in Medicine and Biology, 2009, 54(5):1369-1381.

[97] Siebers J V, Lauterbach M, Keall P J, et al. Incorporating Multi-leaf Collimator Leaf Sequencing into Iterative IMRT Optimization[J]. Medical Physics, 2002, 29(6):952-959.

[98] Bedford J L, Webb S. Constrained Segment Shapes in Direct-aperture Optimization for Step-and-shoot IMRT[J]. Medical Physics, 2006, 33(4):944-958.

[99] van Asselen B, Schwarz M, Vliet-Vroegindeweij C, et al. Intensity-modulated Radiotherapy of Breast Cancer Using Direct Aperture Optimization[J]. Radiotherapy and Oncology, 2006, 79(2): 162-169.

[100] Ludlum E, Xia P. Comparison of IMRT Planning with Two-step and One-step Optimization: A Way to Simplify IMRT[J]. Physics in Medicine and Biology, 2008, 53(3):807-821.

[101] Engel K. A New Algorithm for Optimal Multileaf Collimator Field Segmentation[J]. Discrete Applied Mathematics, 2005, 152(1-3):35-51.

[102] Kalinowski T. The Complexity of Minimizing the Number of Shape Matrices Subject to Minimal Beam-on Time in Multileaf Collimator Field Decomposition with Bounded Fluence[J]. Discrete Applied Mathematics, 2009, 157(9):2089-2104.

[103] Romeijn H E, Dempsey J F. Intensity Modulated Radiation Therapy Treatment Plan Optimization[J]. Top, 2008, 16(2):215-243.

[104] Webb S. Intensity-modulated Radiation Therapy (IMRT): A Clinical Reality for Cancer Treatment, "Any Fool Can Understand This": The 2004 Silvanus Thompson Memorial Lecture[J]. British Journal of Radiology, 2005, 78(2):S64-S72.

[105] Bowen S R, Flynn R T, Bentzen S M, et al. On the Sensitivity of IMRT Dose Optimization to

the Mathematical Form of a Biological Imaging-based Prescription Function[J]. Physics in Medicine and Biology, 2009, 54(6):1483-1501.

[106] Zhu X, Bourland J D, Yuan Y, et al. Tradeoffs of Integrating Real-time Tracking into IGRT for Prostate Cancer Treatment[J]. Physics in Medicine and Biology, 2009, 54(17):N393-N401.

[107] Mestrovic A, Milette M P, Nichol A, et al. Direct Aperture Optimization for Online Adaptive Radiation Therapy[J]. Medical Physics, 2007, 34(5):1631-1646.

[108] Zerda A, Armbruster B, Xing L. Formulating Adaptive Radiation Therapy(ART) Treatment Planning into a Closed-loop Control Framework[J]. Physics in Medicine and Biology, 2007, 52(14):4137-4153.

[109] Hatano K, Araki H, Sakai M, et al. Current Status of Intensity-modulated Radiation Therapy (IMRT)[J]. International Journal of Clinical Oncology, 2007, 12(6):408-415.

[110] Ehrgott M, Güler, Hamacher H W, et al. Mathematical Optimization in Intensity Modulated Radiation Therapy[J]. 4OR: A Quarterly Journal of Operations Research, 2008, 6(3):199-262.

[111] Roland T, Mavroidis P, Gutierrez A, et al. A Radiobiological Analysis of the Effect of 3D Versus 4D Image-based Planning in Lung Cancer Radiotherapy[J]. Physics in Medicine and Biology, 2009, 54(18):5509-5523.

[112] Tacke M, Nill S, Oelfke U. Real-time Tracking of Tumor Motions and Deformations Along the Leaf Travel Direction with the Aid of a Synchronized Dynamic MLC Leaf Sequencer[J]. Physics in Medicine and Biology, 2007, 52(22):505-512.

[113] Ma Y, Lee L, Keshet O, et al. Four-dimensional Inverse Treatment Planning with Inclusion of Implanted Fiducials in IMRT Segmented Fields[J]. Medical Physics, 2009, 36(6):2215-2221.

[114] Suh Y, Sawant A, Venkat R, et al. Four-dimensional IMRT Treatment Planning Using a DMLC Motion-tracking Algorithm[J]. Physics in Medicine and Biology. 2009, 54(12):3821-3835.

[115] George R, Suh Y, Murphy M, et al. On the Accuracy of a Moving Average Algorithm for Target Tracking During Radiation Therapy Treatment Delivery[J]. Medical Physics, 2008, 35(6):2356-2365.

[116] Xu J, Papanikolaou N, Shi C, et al. Synchronized Moving Aperture Radiation Therapy (SMART): Superimposing Tumor Motion on IMRT MLC Leaf Sequences Under Realistic Delivery Conditions[J], Physics in Medicine and Biology. 2009, 54(16):4993-5007.

[117] Zhang G, Jiang Z, Shepard D, et al. Direct Aperture Optimization of Breast IMRT and Dosimetric Impact of Respiration Motion[J], Physics in Medicine and Biology. 2006, 51(20):N357-N369.

[118] Lian J, Xing L. Incorporating Model Parameter Uncertainty into Inverse Treatment Planning[J]. Medical Physics, 2004, 31(9):2711-2720.

[119] Chu M, Zinchenko Y, Henderson S G, et al. Robust Optimization for Intensity Modulated Radiation Therapy Treatment Planning under Uncertainty[J]. Physics in Medicine and Biology, 2005, 50(23):5463-5478.

[120] ólafsson A, Wright S J. Efficient Schemes for Robust IMRT Treatment Planning[J]. Physics in Medicine and Biology, 2006, 51(21):5621-5642.

[121] Chan T C Y, Bortfeld T, Tsitsiklis J N. A Robust Approach to IMRT Optimization[J]. Physics in Medicine and Biology, 2006, 51(10):2567-2584.

[122] Yeo I J, Jung J W, Chew M, et al. Dose Reconstruction for Intensity-modulated Radiation Therapy Using a Non-iterative Method and Portal Dose Image[J]. Physics in Medicine & Biology, 2009, 54(17):5223-5236.

[123] Süss P, Küfer K H. Balancing Control and Simplicity: A Variable Aggregation Method in Intensity Modulated Radiation Therapy Planning[J]. Linear Algebra and Its Applications, 2008, 428(5-6):1388-1405.

[124] Lu R, Radke R J, Yang J, et al. Reduced-order Constrained Optimization in IMRT Planning[J]. Physics in Medicine & Biology, 2008, 53(23):6749-6766.

[125] Scherrer A, Küfer K H. Accelerated IMRT Plan Optimization Using the Adaptive Clustering Method[J]. Linear Algebra and Its Applications, 2008, 428(5-6):1250-1271.

[126] Semenenko V A, Reitz B, Day E, et al. Evaluation of a Commercial Biologically Based IMRT Treatment Planning System[J]. Medical Physics, 2008, 35(12):5851-5860.

[127] Ferreira B C, Mavroidis P, Adamus-Górka M, et al. The Impact of Different Dose-response Parameters on Biologically Optimized IMRT in Breast Cancer[J]. Physics in Medicine & Biology, 2008, 53(10):2733-2752.

[128] Yu C X, Amies C J, Svatos M. Planning and Delivery of Intensity-modulated Radiation Therapy[J]. Medical Physics, 2008, 35(12):5233-5241.

[129] Mellado X, Cruz S, Artacho J M, et al. Reducing the Number of Segments in Unidirectional MLC Segmentations[J]. Physics in Medicine & Biology, 2010, 55(3):N75-N85.

[130] Ramos L I, Monge R M, Aristu J J, et al. An Independent Algorithm to Check the Monitor Units Calculation in Radiosurgery[J]. Medical Physics, 2008, 35(1):48-51.

[131] Artacho J M, Mellado X, Tobías G, et al. A Novel Unidirectional Intensity Map Segmentation Method for Step-and-shoot IMRT Delivery with Segment Shape Control[J]. Physics in Medicine & Biology, 2009, 54(3):569-589.

[132] Lim J, Ferris M C, Wright S J, et al. An Optimization Framework for Conformal Radiation Treatment Planning[J]. INFORMS Journal on Computing, 2007, 19(3):366-380.

[133] Wilkens J J, Alaly J R, Zakarian K, et al. IMRT Treatment Planning Based on Prioritizing

Prescription Goals[J]. Physics in Medicine and Biology, 2007, 52(6):1675-1692.

[134] Kamath S, Sahni S, Li J, et al. Leaf Sequencing Algorithms for Segmented Multileaf Collimation[J]. Physics in Medicine & Biology, 2003, 48(3):307-324.

[135] Chen Y, Hou Q, Galvin J M. A Graph-searching Method for MLC Leaf Sequencing Under Constraints[J]. Medical physics, 2004, 31(6):1504-1511.

[136] Baatar D, Hamacher H W, Ehrgott M, et al. Decomposition of Integer Matrices and Multileaf Collimator Sequencing[J]. Discrete Applied Mathematics, 2005, 152(1-3):6-34.

[137] Bedford J L, Webb S. Direct-aperture Optimization Applied to Selection of Beam Orientations in Intensity-modulated Radiation Therapy[J]. Physics in Medicine & Biology, 2006, 52(2):479-498.

[138] Shepard D M, Earl M A, Li X A, et al. Direct Aperture Optimization: A Turnkey Solution for Step-and-shoot IMRT[J]. Medical Physics, 2002, 29(6):1007-1018.

[139] Jiang Z, Earl M A, Zhang G W, et al. An Examination of the Number of Required Apertures for Step-and-shoot IMRT[J]. Physics in Medicine & Biology, 2005, 50(23):5653-5663.

[140] Men C, Romeijn H E, Takin Z C, et al. An Exact Approach to Direct Aperture Optimization in IMRT Treatment Planning[J]. Physics in Medicine & Biology, 2007, 52(24):7333-7352.

[141] Xiao Y, Michalski D, Galvin J M, et al. The Least-intensity Feasible Solution for Aperture-based Inverse Planning in Radiation Therapy[J]. Annals of Operations Research, 2003, 119: 183-203.

[142] Webb S. Direct Aperture Optimization for a Variable Aperture Collimator for Intensity-modulated Radiation Therapy[J]. Physics in Medicine & Biology, 2004, 49(5):N47-N55.

[143] Engel K, Gauer T. A Dose Optimization Method for Electron Radiotherapy Using Randomized Aperture Beams[J]. Physics in Medicine & Biology, 2009, 54(17):5253-5270.

[144] Yang Y, Xing L. Clinical Knowledge-based Inverse Treatment Planning[J]. Physics in Medicine & Biology, 2004, 49(22):5101-5117.

[145] Mavroidis P, Komisopoulos G, Lind B K, et al. Interpretation of the Dosimetric Results of Three Uniformity Regularization Methods in Terms of Expected Treatment Outcome[J]. Medical Physics, 2008, 35(11):5009-5018.

[146] Kupchak C, Battista J, Van Dyk J. Experience-driven Dose-volume Histogram Maps of NTCP Risk as an Aid for Radiation Treatment Plan Selection and Optimization[J]. Medical Physics, 2008, 35(1):333-343.

[147] Gay H A, Niemierko A. A Free Program for Calculating EUD-based NTCP and TCP in External Beam Radiotherapy[J]. Physica Medica, 2007, 23(3-4):115-125.

[148] Zhou S M, Das S K, Wang Z, et al. Self-consistent Tumor Control Probability and Normal Tissue Complication Probability Models Based on Generalized EUD[J]. Medical Physics,

2007, 34(7): 2807-2814.

[149] Qi X S, Semenenko V A, Li X A. Improved Critical Structure Sparing with Biologically Based IMRT Optimization[J]. Medical Physics, 2009, 36(5):1790-1799.

[150] Jones L C, Hoban P W. Treatment Plan Comparison Using Equivalent Uniform Biologically Effective Dose (EUBED)[J]. Physics in Medicine & Biology, 2000, 45(1):159-170.

[151] Stavrev P, Hristov D, Warkentin B, et al. Inverse Treatment Planning by Physically Constrained Minimization of a Biological Objective Function[J]. Medical Physics, 2003, 30(11):2948-2958.

[152] Jones L, Hoban P. A Comparison of Physically and Radiobiologically Based Optimization for IMRT[J]. Medical Physics, 2002, 29(7):1447-1455.

[153] Thieke C, Bortfeld T, Niemierko A, et al. From Physical Dose Constraints to Equivalent Uniform Dose Constraints in Inverse Radiotherapy Planning[J]. Medical Physics, 2003, 30(9): 2332-2339.

[154] Censor Y, Bortfeld T, Martin B, et al. A Unified Approach for Inversion Problems in Intensity-Modulated Radiation Therapy[J]. Physics in Medicine & Biology, 2006, 51(10):2353-2366.

[155] Zinchenko Y, Craig T, Keller H, et al. Controlling the Dose Distribution with gEUD-type Constraints Within the Convex Radiotherapy Optimization Framework[J]. Physics in Medicine & Biology, 2008, 53(12):3231-3250.

[156] Kratt K, Scherrer A. The Integration of DVH-based Planning Aspects into a Convex Intensity Modulated Radiation Therapy Optimization Framework[J]. Physics in Medicine & Biology, 2009, 54(12):N239-N246.

[157] Hoffmann A L, Siem A Y D, den Hertog D, et al. Derivative-free Generation and Interpolation of Convex Pareto Optimal IMRT Plans[J]. Physics in Medicine & Biology, 2006, 51(24):6349-6370.

[158] Jee K W, McShan D L, Fraass B A. Lexicographic Ordering: Intuitive Multicriteria Optimization for IMRT[J]. Physics in Medicine & Biology, 2007, 52(7):1845-1861.

[159] Serna J I, Monz M, Küfer K H, et al. Trade-off Bounds for the Pareto Surface Approximation in Multi-criteria IMRT Planning[J]. Physics in Medicine & Biology, 2009, 54(20):6299-6311.

[160] Spalke T, Craft D, Bortfeld T. Analyzing the Main Trade-offs in Multiobjective Radiation Therapy Treatment Planning Databases[J]. Physics in Medicine and Biology, 2009, 54(12): 3741-3754.

[161] Halabi T, Craft D, Bortfeld T. Dose-volume Objectives in Multi-criteria Optimization[J]. Physics in Medicine and Biology, 2006, 51(15):3809-3818.

[162] Wu Q, Djajaputra D, Liu H H, et al. Dose Sculpting with Generalized Equivalent Uniform Dose[J]. Medical Physics, 2005, 32(5):1387-1396.

[163] Xia P, Yu N, Xing L, et al. Investigation of Using a Power Function as a Cost Function in Inverse Planning Optimization[J]. Medical Physics, 2005, 32(4):920-927.

[164] Gunawardena A D A, D'Souza W D, Goadrich L D, et al. A Difference-matrix Metaheuristic for Intensity Map Segmentation in Step-and-shoot IMRT Delivery[J]. Physics in Medicine and Biology, 2006, 51(10):2517-2536.

[165] Romeijn H E, Ahuja R K, Dempsey J F, et al. A Column Generation Approach to Radiation Therapy Treatment Planning Using Aperture Modulation[J]. SIAM Journal on Optimization, 2005, 15(3):838-862.

[166] Hartmann M, Bogner L. Investigation of Intensity-modulated Radiotherapy Optimization with gEUD-based Objectives by Means of Simulated Annealing[J]. Medical Physics, 2008, 35(5): 2041-2049.

[167] Bortfeld T. IMRT: A Review and Preview[J]. Physics in Medicine and Biology, 2006, 51(13): 363-379.

[168] Gunawardena A, and Meyer R R. Discrete Approximations to Real-valued Leaf Sequencing Problems in Radiation Therapy[J]. Discrete Applied Mathematics, 2008, 156(17):3178-3186.

[169] Gu X, Choi D, Men C, et al. GPU-based Ultra-fast Dose Calculation Using a Finite Size Pencil Beam Model[J]. Physics in Medicine and Biology, 2009, 54(20):6287-6297.

[170] Ahnesj A, Saxner M, Trepp A. A Pencil Beam Model for Photon Dose Calculation[J]. Medical Physics, 1992, 19(2):263-273.

[171] Schreibmann E, Lahanas M, Xing L, et al. Multiobjective Evolutionary Optimization of the Number of Beams, Their Orientations and Weights for Intensity-modulated Radiation Therapy[J]. Physics in Medicine and Biology, 2004, 49(5):747-770.

[172] Craft D. Local Beam Angle Optimization with Linear Programming and Gradient Search[J]. Physics in Medicine and Biology, 2007, 52(7):N127-N135.

[173] Ehrgott M, Holder A, Reese J. Beam Selection in Radiotherapy Design[J]. Linear Algebra and Its Applications, 2008, 428(5-6):1272-1312.

[174] Lei J, Li Y. An Approaching Genetic Algorithm for Automatic Beam Angle Selection in IMRT Planning[J]. Computer Methods and Programs in Biomedicine, 2009, 93(3):257-265.

[175] Cui W, Dai J. Optimizing Leaf Widths for a Multileaf Collimator[J]. Physics in Medicine and Biology, 2009, 54(10):3051-3062.

[176] Engel K. Optimal Matrix-segmentation by Rectangles[J]. Discrete Applied Mathematics, 2009, 157(9):2015-2030.

[177] Kim Y, Verhey L J, Xia P. A Feasibility Study of Using Conventional Jaws to Deliver IMRT Plans in the Treatment of Prostate Cancer[J]. Physics in Medicine and Biology, 2007, 52(8):2147-2156.

[178] Mu G, Xia P. A Feasibility Study of Using Conventional Jaws to Deliver Complex IMRT Plans for Head and Neck Cancer[J]. Physics in Medicine and Biology, 2009, 54(18):5613-5623.

[179] Earl M A, Afghan M K N, Yu C X, et al. Jaws-only IMRT Using Direct Aperture Optimization [J]. Medical Physics, 2007, 34(1):307-314.

[180] Rangaraj D, Palaniswaamy G, Papiez L. DMLC IMRT Delivery to Targets Moving in 2D in Beam'S Eye View[J]. Medical Physics, 2008, 35(8):3765-3778.

[181] Herman G T, Chen W. A Fast Algorithm for Solving a Linear Feasibility Problem with Application to Intensity-modulated Radiation Therapy[J]. Linear Algebra and Its Applications, 2008, 428(5-6):1207-1217.

[182] Zhang H H, Meyer R R, Wu J, et al. A Two-stage Sequential Linear Programming Approach to IMRT Dose Optimization[J]. Physics in Medicine and Biology, 2010, 55(3):883-902.

[183] Romeijn H E, Ahuja R K, Dempsey J F, et al. A New Linear Programming Approach to Radiation Therapy Treatment Planning Problems[J]. Operations Research, 2006, 54(2):201-216.

[184] Clark V H, Chen Y, Wilkens J, et al. IMRT Treatment Planning for Prostate Cancer Using Prioritized Prescription Optimization and Mean-tail-dose Functions[J]. Linear Algebra and Its Applications, 2008, 428(5-6):1345-1364.

[185] Dai J, Zhu Y. Conversion of Dose-volume Constraints to Dose Limits[J]. Physics in Medicine & Biology, 2003, 48(23):3927-3941.

[186] Lu R, Radke R J, Happersett L, et al. Reduced-order Parameter Optimization for Simplifying Prostate IMRT Planning[J]. Physics in Medicine & Biology, 2007, 52(3):849-870.

[187] Bednarz G, Michalski D, Anne P R, et al. Inverse Treatment Planning Using Volume-based Objective Functions[J]. Physics in Medicine & Biology, 2004, 49(12):2503-2514.

[188] Nguyen T B, Hoole A C F, Burnet N G, et al. Dose-volume Population Histogram: A New Tool for Evaluating Plans Whilst Considering Geometrical Uncertainties[J]. Physics in Medicine & Biology, 2009, 54(4):935-947.

[189] Stephen Boyd, Lieven Vandenberghe. Convex Optimization[M]. Cambridge University Press, 2009.